微量元素与脑部疾病

秦俊法　杨丽艳　编著

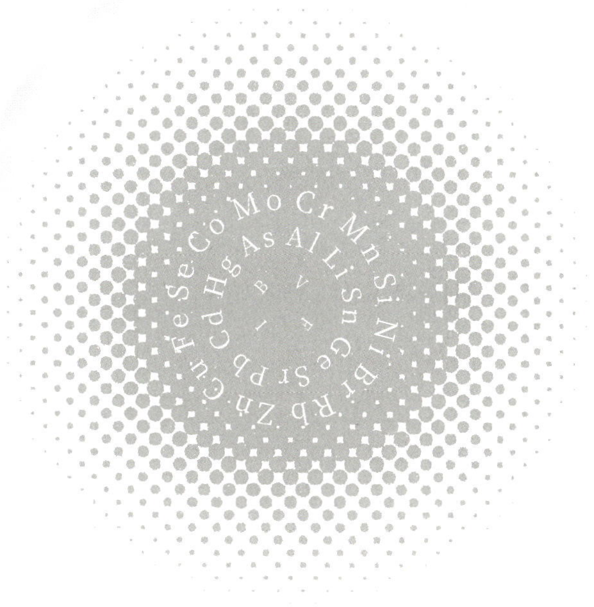

中国出版集团有限公司
世界图书出版公司
广州·上海·西安·北京

图书在版编目（CIP）数据

微量元素与脑部疾病 / 秦俊法，杨丽艳编著. 广州：世界图书出版广东有限公司，2025.2. -- ISBN 978-7-5232-1821-1

Ⅰ. R151.3；R742

中国国家版本馆CIP数据核字第2024VY8210号

书　　名	微量元素与脑部疾病 WEILIANG YUANSU YU NAOBU JIBING
编　　著	秦俊法　杨丽艳
责任编辑	曹桔方
装帧设计	书窗设计
责任技编	刘上锦
出版发行	世界图书出版有限公司　世界图书出版广东有限公司
地　　址	广州市新港西路大江冲25号
邮　　编	510300
电　　话	020-84460408
网　　址	http://www.gdst.com.cn
邮　　箱	wpc_gdst@163.com
经　　销	各地新华书店
印　　刷	深圳市福圣印刷有限公司
开　　本	787mm × 1092mm　1/16
印　　张	21.5
字　　数	460千字
版　　次	2025年2月第1版　2025年2月第1次印刷
国际书号	ISBN 978-7-5232-1821-1
定　　价	198.00元

咨询、投稿：020-84460408　gdstcjf@126.com

作者简介

秦俊法

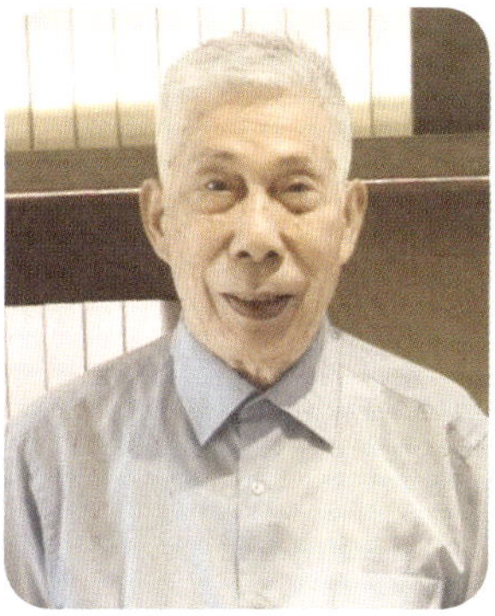

1936年8月生，江苏江阴人，中国科学院上海应用物理研究所微量元素中心原副主任、原副研究员，中国微量元素科学研究会发起人、荣誉理事长、高级技术顾问，中国微量元素科学峰会学术委员会委员。1958年12月参加工作，1960年4月加入中国共产党，1996年退休。发表科技论文200 多篇，出版学术著作9部，获得省部级科研成果奖7项。

杨丽艳

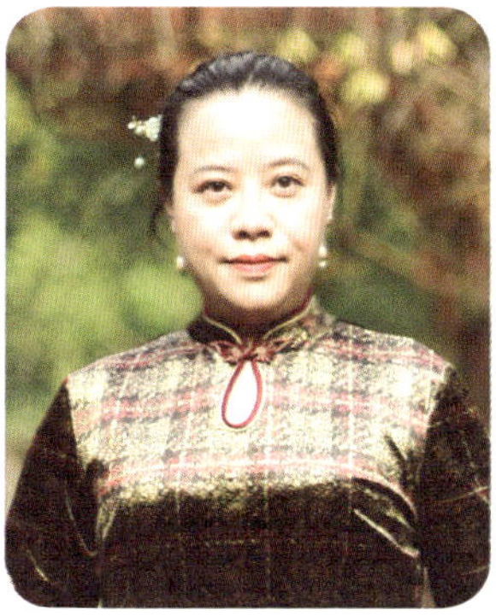

1981年3月生，湖南邵阳人，广东省韶关市科康微量元素研究所所长，网络舆情分析师，中医健康管理师、计量师。2020年参与发表硒酵母治疗糖尿病足溃疡的临床研究论文，2021年任广东诚鉴和技术服务有限公司信息经理，2024年7月任广东医学微量元素学会理事，2024年10月任人工智能研究学会（Society of Artificial Intelligence Research）副理事长。

序 一

大脑是人体最神秘复杂的器官，也是人类区别于其他生物的基础。但我们对大脑的了解和认识还非常有限。

脑病是指脑炎以外的任何脑部疾病，是全球关注的重要健康问题，也是涉及面较广的一种疾病。全球科学家对包括阿尔茨海默病、帕金森病在内的许多疾病的病因、发病机制等仍缺乏清晰的认识。

美国在1989年率先推出了全国性的脑科学计划，把1990—2000年命名为“脑的十年”。其后，国际脑研究组织和许多国家纷纷响应，推动“脑的十年”计划成为世界性行动。

21世纪以来，瑞士、美国、日本及欧盟先后开启了“脑计划”，而“中国脑计划”在2013—2014年开始酝酿。经过6年多的筹划，“中国脑计划”——脑科学与类脑科学研究，终于在2021年正式启动。这个计划的重点之一就是相关脑部疾病的防治。

初步数据统计表明，中国人口中约有五分之一患有精神疾病或神经衰退性疾病等脑病，这就使得脑部疾病的预防、早期诊断和干预的研究尤其紧迫。

我们在1987—1989年研究精神分裂症患者的微量元素变化时，观察到这些患者的头发中许多元素的含量出现了异常。其时，也有文献报道智力发育低下、老年痴呆和其他一些神经性疾病亦与微量元素的不平衡有关。在其后的研究中，科学家们对微量元素与脑病关系的研究又取得了新的重要突破：扩展了微量元素神经化学功能，提出了微量元素失衡致病假设，建立了可供选择的诊疗技术路线。希望本书的出版能再度引起人们对微量元素科学的兴趣和对“中国脑计划”的重视，也希望读者批评指正并提出建议。

秦俊法

中国微量元素科学研究会荣誉理事长

2024年5月

序 二

我和秦俊法教授是校友。秦俊法教授是我的前辈。他于1958年毕业于复旦大学数学系计算数学专业。我于1963年考入复旦大学数学系，于1964年分配到计算数学专业学习。他比我早进入复旦大学整整10年。秦教授毕业后即调入刚刚筹建的原子核研究所。我进入复旦时，学校设有物理二系，专门从事核物理学的研究。在物理楼的北边有一原子核研究所。因为核物理研究是国家的高度机密，我在复旦大学学习期间从未涉足，因而也没有机会在求学期间与秦教授相识。秦教授把自己的一生都献给了中国原子核科学的发展事业。从低能核物理研究开始，参加过中国核电站的建设。在他60多年的科学研究生涯中，有相当多的时间从事中国微量元素及其对人体健康影响的研究。他先后发表论文上百篇，多次获奖，参与了中国微量元素与健康研究会的筹建。他于1996年8月退休。退休后，他把整个身心都献给了中国微量元素的研究。从退休至2011年共写出论文58篇，15年内做了10项与微量元素核心研究息息相关的调查，对推动中国微量元素科学事业的发展作出了重要贡献。秦教授一生淡泊名利，正如他自己所说，他一生“最爱山间清瘦竹”。秦教授是位只要一息尚存都在为中国的科学研究发展奋斗的人。

本书另一位作者杨丽艳是广东省韶关市科康微量元素研究所所长。该所于20世纪90年代创办，2000年11月韶科函字［2000］27号批复同意。该所致力于：微量元素检测、微量元素与心脑功能基础研究、应用研究；微量元素在食品、农林牧渔、环境领域的基础研究、应用研究；康复保健科普，营养保健咨询；中草药“治未病”诊疗基础研究、应用研究；少年儿童智力基础研究、应用研究。

微量元素，如铁（Fe）、锌（Zn）、铜（Cu）和锰（Mn），通过胃肠道从食物中吸收，运输到大脑中，并在正常大脑功能中发挥核心作用。这些微量元素的过量常常产生活性氧并损害大脑。此外，越来越多的证据表明，这些金属的不平衡参与了包括阿尔茨海默病、朊病毒疾病和路易体疾病在内的神经退行性疾病的发病机制。环境中的有毒金属可能与神经系统疾病有关，因为人类常常因人为和自然来源而暴露于有毒金属中，而有毒金属具有损害性质，这些性质被怀疑是许多此类疾病的潜在因素。微量元素和矿物质在人类健康与疾病中发挥着重要作用。近年来，离子组学迅速而广泛地应用于探索不同元素在各种生理和病理过程中的分布、调节和相互作用。基于多元素分析技术，基因组科学和生物信息学方法可以阐明多种元素的代谢和稳态与常见疾病之间的关系。

本书详细、全面地讨论了微量元素在中枢神经系统和人体其他系统的分布、在这些系统中的地位和作用，探讨了微量元素的失衡引起疾病的肌理，介绍了量子共振检测、微量元素组学和离子组学技术。本书提供了微量元素数据的收集、微量元素平衡的模型和致病的机制及微量元素数据分析的方法，为推动数据孪生技术和人工智能在微量元素科学研究中的应用奠定了坚实的基础。虽然我与两位作者素未谋面，但杨丽艳所长邀请我为本书作序。我虽然在该领域是外行，但我欣然写下这些话，祝愿本书的出版会进一步推动中国微量元素的研究取得更大的进步。

熊墨淼

人工智能研究学会（Society of Artificial Intelligence Research）理事长

美国德州大学公共卫生学院教授

2024年5月

序 三

中国的微量元素科学研究有着优良的传统和光辉的历史。以矿物药为标志、以炼丹术为核心的中国古代微量元素研究，曾领先世界2000年之久。二十世纪60年代起，中国现代微量元素研究重新崛起，短短60余年，取得了令世界瞩目的成就。

中国古代微量元素研究成果不仅反映在各种医药、化学著作中，历代还有许多专门的书籍流传下来，其代表性著作有：汉末魏伯阳的《周易参同契》、晋代葛洪的《抱朴子·内篇》，以及明代《正统道藏·洞神部》，其中《正统道藏》里就有10种重要的炼丹术。

中国现代微量元素研究成果也已陆续在整理和总结中。王夔主编的《生命科学中的微量元素》、秦俊法等编著的《头发微量元素分析与疾病诊断》、梁东东等主编的《头发微量元素医学的形成与发展》、李增禧主编的《中药微量元素大典》等重要著作已经出版。

大脑疾病始终是人类关注的最重要的健康问题，但至今仍未见到关于微量元素与脑病关系的书籍。秦俊法、杨丽艳编著的本书，第一次全面、系统地论述了微量元素在中枢神经系统中的地位和作用、脑病的微量元素失衡致病机制，以及脑病的微量元素诊疗策略，这对于推动大脑科学研究、脑病临床防治、儿童智能开发和微量元素科学传承发展具有重大而深远的影响。

本书概括了微量元素与脑病关系的主要研究成果和最新进展，反映了国内外的先进水平，可供医学卫生工作者、神经科学工作者及广大智能教育爱好者参考和学习。

梁东东

中国微量元素科学研究会理事长

2024年5月

目录 Contents

第一编 微量元素与脑功能

第一编

微量元素与脑功能

微量元素神经化学功能的发现是微量元素与脑部疾病关系研究中第一个具里程碑意义的重要事件。

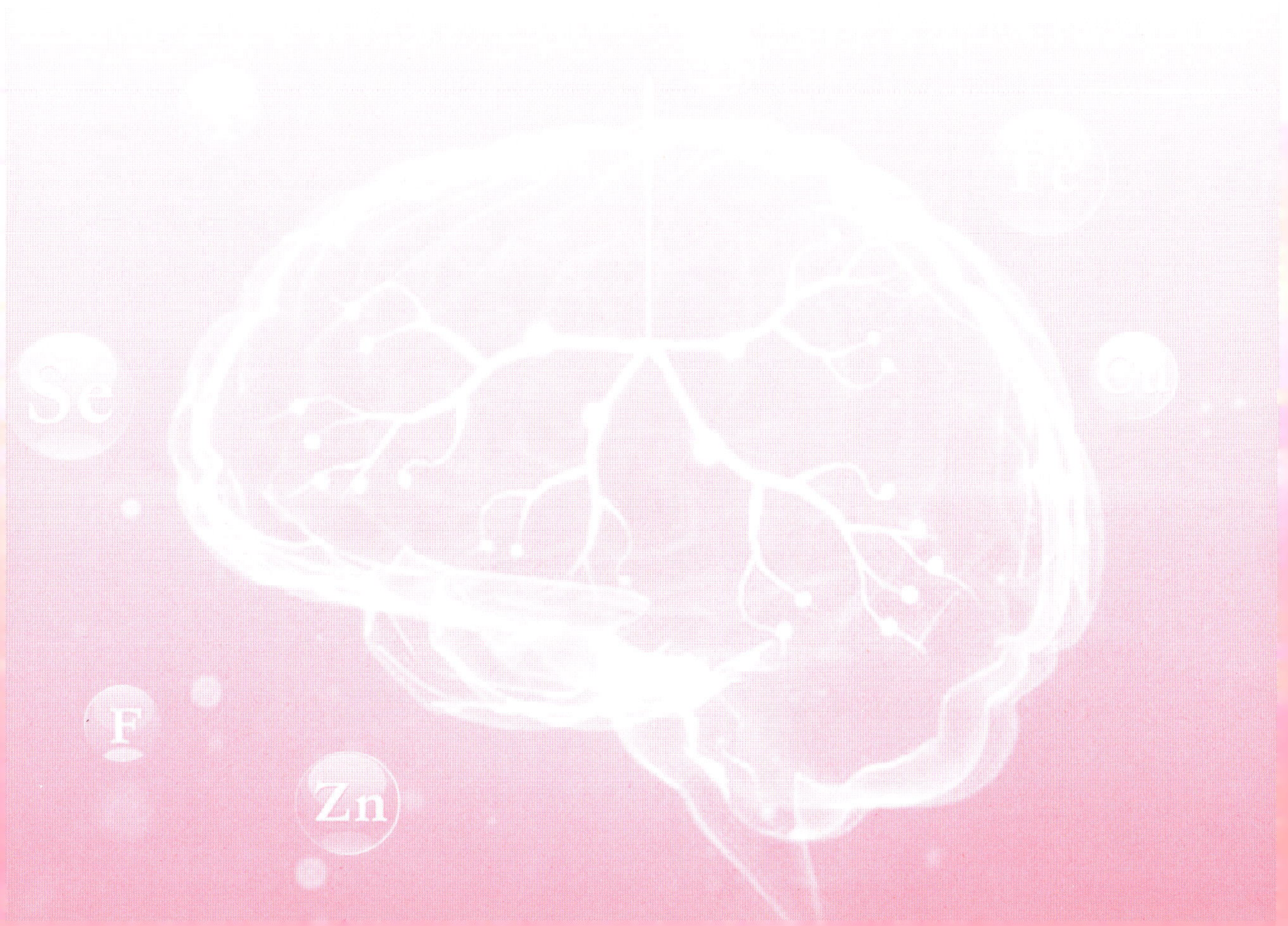

第一章

绪 论

摘要：神经系统的基本功能有三，这些功能是通过神经系统的各部位组成而实现的。

哺乳动物的神经系统由中枢神经系统和周围神经系统组成，脑和脊髓组成中枢神经系统，脑神经和脊神经组成周围神经系统。周围神经系统中分布于体表、骨、关节和骨骼肌的叫作躯体神经系统，分布于内脏器官的叫做内脏神经系统，其中内脏运动神经系统分布于平滑肌、心肌和腺体，又包括交感神经系统和副交感神经系统。

脑由端脑、间脑、小脑、中脑、脑桥和延髓六部分组成。端脑包括两个大脑半球，它是控制各种神经活动的高级中枢。间脑中包括脑垂体（重要内分泌腺）和丘脑（感觉调节中枢）等部分。中脑背面的上丘是视觉中枢，下丘是中觉中枢，小脑是调节运动和平衡的主要中枢。延髓是各种生命活动（如心搏、呼吸等）的反射中枢。

脊髓上接延髓，全部位于椎管之中。脊髓的机能主要有两个方面：一是作为周围神经与脑之间的神经传导通路；二是作为低位反射中枢。

内脏神经系统的主要作用是调节内脏器官的活动。大多数内脏器官同时接受交感神经和副交感神经的双重支配，且两者的作用是相反的，以保持脏器的均衡活动。

此外，由机体不同部位的多种内分泌腺和一些器官中的内分泌细胞组成的内分泌系统，与神经系统也有密切的关系，它们共同构成神经-体液调节系统，对机体的代谢、生长、发育和生殖等生命活动起调节作用。

由此可见，神经系统的基本功能有三：第一是调整机体各部分之间的关系，即协调功能；第二是调整机体与环境因素的关系，使之适应环境变化而更好地生存，即适应功能；第三是储藏信息，指导机体的行为活动，即思维功能。这些功能是通过神经系统的各个部位的组成结构实现的。

神经系统的化学结构主要由水分、有机物质和无机物质三大类组成。水分占70%—80%，但不同部位有明显的差异，较高级的神经活动部位含水量常较多，如大脑灰质中水分占84%，白质中水分占70%，小脑中水分占78%，尾核中水分占77%，中脑和丘脑中水分占75%，脑桥和延髓中水分占71%，脊髓中水分占61%，周围神经系统水分仅占56%—71%。当然，水分也和年龄有关，一般随增龄而降低。

有机物质主要是脂类和蛋白质类，糖类含量很少。脂类分磷脂、糖脂、固醇和中性脂四类，占神经系统中固体物质的1/2左右（40%—75%），其中以磷脂类含量最高（灰质中含22.3%，白质中含30.7%），中性脂最低（0.3%）。蛋白质类在脑中占26%—45%。

无机物质中以磷（P）、钙（Ca）、镁（Mg）、钠（Na）等电解质和矿物质为多，其余是一些微量元素。虽然这些元素的总量不到总脑量的0.5%，但是它们对神经系统的发育和功能有着极为重要的影响。钠（Na）、钾（K）与脑的电活性、体液平衡和突触传递密切相关；钙（Ca）、镁（Mg）为脑的兴奋性和突触传递所需要；钙（Ca）作为第二信使在整个神经系统中有着神奇的调节功能。一些必需微量元素在能量代谢、脂质代谢、核酸代谢、蛋白质-氨基酸代谢及神经递质代谢中起着关键作用，但营养性缺乏或过剩都会改变脑内元素分布，导致严重的行为和神经后果。除了必需元素以外，神经系统还受到许多有毒元素如铅（Pb）、汞（Hg）、铝（Al）等的影响，它们对脑的发育和功能不是必需的，当它们在神经系统累积时就会损伤脑功能。在高含量时，这些元素产生以降低智力品质、神经元退化和细胞死亡为特征的脑部疾病；在低含量时，虽然对其作用的看法还有争议，但低水平铅接触肯定会增加行为和认知缺陷的发生率，因而即使是中、低量接触，亦具有明显的危害性。

第二章

微量元素的基本概念

摘要：人们对必需微量元素的认识有一个逐渐扩大的过程。随着科学技术的发展，还会发现有一些元素对哺乳动物也是必需的。

一、常量元素和微量元素

在自然界中，目前已知天然存在的化学元素有92种，而在现代人体内已发现81种（图2-1）。按照元素在生物体中的含量大小，可将上述化学元素分为两类，即常量元素和微量元素。凡占生物体总质量万分之一以上者，称为常量元素；凡占生物体总质量不到万分之一者，称为微量元素。

常量元素共有11种，即碳（C）、氢（H）、氧（O）、氮（N）、钙（Ca）、磷（P）、钾（K）、硫（S）、钠（Na）、氯（Cl）、镁（Mg），它们在人体中的含量比例见表2-1。在这11种元素中，碳（C）、氢（H）、氧（O）、氮（N）、磷（P）和硫（S）是蛋白质、脂肪、碳水化合物和核酸的构成成分；钙（Ca）是骨骼和牙齿的主要成分；钙（Ca）、钾（K）、镁（Mg）是所有细胞的必需组分；氯（Cl）和钠（Na）在体液中以盐的形式存在，为保持体液酸碱度及电解质平衡所必需。这11 种元素共占人体总质量的99.95%，它们是人体必不可少的造体元素，缺少了它们，生命就会停止。因此，它们又被称为人体必需的常量元素。

人体中其余70种元素都是微量元素，它们合起来仅占人体总质量的0.05%。

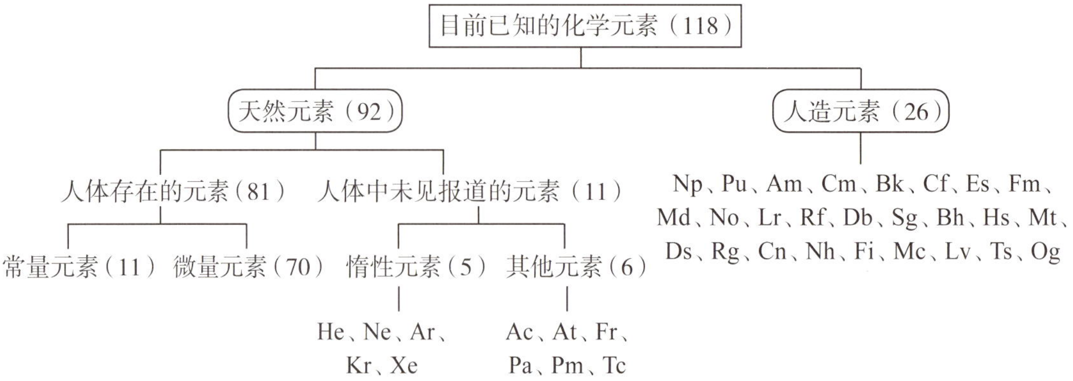

图2-1　化学元素的分类

二、必需微量元素

在微量元素中，已知有些元素对生物体具有重要的生物功能，它们是维持机体正常生命活动所必不可少的，它们的不足或缺乏会导致生物体的严重功能失调或死亡。这些元素称为必需微量元素。但“必需”这种定义实际上很难具体应用，而且，当对元素的需要量极微时，即使严重缺乏也不易造成死亡。由于人们对“必需”的含义理解不同，各家提出的具体标准也不一致。但概括起来，必需微量元素必须满足以下条件：

表2-1　人体必需的常量元素

元素	占人体组成的百分比（%）
氧（O）	65.5
碳（C）	18.0
氢（H）	10.0
氮（N）	3.0
钙（Ca）	2.0
磷（P）	1.0
钾（K）	0.35
硫（S）	0.25
钠（Na）	0.15
氯（Cl）	0.15
镁（Mg）	0.05

（1）性状：以一定含量普遍存在于自然界的动植物体内；其丰度落在某些已知具有生物功能的元素丰度范围内；化学性质与某些已知的生理功能相适应。

（2）代谢：口服时毒性很低；能透过胎盘和乳腺屏障；组织浓度维持不变或随衰老而降低；刺激或促进生长。

（3）功能：缺乏该种元素时产生结构、功能或代谢异常；体内存在对该元素的平衡调节机制；与生命所必需的酶、维生素或激素的结构或功能相联系。

条件（1）是必需微量元素的基础，条件（2）是必需微量元素的前提，条件（3）是必需微量元素的本质。满足条件（1）和条件（2）者方可称为可能必需微量元素，其中能证明满足三个条件中任一项者，方可称为必需微量元素；能在两种以上动物和两家以上实验室证实者，才能得到公认。

因此，微量元素按其生物功能可分为三类：必需微量元素；可能必需微量元素（有人亦称有益或辅助营养元素）；非必需微量元素。现已发现，微量的铝（Al）、铅（Pb）、镉（Cd）对生物体可能具有益功能，但一般情况下，人体中不存在其缺乏现象；值得注意的是因其过量而造成的危害。因而，我们虽在图2-2中把它们列为可能必需微量元素，在本编后面的讨论中仍把它们看作是非必需微量元素。

人们对必需微量元素的认识有一个逐渐深入的过程，它是通过三类方式被发现的：一是在20世纪30年代以前根据自然条件下引起的缺乏病；二是在1928–1970年间通过天然或合成饲料造成的动物缺乏模型；三是在1970年后通过塑料隔离技术在纯净条件下造成的动物缺乏模型。第一阶段确认了铁（Fe）、碘（I）、钴（Co）等元素的必需性；第二阶段确认了铜（Cu）、锰（Mn）、锌（Zn）、钼（Mo）、硒（Se）、铬（Cr）等元素的必需性；第三阶段确认了其他几种微量元素的必需性（详细内容见附录5）。随着科学技术的发展，相信在可能必需微量元素、非必需微量元素中还会发现有一些元素对哺乳动物也是必需的。（表2-2）

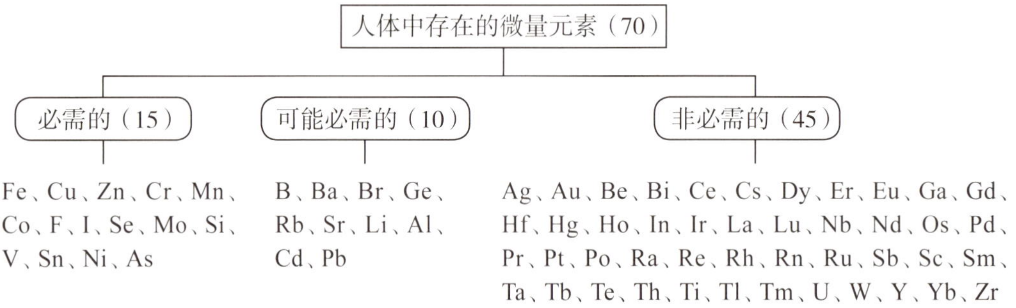

图2-2 微量元素的生物功能分类

三、微量元素的生理功能

微量元素在生物体内通常与生物大分子或小分子配体形成各种络合物，在载氧、细胞调节、核酸代谢、免疫应答、神经传导等生物过程中起着独特的关键作用。1973年，美国营养学家沃尔特·默茨曾把必需微量元素的功能概括为四个方面。目前还有证据表明，微量元素在生物膜的结构和功能，金属硫蛋白的诱导和功能中也有重要作用。

1. 在输运普通元素（常量元素）中的作用

例如，氧不仅是构成人体的最主要物质，也是人类赖以生存和生活不可或缺的条件。人体所需的氧就是靠含铁的血红蛋白和肌红蛋白运输与贮藏的。甲壳类和软体动物的载氧体则是血蓝蛋白（铜蛋白），星虫等多种海洋无脊椎动物的载氧体是蚯蚓血红蛋白（铁蛋白），海鞘类的载氧体称为血钒素（制蛋白）。在蛤蝌的血液里发现了含有锰的蛋白质，可能它具有运输氧的功能，称为羽蛋白。

表2-2 必需微量元素发现年表

元素	发现时间
铁（Fe）	17世纪
碘（I）	1850
铜（Cu）	1928
锰（Mn）	1931
锌（Zn）	1934
钴（Co）	1935
钼（Mo）	1953
硒（Se）	1957
铬（Cr）	1959
锡（Sn）	1970
钒（V）	1971
氟（F）	1971
硅（Si）	1972
镍（Ni）	1976
砷（As）	1977

2. 在酶系统中的作用

当今在自然界发现的酶已近3000种，在人体中发现的近千种酶中，有70%以上含有必需微量元素，或需微量元素激活才能发挥其生物学作用。现在已知铁（Fe）、铜（Cu）、锌（Zn）、锰（Mn）、钼（Mo）、硒（Se）等是许多金属酶的构成成分。近年来还发现了含Ni酶、含Co酶、含Cr酶、含V酶等。金属酶可以起结构、催化、调节或非催化作用。

3. 在激素和维生素中的作用

激素是内分泌腺分泌的化学物质，它能调节人体的许多重要生理功能，其作用机制是通过CAMP立即作用于机体组织，或通过合成诱导酶而调控代谢过程和生理功能。目前，已知锌、铬能稳定胰岛素的结构，锌、铜、锰能促进性激素的分泌，碘能促进甲状腺素的产生。

微量元素与维生素的关系体现在两个方面：其一是微量元素是某些维生素的结构成分，如钴与维生素B_{12}，铬与葡萄糖耐量因子；其二是微量元素与维生素起协同作用，如锌与维生素A，硒与维生素E，铁与维生素C。

4. 在核酸代谢及遗传信息表达中的作用

核酸是生物遗传连续性以及性状表达的基础，与蛋白质一样，都是形成生命的最基本的重要物质。核酸有两种，即脱氧核糖核酸（DNA）和核糖核酸（RNA）。一方面，DNA是存在于细胞核内的染色体，是主要的遗传物质，通过DNA的复制，就可把父母的遗传信息遗传给下一代。另一方面，蛋白质的合成也由DNA决定，以DNA为模板合成信使核糖核酸（mRNA），再以mRNA为模板合成蛋白质。DNA自我复制需要DNA聚合酶，DNA转录为mRNA需要RNA聚合酶，这两种酶都含有牢固结合的锌离子。学者们亦已发现，核酸中还含有相当高的其他微量元素，如铬（Cr）、镍（Ni）、铁（Fe）、铜（Cu）、钴（Co）、锰（Mn）、硒（Se）等。

近年来还发现，锌（Zn）与染色质也有重要联系，它或是存在于染色质的各组分——DNA、RNA、组蛋白及其他非组蛋白中，或是同这些组分相互作用。

5. 在生物膜的结构和功能中的作用

生物膜（包括细胞外表的细胞膜和细胞内的胞内膜两大部分）在能量转换、物质运送和信息传递中起着重要作用。近年来的研究发现，许多细胞膜（精子细胞、白细胞、骨骼肌、脑细胞、肠细胞等）都结合有相当量的锌（Zn），并与膜上的巯基相结合，所以锌（Zn）是生物膜脂蛋白的构成成分。此外，锌（Zn）对生物膜的功能（如通透性、脂质过氧化作用）也有重要影响。

6. 在金属硫蛋白的诱导和功能中的作用

金属硫蛋白是Margoshes和Vallee于1957年首先从马的肾皮质中发现的一种含有大量镉（Cd）和锌（Zn）的低相对分子质量蛋白质，因为它是金属与含硫蛋白结合的产物，因而称为金属硫蛋白。现在已知，金属硫蛋白可为镉（Cd）、锌（Zn）、铜（Cu）、汞（Hg）、银（Ag）、金（Au）所诱导，镍（Ni）、钴（Co）、铋（Bi）对金属硫蛋白基因转录也有调控作用。

金属硫蛋白有如下功能：

①参与微量元素的贮存、运输和代谢；

②拮抗电离辐射，清除羟自由基；

③重金属的解毒作用；

④参与激素和发育过程的调节，增强机体对各种应激的反应；

⑤参与细胞DNA的复制和转录，蛋白质的合成和分解，以及能量代谢的调节过程。

四、微量元素的剂量-效应规律

人体中的微量元素都有一个安全和适宜的摄入范围，在此范围以外，都会对机体产生不利的影响。

对于必需微量元素而言，摄入不足会出现缺乏症状，摄入过多又会出现中毒反应（图2-3）。

（1）不同元素的安全适宜范围是不同的，如硒（Se）的最佳摄入范围为50—200 μg/d，而氟（F）的最佳摄入范围为2—10 mg/d。长期超剂量或大剂量服用必需微量元素制剂必然会产生中毒反应甚至死亡，我国历史上的服石炼丹兴衰史就是一个值得记取的教训。

对于非必需微量元素而言，它们不存在缺乏时的生物效应问题，应注意的是它们被人体摄入过量时的毒害作用。在一定含量时，生物是可以耐受的，但稍过量，其毒性即增加，最后可导致死亡。不同的元素有不同的阈限，超越此阈限即表现出它的毒性效应（图2-4）。例如，对于人来说，一些元素的最小中毒量及致死量如表2-3所示。

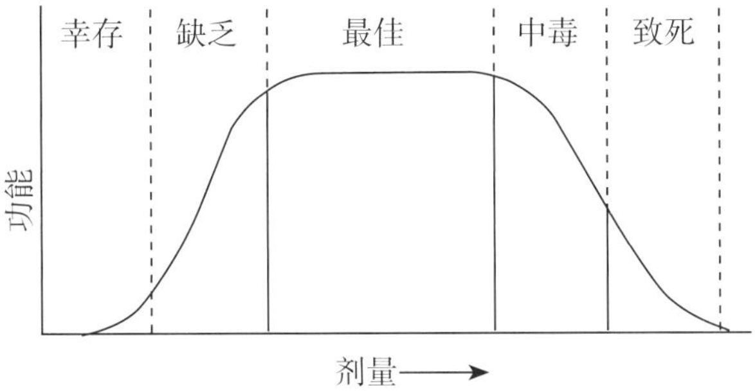

图2-3　必需微量元素的剂量-效应曲线

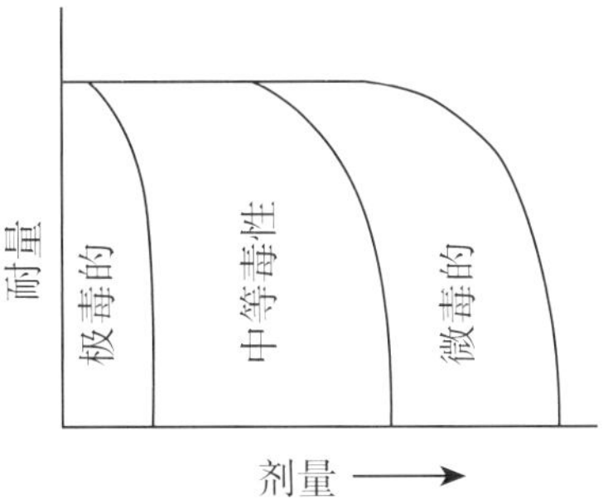

图2-4　非必需微量元素的剂量—效应曲线

表2-3　非必需微量元素的毒性剂量

元素	最小中毒量（mg/d）	致死量（mg/d）
银（Ag）	60	1300
铝（Al）	5000	
砷（As）	5	50—340
汞（Hg）	0.4	150—300
铅（Pb）	1	10 000
锑（Sb）	100	
锡（Sn）	2000	

（2）有些元素对生物体有刺激作用。在饮食中添加这种元素，可对生物体显示出正的效应。(图2-5)

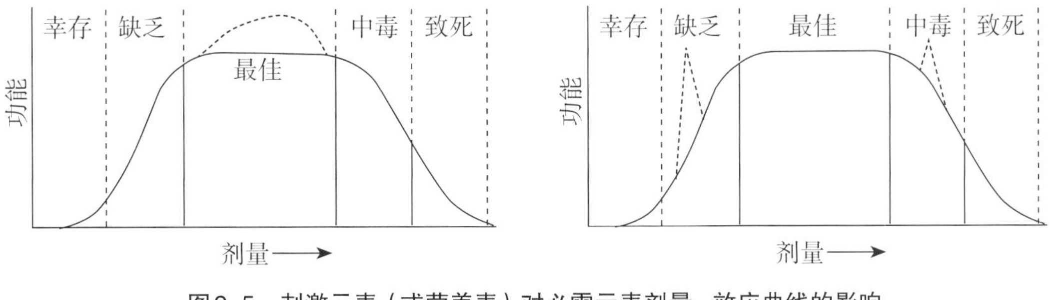

图2-5　刺激元素（或营养素）对必需元素剂量-效应曲线的影响

现已发现，锂（Li）、钛（Ti）、镓（Ga）、锗（Ge）、铷（Rb）、锆（Zr）、锑（Sb）、钡（Ba）、金（Au）、汞（Hg）等对动物生长和存活有刺激作用，但要证明它是真的必需微量元素还是刺激作用，则相当困难（图2-6）。

这种刺激作用也可能是有害的。有些元素在低剂量使用时有治疗效果，如用金盐治疗关节炎，用钳络合物治疗某些癌症，但有些元素（如第四和第五周期中的许多元素）可诱发癌症。

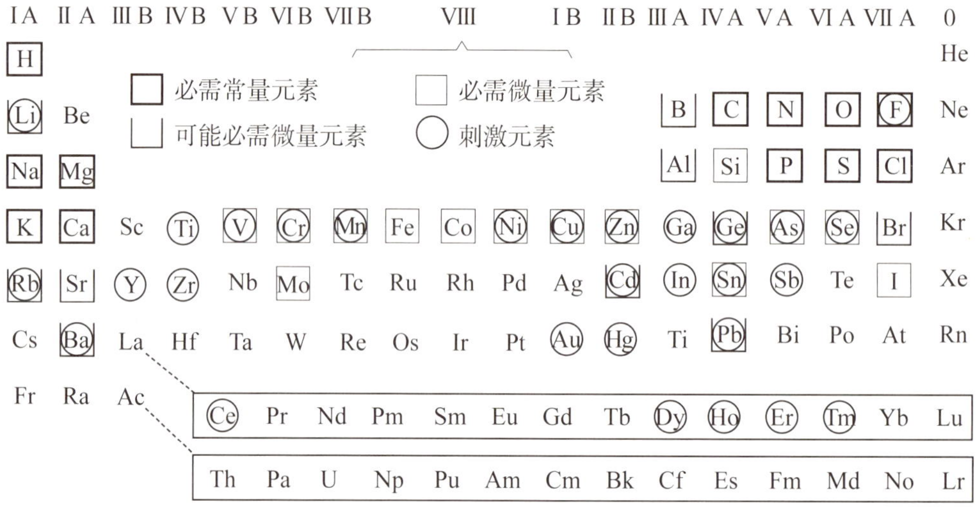

图2-6 必需元素、可能必需微量元素和刺激元素在元素周期表中的位置

第三章

微量元素组学在中国的形成和发展

摘要：微量元素组学由三个主要部分组成，其核心是多元素测定和数据解析。微量元素组学策略是微量元素医学研究的理想工具，它可以给出生物体内微量元素的含量、分布、形态和相互作用的信息，可以区分不同健康状态并找出反映这种区别的标记物，可以识别和诊断疾病，可以监督疾病进程和治疗效果。在本书第二编中，详细叙述了微量元素组学技术在5种脑部疾病识别和诊断中的可能作用和地位，本章重点介绍微量元素组学策略的形成和发展历程、微量元素组学策略的构成和应用实例，以及微量元素组学的研究现状和发展趋势。

一、缘起

曾有人说，在微量元素科学领域中，充满着诱人的发现和创造的机会。微量元素科学的核心是微量元素医学。在过去几十年中，微量元素医学研究的最大发现是一切人类疾病均与其体内微量元素失衡有关，据此建立了微量元素平衡医学理论；微量元素医学研究的最大创造是运用微量元素诊断和预报人类疾病，从而诞生了一门被称为微量元素组学的新学科。

微量元素组学是微量元素医学的核心和支柱。应用微量元素组学策略，中国在微量元素科学研究中取得了令世人瞩目的成就。以下叙述微量元素组学在中国的形成和发展的历程。

癌症是人类生命的最主要杀手。在20世纪70—80年代，许多与肿瘤有关的标记物均缺乏特异性，利用一两个非特异的生物标记物来进行普查或早期诊断，准确率往往难以提高。有人指出，采用多种标记物对癌症的正确诊断可能有重要意义。根据SZENT-GYORGYI学派的观点，癌症应在亚分子层次就已有所表现，这意味着从微量元素谱着手捕捉早期癌症的信息可能也是一种途径。问题的关键在于如何有效处理复杂的数据资料。BOULL等用非线性映照法研究微量元素，未能获得满意的结果。SEPPALA等对多种标记物的数据处理也缺乏有力的数学工具。

原华中工学院徐辉碧等利用27个国家和地区7种元素平均摄入量和乳腺癌病死率数据研究了硒的拮抗元素的作用。结果表明，在一定的条件下，多元线性回归法可以将几种拮抗元素的作用简化为一种元素对硒的拮抗，用硒和主要拮抗元素及其相应的乳腺癌病死率作图，发现较高病死率和较低病死率之间有明显的分界线，分界线的斜率反映元素的拮抗程度。徐辉碧等还用计算机模式识别法对上述同一组数据进行分类研究，在非线性映照所得特征面上，有分别对应于癌症高、低病死率的两个区域，所有代表癌症病死率低的点均落在同一个区域，而所有代表癌症病死率高的点均落在另一个区域，无一例外（图3-1）。这说明应用这个方法进行分类是成功的。从这个研究结果可以推测，根据人群对微量元素的摄入量可以预报一个地区的乳腺癌，根据这种方法有可能建立起一种微量元素谱-计算机模式识别法应用于与微量元素有关的疾病诊断。

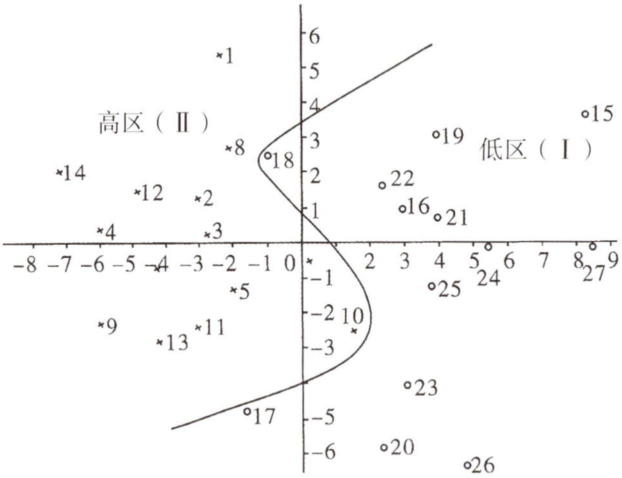

图3-1　微量元素摄入量与乳腺癌病死率的关系

二、微量元素组学的兴起和形成

从硒的拮抗元素作用的研究中可以看出，人类的疾病与健康实质上是多种微量元素相互作用的综合表现，体内微量元素代谢平衡不同，微量元素相互作用的大小也不同，故有可能按不同健康状态所对应的微量元素谱进行健康水平分类。根据这种设想，原华中工学院徐辉碧等系统研究了有关微量元素分类的数学方法，结果表明，模式识别中的非线性映照法和判别分析法均适用于疾病的微量元素分类，用这种方法研究肺癌、乳腺癌、鼻咽癌、肝癌、宫颈癌及寿命等问题，均得到了较好的结果。例如，他们采集云南锡矿矿工中67名健康人、22例早期肺癌和28例晚期肺癌患者的头发样品，测定了8种微量元素含量，取其中88个样品用于建立判别函数，其余29个样品用作验证。结果判别检验的准确率分别是：健康者88%，肺癌初期患者86%，肺癌患者100%（图3-2）。在其后的5年内，对1899份云锡矿工进行头发8种元素检测，摸索出了预报云南锡矿矿工肺癌的一个较好的微量元素谱——砷（As）、锰（Mn）、锌（Zn）、铜（Cu），对342名矿工（其中34人后来确诊为肺癌）进行检验，有32人预报为肺癌，预报准确率为94%。

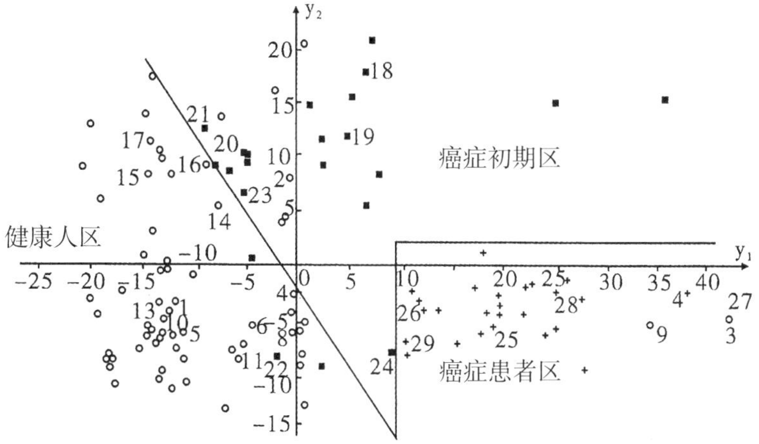

图3–2　头发元素对肺癌的诊断分类

原中国科学院上海冶金研究所陈念贻等和刘征先等结合胃镜检查，以患者全血中6种元素为特征量，用非线性映照法分类，不仅证明全血微量元素检验对胃癌患者有90%以上的符合率，还能区分不典型增生和单纯胃溃疡，而不典型增生是癌的前期病变（图3–3）。用组织样品中9种元素的识别结果，对癌症组和溃疡组的判别正确率也达90%。

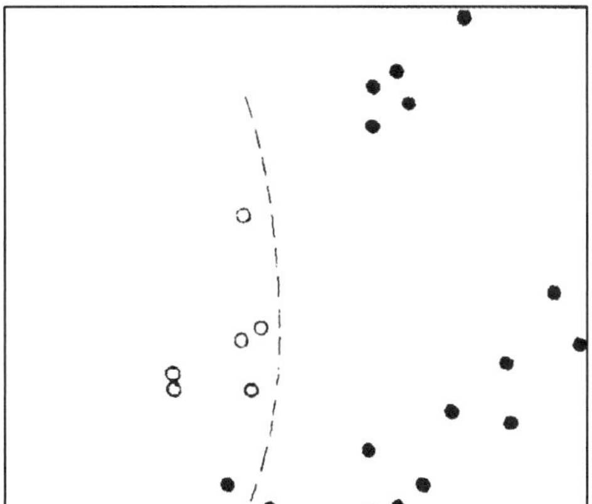

图3–3　全血元素对胃癌癌前病变的分类

○不典型增生者　●正常人+溃疡者

原华中工学院和原上海冶金所的研究结果表明，用正确的方法测定微量元素，并用模式识别法对测量数据进行处理和分析，可对研究对象或样品属性进行判别和分类。模式识别在生物微量元素谱研究中的成功应用开启了微量元素组学研究的新时代。

在微量元素组学的形成和发展过程中，数据解析技术的发展起着关键的作用，除上述多元判别分析、非线性映照外，偏最小二乘法、人工神经网络法、支持向量机法也先后应用于微量元素医学研究领域。例如，王小如等应用ICP-AES法和AAS法测定正常人和癌症患者头发和血清样品中13种元素，用偏最小二乘法处理76个血清样品和用非线性多元判别分析法处理106个头发样品，结果在两种情况下均得到了患者和正常人分类极其清晰的二维判别图（图3-4）。血清样本和头发样本对患者的判别失误率分别为4.8%和0.0%，对正常人的判别失误率均为0.0%。蒋淑梅等测定脑栓塞和冠心病患者血清中8种元素含量后，对所得数据用反向传播神经网络进行分析，建立神经网络识别系统，结果对患者组和各自对照组的预报识别率均达100%。陈瑞兰等用头发中铝（Al）、铜（Cu）、锌（Zn）、钙（Ca）、镁（Mg）含量及Zn/Cu比值建模研究微量元素与高血压的相关性，结果支持向量机算法对高血压患者和健康人的分类正确率达96.2%，留一法的预报准确率为86.7%。

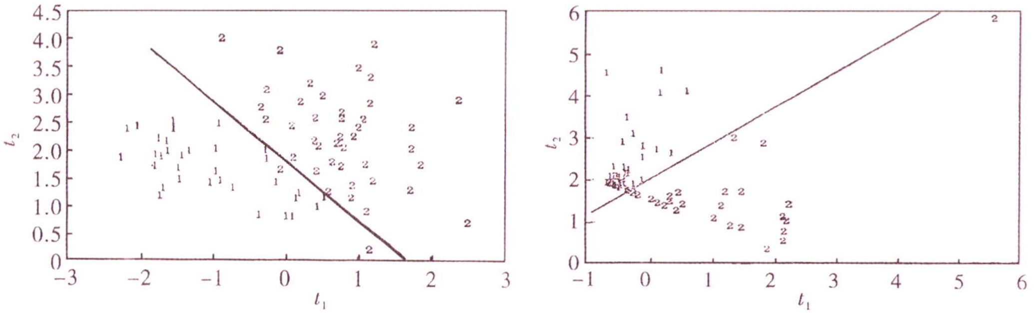

图3-4　血清（左）和头发（右）样品的判别分析图

1—正常人，2—癌症病人

我国科技文献中分别于1991、1995和2002年首次出现偏最小二乘法、人工神经网络法和支持向量机法应用于生物微量元素研究的正式报道（表3-1）。偏最小二乘判别分析法可用于寻找或筛选生物标记物；神经网络法有不依赖于概率模型和参数自学习等优点；支持向量机法能较好地解决小样本、非线性、高维数和局部极小点等问题。这表明，到21世纪初，微量元素医学领域的数据解析技术——微量元素谱模式识别法已经形成了一个比较完善的理论体系，这为微量元素组学的正式形成奠定了坚实的基础。

表3-1 我国微量元素谱模式识别文献的年代分布

年份	模式识别	偏最小二乘	神经网络	支持向量机
2023	2	18	15	10
2022	1	17	13	4
2021	4	15	13	9
2020	6	14	4	3
2019	1	5	7	4
2018	4	8	14	5
2017	5	12	7	7
2016	3	4	4	5
2015	5	7	9	8
2014	3	5	4	3
2013	16	4	7	4
2012	5	5	10	0
2011	2	4	6	0
2010	5	6	7	8
2009	9	3	8	5
2008	3	3	10	3
2007	4	2	6	1
2006	1	2	4	5
2005	6	2	7	2
2004	6	3	8	2
2003	2	1	4	1
2002	5	2	5	2
2001	2	0	6	
2000	2	1	7	
1999	7	2	6	
1998	2	0	2	
1997	0	0	1	
1996	4	1	2	
1995	0	1	1	
1994	2	0	2	
1993	2	2		
1992	1	0		

续表

年份	模式识别	偏最小二乘	神经网络	支持向量机
1991	2	2		
1990	3			
1989	1			
1988	0			
1987	3			
1986	1			
1985	3			
1984	1			
1983	1			
1982	1			
合计	136	151	199	91

注：所列数据为以所提名称+元素为“题名或关键词”在万方数据库查到的文献数。

三、微量元素组学的完善和成熟

根据研究的对象和目的不同，微量元素组学研究策略可以分为4个层次，即元素靶标分析（一种或数种元素分析）、元素指纹分析（特定分析技术的整体定性分析）、元素谱分析（预设的多种元素分析）、元素组分析（多元素或全元素分析）。我国至今所报道的微量元素组学研究，大多数属于前三个层次，严格地说，只有最后一个层次才是真正意义上的微量元素组学研究。

微量元素组学研究方法的最大特点是高通量分析。本世纪以来，有越来越多的研究结果表明，任何疾病的发生不只是与一种或数种微量元素含量异常有关，有时甚至牵连到几十种元素。如陈祥友等在头发的35种元素检验中发现，与相同性别、相同或相近年龄正常人比较，脑中风、红斑狼疮、帕金森综合征患者各有18种元素含量异常，艾滋病患者有20种元素含量异常，血小板减少患者有26种元素含量异常（表3-2）。另一方面，ICP-MS等高通量定量分析技术在这一时期也已得到更加广泛的应用，多元素测定已经成为微量元素医学研究中的一种新常态（表3-3）。

表3-2　人类疾病中的头发元素含量异常

第一作者（年）	疾病	例数	异常元素数*
陈祥友（2006）	艾滋病	125	20
陈祥友（2007）	红斑狼疮	125	18

续表

第一作者（年）	疾病	例数	异常元素数*
陈祥友（2008）	老年痴呆	190	14
陈祥友（2008）	脑中风	296	18
陈祥友（2008）	小儿脑瘫	50	10
陈祥友（2008）	帕金森病	90	18
陈祥友（2009）	不孕不育症	82	5
陈祥友（2010）	脱发症	70	10
陈祥友（2010）	乙型肝炎	103	8
陈祥友（2011）	前列腺增生	58	14
陈祥友（2011）	甲亢	68	6
陈祥友（2012）	风湿性关节炎	42	17
陈祥友（2013）	血小板减少	201	26

注：*与1:1配对健康人比较有显著差异的元素数。

20世纪90年代之后，随着生命科学研究的深入，出现了各种组学的新概念和新学科，微量元素组学也就应运而生。

微量元素组学由三个主要部分组成，即样品收集和制备、元素检测和鉴定、数据处理和分析。虽然微量元素组学研究在中国已有30多年的历史，但直到21世纪第一个10年才被正式命名。2009年，上海交通大学赵铁首次正式提出了血清微量元素组学的假设，并建立了ICP-MS分析血清中65种元素的组学方法学，应用于寻找与临床骨关节炎相关的差异性元素。2014年，中国科学院上海应用物理研究所秦俊法在《微量元素改变中国的科学面貌》一文中首次详细列举了中国科学家在头发、血液、组织、中药、基因和蛋白质微量元素组学研究中取得的成果，提出了中国“首创微量元素组学”的新见解。这就表明，微量元素组学这门新兴学科已经完善和成熟，并已得到认可。

表3-3　微量元素医学研究中的多元素测定

第一作者（年）	研究目的	测定元素数
熊依杰（2005）	肺癌	48
熊依杰（2006）	肺癌	54
陈祥友（2006）	艾滋病	35
王　莹（2007）	环境污染	20

续表

第一作者（年）	研究目的	测定元素数
张列睁（2009）	前列腺肿瘤	20
张　楠（2010）	长寿	20
王资超（2011）	听力障碍	39
孙雨安（2011）	胃癌	22
张　丹（2012）	方法学研究、法医学	24
骆如欣（2013）	方法学研究、法医学	34
展向娟（2013）	方法学研究	21
陈小红（2014）	先天性心脏病	24
陈海英（2015）	方法学研究	32

四、微量元素医学研究的理想工具

微量元素组学最重要的研究目标是阐明生物体中微量元素的生物学作用和功能，其首要任务是定量或定性地分析生物体中的微量元素，比较不同状态或不同物体中微量元素的差异，研究不同生理或不同病理状态下微量元素变化规律。微量元素组学研究可以给出生物体内微量元素的含量、分布、形态和相互作用的信息，可以区分不同类型的样本并寻找反映这种区别的生物标记物，可以识别和诊断疾病，可以量化和鉴定中药品质，可以监督疾病的进程和治疗效果，因而微量元素组学策略是微量元素医学研究的理想工具。

（1）不同方法识别效果比较：如前所述，在微量元素医学领域，最常用的模式识别法包括聚类分析法、主成分分析法、判别函数法、非线性映照法、K最近邻法、偏最小二乘法、神经网络法、支持向量机法。对于同类样品和同样数据，不同的方法可能出现不同的识别效果。重庆大学袁前飞等比较了4种方法对癌症患者和正常人基于血液中6种元素的判别结果，支持向量机的5次交叉验证准确率达到95.95%，优于K最近邻法（93.24%）、人工神经网络法（94.59%）和决策树法（79.73%）。上海大学陈念贻等基于茶叶中8种元素对乌龙茶与红茶、乌龙茶与绿茶所做的研究也表明，支持向量机法优于决策树法和Fisher判别法；支持向量机的预报正确率均为100.0%，决策树法分别为90.0%和90.4%，判别分析法分别为96.6%和100.0%。

（2）不同属性样本判别效果比较：在微量元素医学领域，可供实际应用的临床样本主要有头发、血液和尿液。对于同类疾病和同样数据，不同属性样本可能具有相近或不同的诊断效果。沈阳药科大学硕士研究生陈丹丹和李丹分别用判别函数法和支持向量机法对心血管病和糖尿病进行比较研究。结果头发、全血和尿液9种元素对心血管病的判别正确率分别为93.4%、89.7%和91.3%，对Ⅱ型糖尿病的判别正确率分别为97.0%、95.8%和96.9%。

（3）生物标记物筛选：病例对照研究中采用单维检验法能够获得疾病与健康的差异性元素，但差异性元素不一定都是疾病的生物标记物。组学策略采用单维和多维统计相结合的方法寻找潜在生物标记物，常用的筛选标准有变量权重重要性排序、载荷权重和相关系数。福建医科大学硕士研究生陈小红测定孕妇头发中24种元素，秩和检验表明，胎儿先天性心脏病孕母有10种元素含量显著高于正常对照组。多因素Logistic回归分析筛选出头发As、Se、Ba、孕前3个月接触噪音和孕期接触化学试剂5个危险因素。上海交通大学博士研究生赵铁测定血清中65种元素，正交偏最小二乘判别分析（OPLS-DA）发现，膝骨关节炎有30多种异常性元素，其中Li、Ga、Br、Sn、I、Ba、Ce、U、Mg、Ca可看作是潜在元素标记物；急性痛风性关节炎有20种差异性元素，Sr、Li、Ce、Cu、Fe、U可能是痛风发作的重要参与因素；Li、Sr、Mo、Cs、U可能是伴发高血压与否的潜在元素标记物。赵铁等用偏最小二乘判别分析模型发现，无论是强直性脊柱炎湿热症患者还是痛风性关节炎湿热症患者，血清Cu、Rb、Cs水平均显著高于相应健康志愿者，血清Cu、Pb、Cs可能是风湿性疾病湿热症的共性元素标记物。上海交通大学博士研究生李昕测定血清中60多种元素，发现神经管缺陷孕母有36种差异性元素，正交偏最小二乘判别模型V型图（图3-5）显示，正常孕母组血中Sr、Ca、Pt等元素较多，而神经管缺陷孕母组S、Hg、Mg、Se、Zn等元素较多，这些元素可能是出生缺陷的潜在性元素标记物。

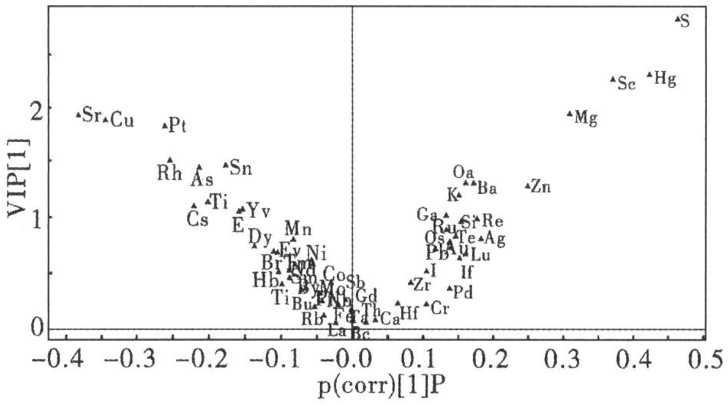

图3-5　OPLS-DA V型图

偏离中心越远，对模型的贡献越大

（4）疾病诊断：利用差异性元素或元素标记物，可以对不同健康状况的样品进行分类和诊断。上海大学张列睁等测定前列腺癌症患者和正常人头发中20种元素，用主成分模式识别法筛查结果，Ca和P是两类样本分类和判别的最重要元素，用这两种元素建立的模型用以预报前列腺癌，其准确率达到了100%。湖南怀化学院杨兴华等测定头发中9种元素，用支持向量机算法研究老年痴呆与头发微量元素的相关性，发现7种差异性元素，但无论是用Al、Mn、Pb、Cd四种元素或Al、Mn、Cd三种元素建模，判别正确率和预报准确率均可达100%。赵铁的研究表明，正交偏最小二乘判别分析模型可以成功地将骨关节炎患者和健康志愿者样本分离（图3-6）；Li和Sn这两种元素在骨关节炎患者血清内浓度较高。

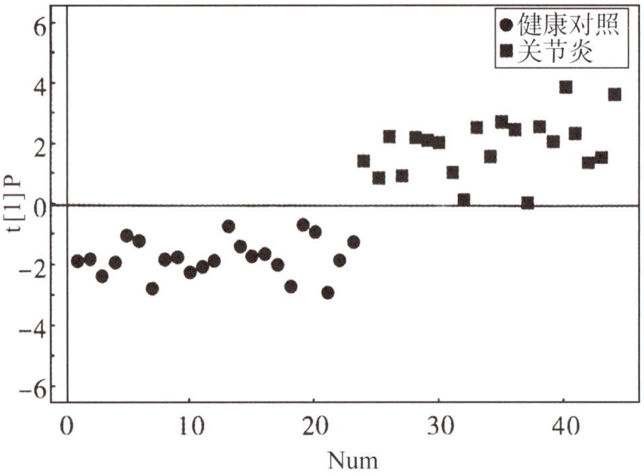

图3-6　骨关节炎患者和健康志愿者的OPLS-DA图

五、微量元素与其他组学

在微量元素组学（trace elementomics）的形成过程中，曾经出现过另一个类似的名称——金属组学（metallomics），这个名称早在2002年提出而且目前仍在延用。微量元素组学和金属组学有不同的研究侧重点。微量元素组学研究的主要目标是从多元素共同作用的角度对不同健康状况、不同症候、不同药物等进行判别、分类、诊断和预测，金属组学研究的最重要目标则是从金属和类金属元素在生物体或环境系统的含量、分布、形态、结构阐明金属元素的生物学作用、功能及其机制。微量元素组学的研究方法强调高通量元素的含量分析，金属组学则特别强调金属或类金属的形态或结构分析。微量元素组学和金属组学的共同点都是以细胞、器官或组织作为研究对象，都是研究生物体中微量元素的生物学作用及其变化规律，因而两者都属微量元素组学范畴。

（1）微量元素与其他组学的整合。微量元素组学是继基因组学、转录组学、蛋白质组学、代谢组学之后发展起来的一门新兴学科，各组学之间有着明显的差别，也存在密切的联系。生物体的生命现象是基因、mRNA、蛋白质、代谢产物、细胞、组织、器官、个体和群体各个层次有机结合和共同作用的结果。生物信息从DNA、mRNA、蛋白质、代谢产物、细胞、组织、器官、个体的方向进行流动，逐渐形成了这几个自下而上逐渐上升的研究层次。基因组学、蛋白质组学、代谢组学的研究对象处于生命信息流的下游和中游，而微量元素组学的研究对象相对处于生命信息流的上游（图3-7）。

由于微量元素不仅参与遗传信息的转录和翻译、生物分子的修饰、蛋白质的合成、酶的催化，以及物质传递、能量生成和信息传导等许多生命过程，而且各个层次的物质也都与微量元素有关，因而微量元素将是唯一能将基因组学、转录组学、蛋白质组学、代谢组学等整合在一起的研究分支。

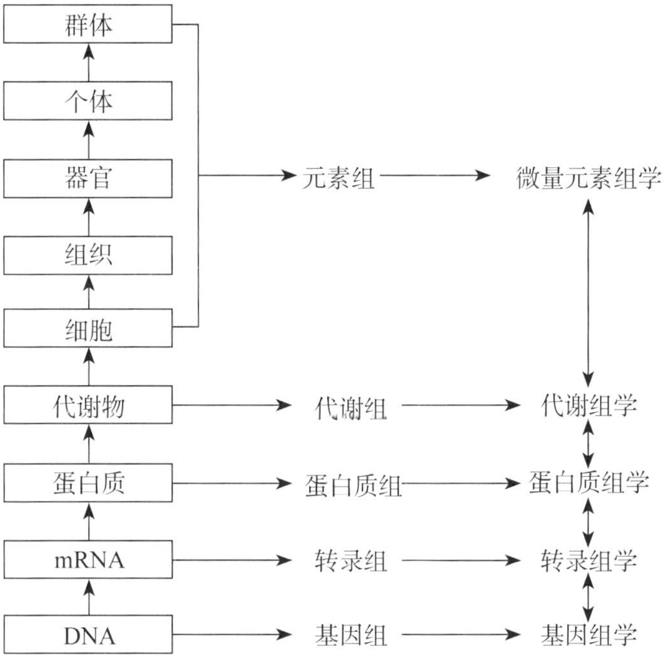

图3-7　生命信息流向及各组学之间的关系

（2）蛋白质微量元素组学。近年来，随着组学研究的迅速发展，越来越多的蛋白质被发现必须结合至少一种微量元素才能行使正常的功能，而许多微量元素也已发现具有不同数量的蛋白质家族。例如，据刘克钦等报道，锌结合蛋白广泛存在于早期所研究的所有57种物种中，人至少有2800个锌蛋白；某些原核生物的铜蛋白质有25个，而某些陆地真核生物的铜蛋白可达到78个；陆生生物有10—11个含钼酶，而某些原核生物（如脱氯菌）中有63个含钼酶；大多数原核生物只含有较少的镍蛋白质组和钴蛋白质组（1—4个蛋白），但某些生物含有高达16个含镍蛋白和35个B2结合蛋白；人和小鼠中各有25个和24个硒蛋白，但某些原核生物和某些真核生物可能至少各含有60个硒蛋白。这些事实表明，微量元素蛋白质组的比较基因组学研究将大大增强人们对微量元素的代谢、功能和进化趋势的认识。

（3）组学策略联合应用举例。多种研究方法或几种组学技术的联合应用，将会为微量元素医学提供更多的新信息。国家清史纂修工程重大学术问题研究专题组钟里满等采用元素含量测定与元素形态分析相结合的方法，解开了困扰历史学界百年之久的光绪皇帝死因之谜：光绪帝头发及衣物中存在高含量的砷，其化学形态为三氧化二砷，结论是清光绪帝系砒霜中毒而死。包头医学院第一附属医院刘鹤鸣等通过测定内蒙古白云鄂博稀土矿工头发稀土元素含量（微量元素组学分析）和血清蛋白质组学分析，发现矿工组头发15种稀土元素中有8种元素含量显著高于非矿区健康人，血清蛋白组中有29种蛋白表达异常，首次揭示黏多糖和纤维连接蛋白可能在稀土元素致病理性纤维化发生过程中发挥重要作用。

六、小结

（1）微量元素组学包括三个主要组成部分，即样品的收集和制备、元素的检测和鉴定、数据的处理和分析。根据研究对象和目的的不同，微量元素组学分析可以分为4个研究层次，即元素靶标分析、元素指纹分析、元素谱分析和全元素分析。严格地说，只有第4个层次才是真正意义上的微量元素组学研究。

（2）微量元素组学的形成与微量元素数据处理技术的发展密切相关，微量元素组学技术由中国科学家于20世纪80年代首创，但直到21世纪第一个10年才被正式命名。微量元素平衡学说的正式提出，高通量分析技术的广泛使用，以及微量元素模式识别体系的逐渐完善是微量元素组学完善和成熟的三大标志。

（3）微量元素组学是微量元素医学研究的理想工具，也是唯一能将所有组学整合在一起的前沿交叉学科。

参考文献

[1] 徐辉碧，朱治良，钱晓良，等.用统计模式识别法研究硒与某些微量元素的拮抗作用[J].分子科学与化学研究，1982(4)：185-191.

[2] 徐辉碧，陈念贻，江乃雄，等.用计算机模式识别非线性映照法研究硒的拮抗元素的作用[J].分子科学与化学研究，1983(2)：139-142.

[3] 徐辉碧，朱治良，余明书，等.模式识别法在生物微量元素谱研究中的应用[J].科学通报，1985(14)：1085-1086.

[4] 陈念贻，史奎雄，郭孝达，等.模式识别在胃癌早期诊断中的应用[J].自然杂志，1984，7

（12）：947.
[5] 刘征先，史奎雄，郭孝达，等，胃癌与消化性溃疡患者的微量元素谱模式识别［J］.中华肿瘤杂志，1987，9（3）：173-174.
[6] LIUZX，QIANGM，CHENNY，et al.Sub-molecular aspects of cancer Ⅲ：Trace elements in blood and Stomach tissue to diagnose gastric carcinoma［J］.Journal of Advancement in Medicine，1988，1（4）：204-217.
[7] 王小如，朱尔一，庄峙厦，等.用于癌症病人初级临床诊断的化学计量学研究［J］.化学学报，1993，51：1094-1098.
[8] 蒋淑梅，柯以侃，时彦，等.脑栓塞患者血清中微量元素的原子吸收光谱测定及人工神经网络分析［J］.北京化工大学学报：自然科学版，1999，26（3）：70-72.
[9] 蒋淑梅，柯以侃，时彦，等.冠心病患者血清中微量元素的原子吸收光谱测定及人工神经网络分析［J］.分析试验室，1999，18（2）：42-43.
[10] 陈瑞兰，陆文聪，刘旭，等.支持向量机算法研究头发微量元素与高血压的相关性［J］.计算机与应用化学，2003，20（5）：567-570.
[11] 陈祥友，孙嘉淮，陈建达，等.Aids与正常人各125例头发ICP35种元素检验结果比较［J］.世界元素医学，2006，13（3）：1-4.
[12] 赵铁.血清微量元素组学及其在痛风性关节炎病理研究中的应用［D］.上海交通大学博士学位论文，2009.
[13] 秦俊法，微量元素改变中国的科学面貌（下）［J］.广东微量元素科学，2014，21（9）：32-52.
[14] 秦俊法.试谈中国特色的现代微量元素研究［J］.广东微量元素科学，2014，21（10）：30-35.
[15] 袁前飞，蔡从中，肖汉光，等.基于人体血液常量/微量元素含量的支持向量机癌症辅助诊断［J］.生物医学工程学杂志，2007，24（3）：513-518.
[16] 陈念贻，陆文聪，陈瑞兰，等.支量向量机-微量元素分析法判别乌龙茶、红茶和绿茶［J］.计算机与应用化学，2002，19（6）：719-720.
[17] 陈丹丹.微量元素化学模式识别早期诊断肺癌和心血管疾病的方法学研究［D］.沈阳药科大学硕士学位论文，2007.
[18] 李丹.支持向量机-微量元素法用于Ⅱ型糖尿病的模式识别［D］.沈阳药科大学硕士学位论文，2009.
[19] 陈小红.福建省孕妇头发化学元素含量及其相关因素与胎儿先天性心脏病的关系［D］.福建医科大学硕士学位论文，2014.
[20] 赵铁，张英泽，王晓雪，等.基于微量元素组学的风湿性疾病湿热症共性特征研究［J］.中医杂志，2014，55（24）：2100-2105.
[21] 李昕.基于色谱质谱联用技术的出生缺陷代谢组学和金属组学的研究［J］.上海交通大学博士

学位论文，2009.

[22] 张列睁，尹京苑，李重河，等.用头发微量元素诊断前列腺肿瘤的研究［J］.计算机与应用化学，2009，26(6)：705-711.

[23] 杨兴华，肖缇，吴锋.基于支持向量机的老年痴呆-头发微量元素相关性研究［J］.计算机与应用化学，2013，30(2)：125-128.

[24] 刘克钦，陈康民，张焱，微量元素蛋白质组的比较基因组学研究［J］.生命科学，2012，24(8)：948-965.

[25] 钟里满，耿左车，王珂，等.清光绪帝死因研究工作报告［J］.清史研究，2008(4)：1-12.

[26] 刘鹤鸣，王玉璐，杨增华，等.稀土元素致病理性纤维化的定量蛋白组学分析［J］.西安医科大学学报，2015，36(3)：422-426.

第四章

人体对微量元素的摄取及微量元素在脑内的分布

摘要：生物体对必需微量元素有一套体内平衡机制，以防止元素的过量摄入或摄入量过少而引起缺乏，而对有毒元素而言，其平衡状况就不那么好。有些元素一旦进入中枢神经系统，就能进入脑细胞并影响神经过程。

一、微量元素的吸收、运输及排泄

人体中的微量元素主要来源于食物、空气和水，而胃肠道是主要的吸收部位。微量元素被机体摄入后，一部分被机体吸收成为机体的营养或组分，一部分则被排出体外。

胃肠道对各元素的吸收率存在很大的差异，如对Cr（Cr^{3+}）的吸收率仅为0.4%，而对Hg（甲基汞）的吸收率则高达70%—100%（表4-1），但一般说来，胃肠道对必需微量元素的吸收率高于对非必需微量元素的。

表4-1　胃肠道对金属的吸收

金属	形态	吸收百分比（%）	报告者
铝（Al）	Al^{3+}	2	Gorsky, et al.（1979）
镉（Cd）	Cd^{2+}	4—6	Shaikh and Smith（1980）
铬（Cr）	Cr^{3+}	0.4	Anderson, et al.（1983）
钴（Co）	Co^{2+}	30—50	Valberg, et al.（1983）
铜（Cu）	Cu^{2+}	50	Sternlieb（1967）
铁（Fe）	Fe^{3+}	10—40	Bothwell, et al.（1979）
铅（Pb）	Pb^{2+}	5—15	Quarterman（1986）
锰（Mn）	Mn^{2+}	3—4	Keen, et al.（1984）
汞（Hg）	Hg^{2+}	2—15	Chang（1980）
	甲基Hg	70—100	Chang（1980）
镍（Ni）	Ni^{2+}	＜10	Sunderman（1977）
锌（Zn）	Zn^{2+}	30—70	Naional Research Council（1979）

人体吸收的微量元素主要随血液运送到全身各个器官组织，它在体内的运送和分布，在相当大的程度上取决于它们在血液中的存在形式。与红细胞结合的金属向其他组织、器官输运的速度比血浆输运的慢。金属与血浆结合主要有四种结合蛋白，这就是：运铁蛋白、铜蓝蛋白、白蛋白和α_2-巨球蛋白（表4-2）。

表4-2 血中的元素分布及主要血浆结合蛋白

金属	正常浓度（μg/dL）	体液	主要结合蛋白
铬（Cr）	0.01	血浆	运铁蛋白
钴（Co）	0.1—0.2	血浆	α_2-巨球蛋白
铜（Cu）	95—130	血浆	铜蓝蛋白（＞90%）
铁（Fe）	75—150	血浆	运铁蛋白（＞90%） 白蛋白（约6%）
锰（Mn）	0.06—0.12	血浆	运铁蛋白
镍（Ni）	0.1—0.5	血浆	白蛋白
锡（Sn）	1.4	全血	
锌（Zn）	74—130	血浆	白蛋白（约66%） α_2-巨球蛋白（32%）
铝（Al）	0.4—0.7	血浆	运铁蛋白（＞90%）
镉（Cd）	＜0.1	全血	白蛋白
铅（Pb）	10—15	全血	运铁蛋白
汞（Hg）	1—3	全血	α_2-巨球蛋白

金属与血浆结合执行着三项功能：

（1）载体作用。允许血浆以远高于生理盐水正常溶解度所许可的浓度输运金属。

（2）细胞摄粒作用。金属蛋白质络合物可通过受体介导独特地把金属输送到组织、器官中去。

（3）无害性。限制或约束金属保持无害的形式，使酶系统和运输系统的功能不受破坏。

生物体对必需微量元素有一套体内平衡机制以防止过量摄入，并能将已过量摄入的元素迅速排泄到体外去；而当摄取不足时又能增加吸收而保住这些元素。表3-3为Schroeder对美国人所作的必需微量元素的每天平衡量研究结果。

表4–3　必需微量元素的每天平衡量

	铬（μg）	锰（mg）	铁（mg）	钴（μg）	铜（mg）	锌（mg）	钼（μg）	氟（mg）	碘（μg）	硒（μg）
摄入										
食物	100	3.7	13	290	3.5	13	280	1	200	150
水	10	0.064	0.14	10	0.06 −0.5	1	16	1.4	5	
空气	0.03 −0.3	0.002	0.0027	0.1	0.02	0.012	0.1	?	＜50	?
总量	110	3.8	13	300	4.0	14	300	2.4	205	150
吸收（%）	10	3 −4	6.5	63 −97	32 −60	31 −51	40 −60	80 −90	100	60
排出										
尿	10	0.03	0.25	200	0.05	0.05	150	1.6	175	50
粪	98	3.7	12	94	3.5	12	125	0.15	20	20
汗	1	0.039	0.5	4	0.04 −0.4	0.78	20	0.65	6	80
毛发	0.6	0.002	0.013	0.04	0.003	0.03	0.01	?	2	0.3
总量	110	3.8	13	300	4.0	14	300	2.38	205	150
保留在体内	0	0	0	0	0	0	0	0.02	0	0
体内总量（mg）	1.4	12	4200	1.5	*72*	2300	9.3	2600	36	21

未被吸收的金属随粪便排出，被吸收的金属随血液进入全身各器官组织，其中的一部分又通过尿液、皮肤、头发等排出体外。例如，钴、钼、氟、碘大部分随尿排出；硒有三分之一从尿中排出，有一半左右通过汗腺排出。从表6–3可以看出，对于必需微量元素而言，人体对它们的摄入和排泄是接近平衡的。但对有毒元素来说，其平衡状况就没那么好（表4–4）。

表4-4　有毒元素的每天平衡量

	铅（μg）	汞（μg）	铝（mg）	镉（μg）	砷（μg）
摄入					
食物	260	10	45	200	1000
水	20	0	+?	12	?
空气	20	0—50	0.1	1	1.4
总量	300	10—60	45	213	1000
吸收（%）	5—10	5—10	0.1	25	5?
排出					
尿	30	0—35	0.1	50	50
粪	175	10	43	160	900
汗、毛发等	88	0.9	1.000 6	+	5?
总量	293	10—60	45	210	1000
保留在体内	7	+	0.005	3	+
体内总量（mg）	121	13	61	38	8

二、人体组织中的微量元素

如前所述，人体中已检测到81种元素，其中70种是微量元素。微量元素（包括常量元素）在体内的分布是极不均匀的。例如，各脏器的元素种数不同，据Iyengar等人的统计，在1978年以前，在血液中测到72种元素，但在子宫、前列腺、胃肠道中都只分别测到30多种元素（表4-5）。

表4-5　人体组织中的元素种数

组织	元素种数	组织	元素种数
血	69	心	49
血浆	72	肾	49
骨	48	肝	50
脑	48	肺	62
胃肠道	39	卵巢	46
头发	48	胰	41

续表

组织	元素种数	组织	元素种数
肌肉	45	前列腺	37
指甲	42	脾	44
皮肤	45	睾丸	45
牙齿	68	子宫	32
尿	49		

这种情况也许与样品的采集和测试技术有关。日本Yoshinaga等人采用先进的ICP-MS技术一次就可测到人体器官中的61种元素。其次，各脏器中的元素含量也不同。许多元素在体内有其固定的高含量部位（表4-6）。有些微量元素是脏器的组分之一，并有重要的生理功能。例如，甲状腺中的I，红细胞内的Fe，造血器官中的Co，脂肪组织中的V，肌肉组织中的Zn等，而骨内的Pb、Ba、Au、Sb、U、Be及肾脏内的Cd、Hg，则认为与对有害元素的解毒作用有关。其他人也报道，除了F、Sr、Pb、Ba等90%以上聚集在骨骼中外，其余元素在人体中也有其高含量部位，如Al蓄积在肺和脑中，Cu蓄积在肝和脑中，Co蓄积在肝和心脏中，Cr蓄积在肺和肌肉中，等等。表4-7为部分元素的最高含量部位和次高含量部位。

表4-6　微量元素在人体中的主要蓄积部位

元素	主要分布部位	元素	主要分布部位
铁（Fe）	血红蛋白（70.5%）	锶（Sr）	骨（99%）
氟（F）	骨（98.9%）	溴（Br）	肌肉（60%）
锌（Zn）	肌肉（65.2%）	钡（Ba）	骨（91%）
铜（Cu）	肌肉（34.7%）	铝（Al）	肺（19.7%）
钒（V）	脂肪（>90%）		骨（34.5%）
锡（Sn）	脂肪、皮肤（25%）	镉（Cd）	肾、肝（27.8%）
硒（Se）	肌肉（38.3%）	汞（Hg）	脂肪、肌肉（69.2%）
锰（Mn）	骨（43.3%）	铅（Pb）	骨（91.6%）
碘（I）	甲状腺（87.4%）	铬（Cr）	皮肤（37.0%）
镍（Ni）	皮肤（18.0%）	钴（Co）	骨髓（18.6%）
钼（Mo）	肝（19.0%）		

表4-7 部分元素的最高含量部位和次高含量部位（μg/g，鲜重）

元素	最高含量部位	次高含量部位
钴（Co）	肝（1）	心（0.2）
铜（Cu）	肝（7.4）	脑（5.1）
铬（Cr）	肺（2.5）	肌肉（0.2）
氟（F）	肾（2.3）	肌肉（1.9）
铁（Fe）	血（450）	肺（174）
碘（I）	甲状腺（270）	肝（0.2）
铝（Al）	肺（72）	脑（22）
砷（As）	肺（0.2）	血（0.1）
镉（Cd）	肾（22）	肝（3）
汞（Hg）	肾（0.76）	肝（0.24）

三、血脑屏障

有许多因素可影响元素的血浆浓度及其与蛋白质的结合，这些因素包括饮食摄入量、食物成分、年龄、激素状况、胃肠道吸收、外围组织分布和排泄等。元素能否进入脑部以及到达脑部的程度决于血脑屏障的通透性及运输特征。

血脑屏障由大脑毛细血管（介导血浆与脑细胞外液之间的直接交换）、脉络丛（分泌脑脊液）和蛛网膜（分布在脑外周，限制蛛网膜下的脑脊液与邻近非神经组织之间的交换）组成（图4-1）。中枢神经系统对元素的摄取受到上述组织部位的限制；而一旦进入神经系统，这些元素就可与其他溶质一样在脑脊液和大脑细胞外液之间自由移运。

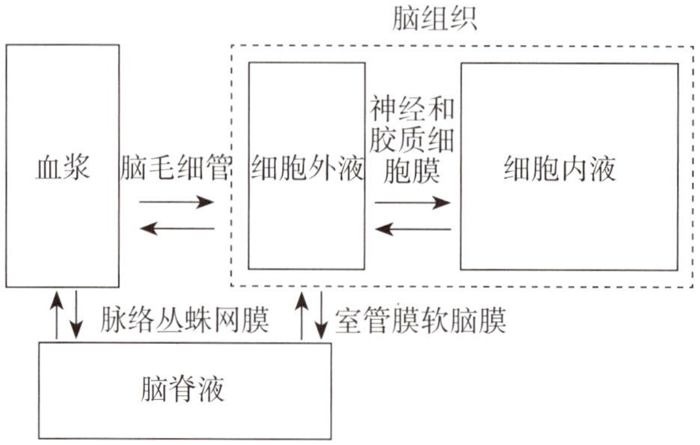

图4-1 血脑屏障的组成模式

血脑屏障的作用在于：通过限制和调节离子、蛋白质和水溶性电解质在血浆与脑脊液之间的交换，保护大脑不受病原菌及有害物质的侵害，并为神经功能提供较稳定的离子和营养环境。

由于屏障的特殊超微结构，许多物质进入脑部受到了限制，例如，大脑对Na和蔗糖的*PA*值（毛细管的有效通透性*P*与表面积*A*的积）及$t_{0.95}$值（95%平衡时间）就比心脏及骨骼肌的低2–3个数量级（表4–8）。

表4–8　脑、心脏、骨骼肌的*PA*值及$t_{0.95}$值比较

组织	Na		蔗糖	
	PA［mL/（sg）］	$t_{0.95}$（min）	*PA*［mL/（sg）］	$t_{0.95}$（min）
心脏	2.0×10^{-2}	0.6	7.3×10^{-3}	1.7
骨骼肌	1.3×10^{-3}	6	5.1×10^{-4}	15
脑	2.4×10^{-5}	312	7.5×10^{-6}	999

对于大多数金属来说，血脑屏障的通透性是很低的。为表示金属元素对屏障的穿透本领，我们采用Fenster macher和Rapoport（1984）提出的参数K_{in}来表征。K_{in}定义为脑血流量（*F*）和大脑萃取量（*E*）的积，即

$$K_{in}=F \cdot E$$

它与前面得到的*PA*值有如下的关系：

$$PA=-F \cdot \ln(1-K_{in}/F)$$

K_{in}称为转移系数。表4–9列出了10种元素的血—脑转移系数。可以看到，所有的K_{in}值都小于50×10^{-6}mL/（sg），这相当于毛细血管的萃取量小于0.3%。假定脑细胞外液的比容为0.15mL/g，表4–9中的K_{in}值表明，即使是穿透最快的金属，在血浆浓度发生变化后，该元素在脑细胞外液中要达到平衡至少需要3h的时间；对某些穿透较慢的金属，只有在20d后才能达到平衡。

表4–9　10种金属从血浆到脑的K_{in}值

金属	K_{in}［$\times 10^{-6}$mL/（sg）］	报道者
镁（Mg）	41	Smith et al.（1983）
铅（Pb）	18	Bradbury and Deane（1986）
	23	Murphy et al.（1988）
锌（Zn）	20	Kasarkis（1984）

续表

金属	K_{in}[$\times 10^{-6}$mL/(sg)]	报道者
铜（Cu）	10	Owen(1965)
镉（Cd）	6	Murphy et al.(1988)
钙（Ca）	4	Tai et al.(1986)
	5	Murphy et al.(1988)
铁（Fe）	2	Banks et al.(1988)
铟（In）	1	Gjedde(1981)
镓（Ga）	0.25	Murphy et al.(1988)
铬（Cr）	<0.25	Smith et al.(1988)

为了得到元素转移到脑部速度的印象，我们可将脑对铅（Pb）的K_{in}值及其他器官（肾、肝、脾）对Pb的K_{in}值作一比较（表4-10），可见，其他器官对Pb的摄取要比脑快78-800倍。

表4-10　脑及其他器官对Pb的K_{in}值比较

组织	K_{in}[mL/(sg)]
肾	1.4×10^{-2}
肝	4×10^{-3}
脾	1.4×10^{-3}
脑	1.8×10^{-5}

影响血脑屏障通透性的因素有以下几种：

（1）金属络合剂。低通透性的金属络合剂，如EDTA（乙二胺四乙酸）或EGTA［乙二醇双（2-氨基乙基醚）四乙酸］，能降低脑对某些金属的摄取并有助于它们从体内去除。当使用EGTA降低血浆中^{45}Ca浓度时，摄入到脑中的^{45}Ca也显著降低。在有毒金属中毒时EDTA通常用来动员和排去体内Pb和其他有毒金属。

与低通透性螯合剂限制金属摄取一样，脂溶性络合剂则能增强脑内的金属分布。Oskarsson（1984年）指出，静脉注射氨基甲酸二S脂显著增加脑对Pb的摄取。

（2）年龄。婴幼儿的血脑屏障还未发育成熟，不仅亲水性非电解质、离子和蛋白质能更快地累积在婴幼儿脑中，而是金属也更易累积在婴幼儿脑中。而一旦脑发育成熟，血脑屏障的通透性就不再随年龄进一步变化。

（3）病理状态。当血脑屏障的低通透性遭到损害时，进入脑部的金属就会增加。

许多病理条件能增加屏障的通透性，如高血压、病毒性脑炎、软膜蛛网膜炎、惊厥、脑部肿瘤、局部缺血等。

（4）其他元素的相互作用。已发现，饮食中Zn不足可增加Al在脑中的累积；Al干扰脑中的Ca平衡；Ca和Mg的营养性缺乏可增加Cd和Al的肠道吸收并导致其在神经元中的沉积。

四、非屏障区及其他摄取通道

虽然大多数脑组织受到血脑屏障的保护，但脑中还有7个小区域没有屏障（图4-2），这些小区域摄取金属的速度可与外周组织相比较，它们大多位于脑室附近，并且是高度血管化的。亲水性示踪实验表明，非屏障区的K_{in}值要超过屏障区100—1000倍。非屏障区是金属元素进入神经系统的入口，通过它扩散到其他区域。Landas等在一名银质沉着病（argyria）患者脑中观察到，非屏障区及与之相连接的核区有高浓度的银。

此外，亦发现有些金属（如Al）还可通过鼻—嗅觉通道进入脑部，某些有毒金属则能通过已退化的轴索从外周输运到脑部。

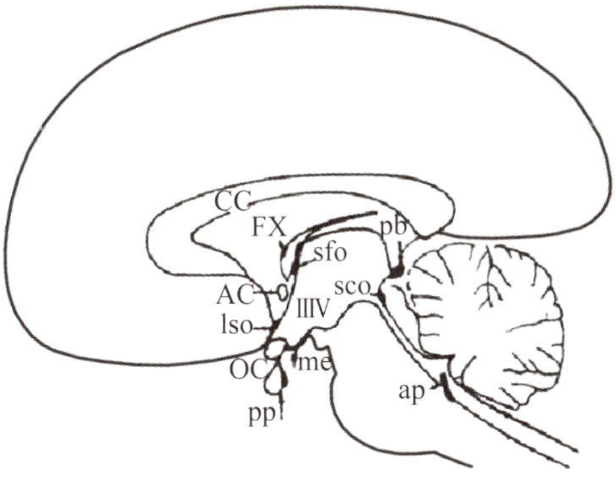

图4-2　人脑的非屏障区

非屏障区：ap—最后区；pb—松果腺；sco—连合下器官；sfo—穹窿下器官；pp—垂体后叶；lso—眼上层；me—正中隆起。其他参考区：CC—胼胝体；FX—穹窿；AC—前连合；OC—视交叉；IIIV—第三脑室

五、人脑中的元素含量

金属元素和非金属元素一旦进入中枢神经系统，就能进入脑细胞并影响神经过程。许多必需元素是重要脑酶的修复基团，如线粒体电子传递细胞色素（Fe）、酪氨酸羟化酶（Fe）、色氨酸羟化酶（Fe）、多巴胺-β-羟化酶（Cu）、碳酸酐酶（Zn）和

谷氨酸脱氢酶（Zn）等。这些金属广泛地与蛋白质、脂肪、细胞膜和低相对分子质量化合物结合。有毒金属如Al、Pb和Hg，也结合到细胞成分上，通过干扰各种酶，运输和调节过程而显示其作用。此外，脑中还含有许多其他元素，它们的作用及作用机制现在尚不十分清楚。

目前已知，人脑中至少存在52种元素，其中包括所有26种必需元素（C、Ca、Cl、H、K、Mg、N、Na、O、P、S、Co、Cu、F、Fe、I、Mn、Mo、Zn、As、Cr、Se、Sn、V、Ni、Si），10种可能必需微量元素（B、Ba、Br、Ge、Rb、Li、Sr、Al、Cd、Pb）和16种非必需微量元素（Ag、Au、Bi、Cs、Ga、Hg、La、Nb、Sb、Sc、Te、Ti、Tl、U、Y、Zr）。除碳、氢、氧、氮外，其余48种元素的含量（干重）列于表4-11中。

表4-11　人脑中的元素含量（μg/g）

元素	含量（样品数）	元素	含量（样品数）
磷（P）	14550（209）	汞（Hg）	0.82（274）
钾（K）	13547（300）	钴（Co）	0.79（332）
氯（Cl）	9350（2）	金（Au）	0.71（226）
钠（Na）	7852（25）	硼（B）	0.7（222）
硫（S）	7646（6）	钛（Ti）	0.60（293）
镁（Mg）	788（417）	铅（Pb）	0.53（581）
钙（Ca）	570（249）	锡（Sn）	0.38（297）
铁（Fe）	461（617）	镍（Ni）	0.31（286）
硅（Si）	152（7）	锶（Sr）	0.31（316）
锌（Zn）	60.9（581）	钼（Mo）	0.26（285）
钇（Y）	60.4（40）	钡（Ba）	0.25（305）
碲（Te）	36.5（23）	铬（Cr）	0.15（322）
镓（Ga）	26.5（18）	砷（As）	0.15（27）
铷（Rb）	25.8（132）	铋（Bi）	0.15（232）
铜（Cu）	23.6（862）	碘（I）	0.093（10）
锗（Ge）	12.2（4）	锑（Sb）	0.089（77）
氟（F）	6.04（72）	镧（La）	0.086（2）
铝（Al）	5.67（300）	钒（V）	0.07（233）
铌（Nb）	5.34（4）	银（Ag）	0.05（323）

续表

元素	含量（样品数）	元素	含量（样品数）
溴（Br）	3.83（23）	铯（Cs）	0.043（40）
锆（Zr）	3.54（14）	锂（Li）	0.013（72）
镉（Cd）	3.47（227）	铊（Tl）	0.005（4）
锰（Mn）	1.82（461）	铀（U）	0.0045（2）
硒（Se）	0.85（39）	钪（Sc）	0.0024（23）

可见，在脑中，常量元素以P含量最高，Ca含量为最低，两者相差25.5倍。必需微量元素中以Fe含量为最高，V含量为最低，含量差达6600倍。非必需微量元素Te、Y、Ga、Nb、Br、Zr的含量也相当高，其意义有待于探讨。

脑中的元素含量一般高于血浆和脑脊液中浓度（表4-12），但血浆中的Se、V、Br、Pb浓度高于在脑中的含量。脑脊液中的元素浓度最低，但Br浓度高于在脑中的含量，Mg浓度高于在血浆中的浓度。

表4-12　人脑、血浆和脑脊液元素含量（浓度）比较

元素	脑（μg/g，湿重）	血浆（μg/mL）	脑脊液（μg/mL）
钙（Ca）	122（249）	96（1307）	44
镁（Mg）	169（417）	21.2（824）	30.8
磷（P）	3118（209）	112（43）	15.4
钴（Co）	0.17（332）	0.0094（47）	0.0006
铜（Cu）	5.06（862）	1.12（861）	0.057
硒（Se）	0.18（39）	0.56（37）	0.0064
锡（Sn）	0.08（297）	0.058（46）	0.004
钒（V）	0.015（233）	0.056（10）	0.0007
锌（Zn）	13.05（581）	1.14（1066）	0.016
钡（Ba）	0.054（305）	0.062（23）	0.006
溴（Br）	0.82（23）	4.49（54）	2.36
镉（Cd）	0.74（227）.	0.0026（2）	0.0033
铷（Rb）	5.53（132）	0.55（8）	0.065
铅（Pb）	0.11（581）	0.13（380）	0.005
锶（Sr）	0.066（316）	0.037（24）	0.0075

续表

元素	脑（μg/g，湿重）	血浆（μg/mL）	脑脊液（μg/mL）
铝（Al）	1.22（300）	0.36（49）	0.0224
铯（Cs）	0.0092（40）	0.003（1）	0.0006
汞（Hg）	0.18（274）	0.0041（149）	0.0007
锑（Sb）	0.019（77）	0.029（2）	0.0032
钪（Sc）	0.0005（23）	＜0.03（1）	0.0004

注：括号中为样品数。

脑中的元素含量与年龄有关。许多元素（包括Fe、Cu、Zn、Mn、Cr）在脑中的含量在出生后随着发育期而增加，Cu和Zn含量平均增加达4倍。有些元素（如Al）在发育后连续增加，另一些元素（如Fe、Zn、Co）则保持相对不变，Rb则有随年龄增加而降低的趋势。表4-13为脑中Fe、Rb含量随年龄的变化。

表4-13　大脑皮质及基底神经节中的Fe、Rb含量（μg/g）

案例	年龄（岁）	铁（Fe）		铷（Rb）	
		大脑皮质	基底神经节	大脑皮质	基底神经节
A	5h（男）	50	84	23.5	22.3
B	4（男）	187	415	18.3	21.1
C	34（男）	239	780	14.2	19.5
D	64（女）	319	721	6.5	9.8
E	66（女）	308	639	13.2	25.4
F	74（男）	25	776	6.0	10.6

六、人脑中微量元素的区域分布

许多元素的脑含量有明显的区域分布。Hock等（1975）把大脑分为16个功能区，利用中子活化分析法发现，边缘系统皮质区（齿状回、海马和沟）的Fe含量比边缘系统核区（乳头体、杏仁核和丘脑前核）的低。相反，听觉和视觉的皮质区则有比核区高得多的Fe含量值。在运动功能区，具有抑制和促进功能的核区，Fe含量最高，而具有协调和随意功能的区域，Fe含量最低（图4-3）。

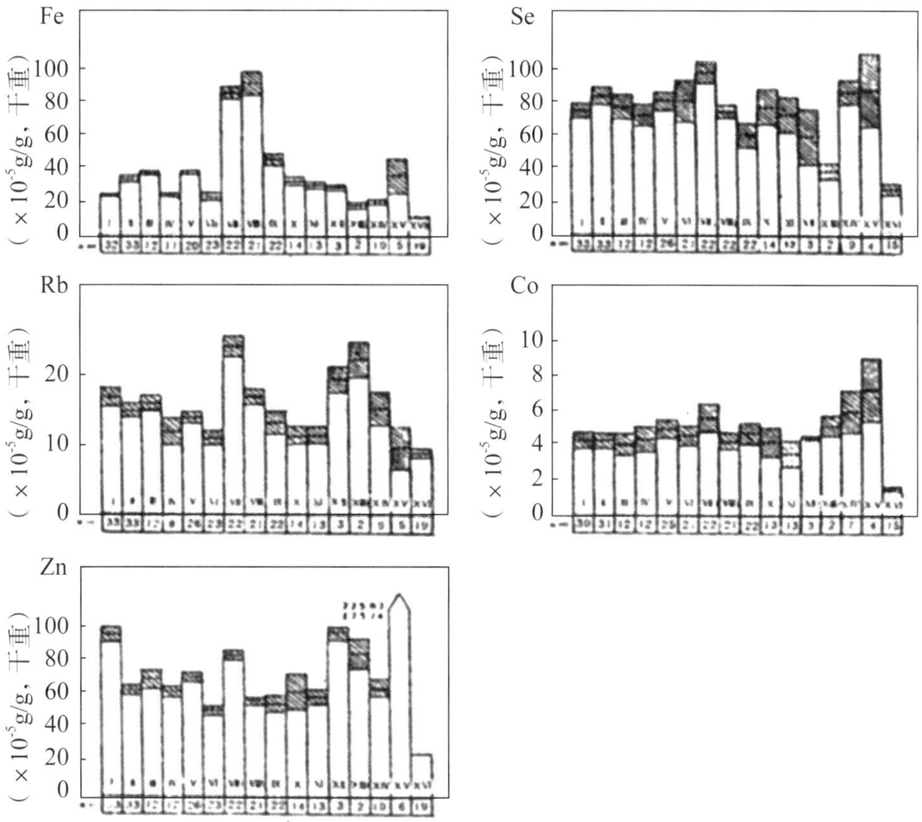

图4-3　不同脑功能区的微量元素含量分布

Ⅰ边缘系统（皮质）；Ⅱ 边缘系统（核）；Ⅲ听觉（皮质）；Ⅳ听觉（核）；Ⅴ视觉（皮质）；Ⅵ视觉（核）；Ⅶ运动（抑制）；Ⅷ运动（促进）；Ⅸ运动（协调）；Ⅹ运动（随意）；Ⅺ感觉；Ⅻ边缘系统（岛）；XIII情感；XIV自主系统；XV松果体；XVI道束

与Fe的分布不同，具有抑制功能的运动核区、岛区（也许属于边缘系统）和情感功能区（解剖学上由扣带回代表）有较高的Rb含量。

Zn的区域分布与Fe、Rb的又不同。与边缘系统、情感和自主系统有关的皮质区有明显高的Zn含量值。与运动有关的区域中，只有抑制核有比较高的Zn含量，但松果体中的Zn含量最高，比道束区（胼胝体、半卵圆中心、穹窿脚）高10倍以上。

在16个功能区中，Se的含量分布比较均匀，最高值位于与抑制功能有关的运动区，最低值位于情感区和道束区，最高值与最低值仅相差3倍。

Co的分布，除下丘脑和松果体含量较高、道束区含量最低外，其余13个功能区没有显著差异。

由图4-3不难看出，与运动功能有关的区域有相对的Fe富集，与边缘系统有关的皮质区有相对的Zn富集，与情感和自主神经系统有关的区域，即扣带回和下丘脑，有较高的Co含量值。Fe、Zn、Rb、Se、Co含量都是道束中的最低。

Prohaska综述了Fe、Cu、Zn、Mn、Se等微量元素在人脑各区中的分布，发现蓝斑和黑质中Cu含量最高，苍白球和豆状核中Fe含量最高，海马中Zn含量最高。虽然豆状核中有较高的Mn和Se，但这两种元素似乎比较均匀地分布在各个脑区（表4-14）。

表4-14　人脑各个区域中的Fe、Cu、Zn、Mn、Se含量（μg/g，干重）

区域	铜（Cu）	铁（Fe）	锰（Mn）	硒（Se）	锌（Zn）
半卵圆中心	13.7	136		0.31	35.0
额叶皮质	24.7	316	0.81	0.71	73.5
大脑皮质	33.1		1.18	0.72	74.4
小脑白质	13.5		1.22	0.78	
胼胝体	9.8	123	0.97	0.39	28.8
海马	21.0	244	1.09	0.73	107
蓝斑	210				
苍白球	30.3	963	1.98	0.78	76.2
豆状核	32.9	874	2.24	1.07	76.8
黑质	59.5	675	1.36	0.87	66.8

七、人脑中元素的亚细胞分布

虽然Rajan等人于1976年研究了大鼠脑中Fe、Cu、Zn、Ca及Mg含量的亚细胞分布，Taylor等人于1982年、Saito等人于1988年研究了大鼠脑中Cu和Zn含量的亚细胞分布，但关于人脑中元素含量的亚细胞分布资料还很少。

1992年，上海原子核研究所郑健等人采用梯度离心技术与仪器中子活化分析法测定了正常人脑中11种元素的亚细胞含量，发现Se主要分布在细胞核中，Br主要分布在髓鞘质中，Ca主要富集在细胞核和突触体中，Cl、Na、K主要富集在细胞核和髓鞘质中；其分布模式均为细胞核>髓鞘质>线粒体>突触体。突触体中的Mn含量最高，而Cu和Mg则是细胞核中的最高（表4-15）。

表4-15　正常人脑中元素含量的亚细胞分布（ug/g，蛋白质）

元素	细胞核	线粒体	髓鞘质	突触体
溴（Br）	＜0.076	＜0.030	0.187	＜0.032
铜（Cu）	11.7	2.13	4.88	1.84
氟（F）	43.9	＜21.3	＜17.1	＜12.9
碘（I）	＜0.39	＜0.16	＜0.35	＜0.20

续表

元素	细胞核	线粒体	髓鞘质	突触体
锰（Mn）	0.75	0.19	0.28	1.71
硒（Se）	0.597	＜0.089	＜0.142	＜0.144
钙（Ca）	185.7	74.0	68.9	105.2
氯（Cl）	1859	213	1138	151
钾（K）	10 969	836	6494	625
镁（Mg）	255.4	28.2	103.8	24.2
钠（Na）	1927	143	1093	81

在病理条件下，脑中各细胞器中的元素含量分布会发生很大的变化。图4-4为胶质细胞瘤患者与正常人脑中元素含量亚细胞分布的比较。可以看到，在细胞核

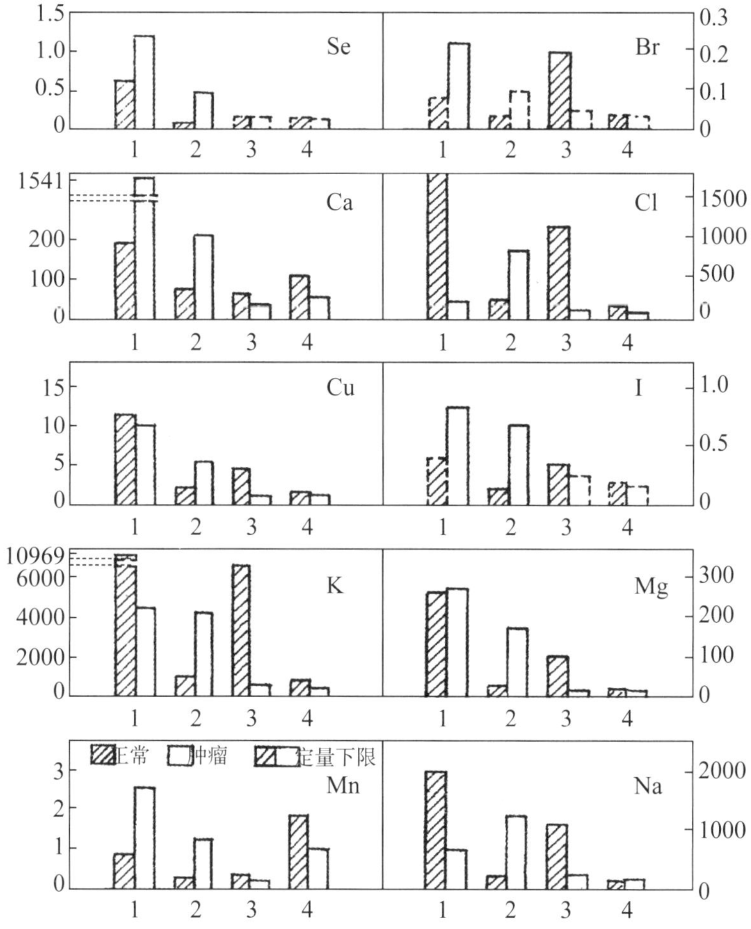

图4-4　胶质细胞瘤患者与正常人脑中元素含量亚细胞分布的比较

1. 细胞核；2. 线粒体；3. 髓鞘质；4. 突触体

中，患者的Se、Mn、I、Br、Ca含量显著升高，而K、Na含量则显著降低。在线粒体中，患者的所有11种元素的含量（图中未示出F的分布）都显著升高。在髓鞘质中，Br、Cu、K、Na、Cl含量显著降低。在突触体中，各元素分布与正常人的均无显著差异。

第五章

微量元素在脊髓中的分布

摘要：中枢神经系统由脑和脊髓组成。许多元素的脑含量有明显的区域分布。脊髓各部分的功能各有不同，其元素含量分布也有差异。

一、脊髓的结构和功能

前面已经提到，中枢神经系统由脑及脊髓组成。人的脊髓是一长柱形结构，它由五部分组成，即：颈脊髓、胸脊髓、腰脊髓、骶脊髓和马尾（图5-1）。脊髓上接延髓，后端逐渐变细，成为细长的终丝，全部位于椎管之中，全长男性约为45cm，女性约为43cm，质量约为35g。在脊髓最厚的中胸部区域，横向和前后向直径分别约为10mm和8mm。

从脊髓的横切面可见，脊髓的结构包括灰质和白质两部分，灰质由神经元的细胞体组成，位于中央管的周围，呈蝶状；白质为神经纤维集中的地方，位于外周，由大量神经纤维构成，包括上行传导束和下行传导束。从脊髓两侧成对地发出的脊神经，背侧的为背根，腹侧的为腹根。感觉神经元的细胞体位于背根的脊神经节内，感觉神经纤维经背根止于脊髓灰质；运动神经元的细胞体位于脊髓灰质，运动神经纤维经腹根出脊髓。背根和腹根在脊髓附近合成脊神经，其中包括感觉神经纤维和运动神经纤维。脊神经穿出椎间孔后再分出背支、腹支和交通支，分布于全身。脑神经和脊神经共同组成周围神经系统，其中分布于平滑肌、心肌和腺体的叫作自主神经系统，它在调节内脏器官的活动中起着重要的作用（图5-1）。

二、脊髓中的元素分布

脊髓各部分的功能各有不同。因而，可以想象，其元素含量分布也有差异。1992年，日本Yukawa等人用质子激发X射线发射分析法（简称PIXE）研究了9名无明显脊髓病、平均年龄为80.8 ± 11.3岁老人的新鲜脊髓样品，取样部位为图5-2(a)中的C_6、T_6和L_3，测量部位如图5-2(b) 所示。

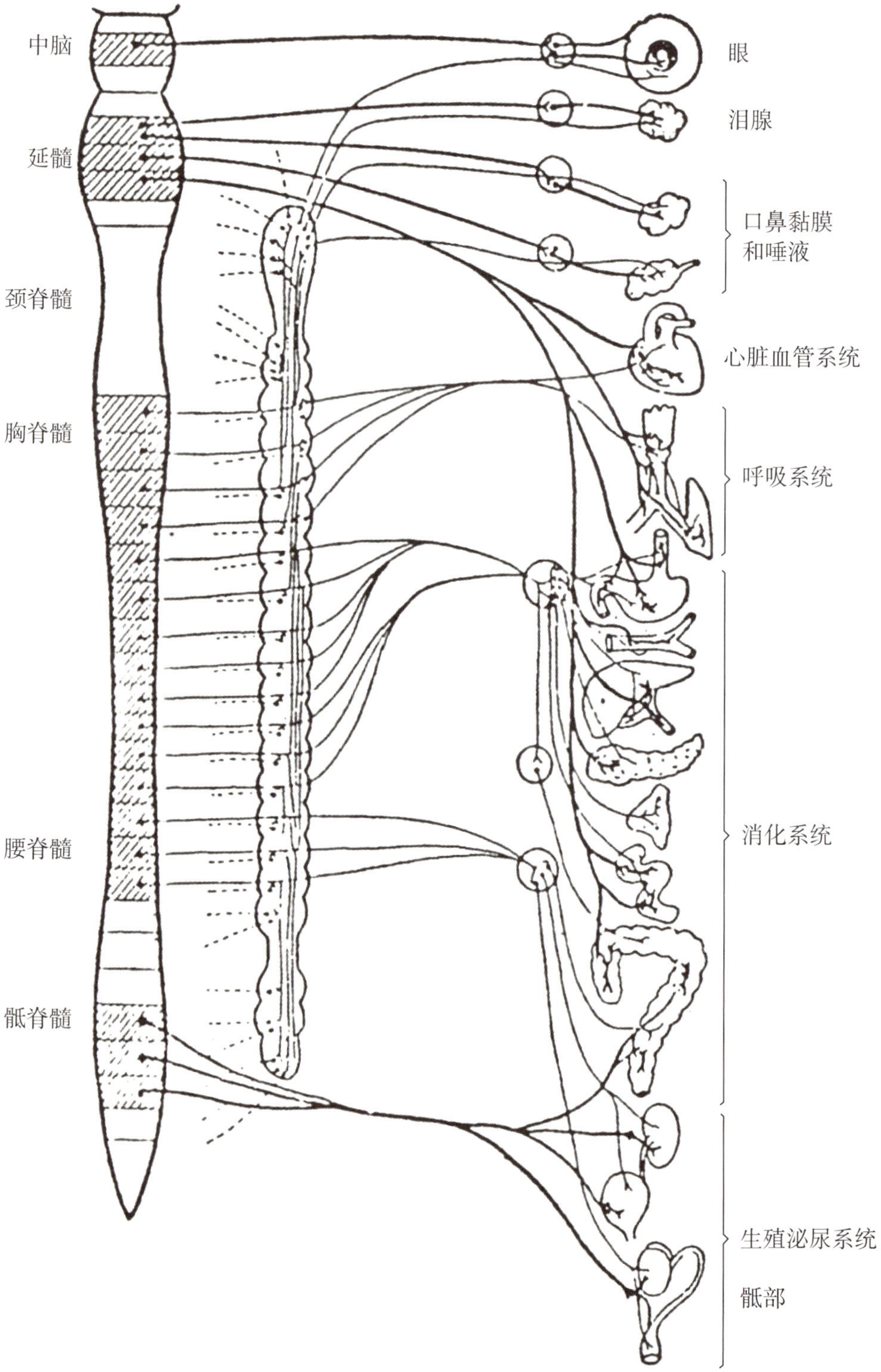

图5-1　脊髓和自主神经系统

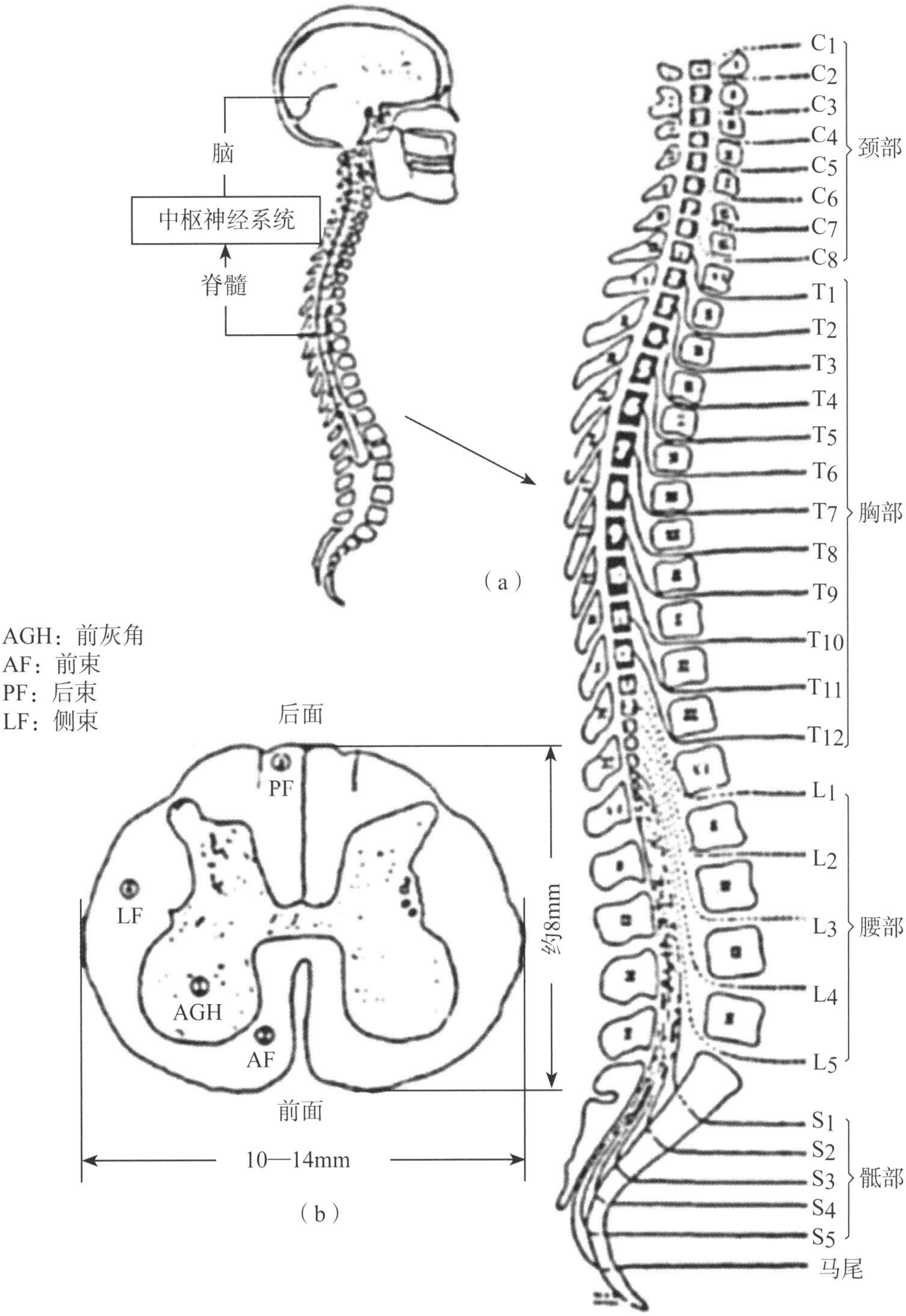

图5-2　脊髓的结构（a）和横截面（b）

脊髓中的元素分布见图5-3。

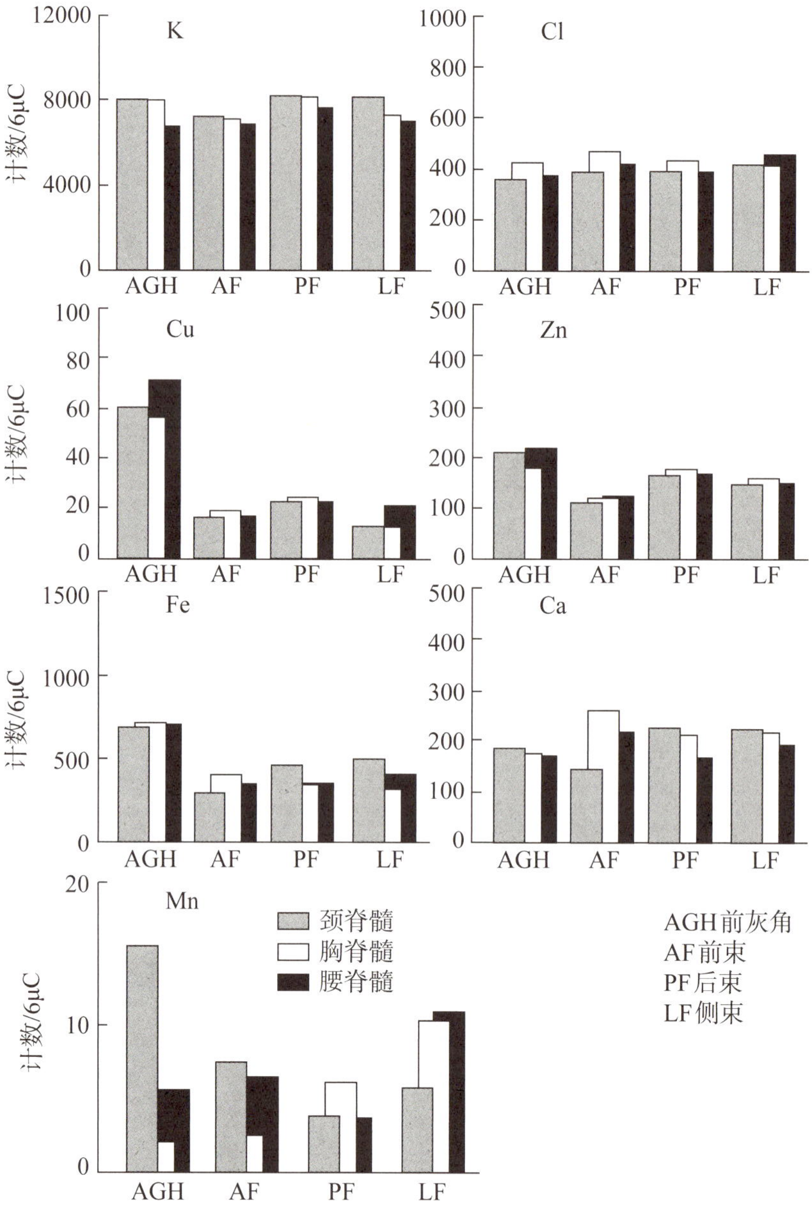

图5-3 脊髓中的元素分布

测定结果表明：

K和Cl均匀分布在脊髓中；

Cu和Zn的含量以AGH区为最高，在其他三个区域，即AF、PF和LF区域中，Cu和Zn的含量彼此类似，颈脊髓、胸脊髓、腰脊髓中没有显著差异，Zn含量一般要比Cu含量高3~5倍；

Fe含量也以AGH区为最高，这与Cu、Zn的情形类似，但在其他三个区域中，Fe含量不尽相同；

Ca含量没有特征性的分布模式；

至于Mn含量，以颈脊髓的AGH区为最高，而在胸脊髓和腰脊髓中，LF区中的Mn含量最高。

从形态学的观点来看，AGH区是分布运动神经元的唯一灰质区，而其他三区是分布轴突和髓磷脂的白质区。PF主要包含上行感觉通道，LF含有大量下行运动通道（横向皮层脊髓道），AF包含下行运动通道（前皮层脊髓道，前庭脊髓道）。Na、K和Cl广泛分布于细胞内、外液中，它们是保持细胞渗透性和膜极化的主要离子。因此，可以期望，这些元素会均匀地分布在脊髓的各个部位（图5-3）。Cu、Zn在核苷酸、蛋白质和神经递质代谢中起着重要作用，而这些元素在富含神经元的AGH区都比较高。

第六章

微量元素的神经化学功能

摘要：尽管脑组织中存在着50多种元素，但并不是每种元素都具有神经化学功能。本章介绍了8种微量元素的神经化学功能，并叙述了它们在神经递质代谢和脑内氧代谢中的作用。

一、脑功能所必需的微量元素

尽管脑组织中存在着50多种元素，但并不是每种元素都具有神经化学功能。如前所述，单价离子Na^+、K^+与脑的电活动、体液平衡和突触传递有密切关系。近年来又发现许多二价和三价阳离子在脑代谢、调节和毒性等方面起着重要作用。

现在已知有8种微量元素对脑是必需的，它们以特有的含量水平存在于神经系统中，保证脑的最佳发育和最佳功能（表6–1）。这些元素大多作为酶或维生素的辅助因子，在脑代谢过程中起催化剂的作用，因而仅需极微的量。许多需要微量元素的酶对脑虽不是独有的，然而有些酶却是专一的，它们通常涉及神经元的体内平衡功能。

表6–1　微量元素对中枢神经系统的作用分类

必需的	可能必需的	低毒的	有毒的
铁（Fe）	铬（Cr）	钡（Ba）	铅（Pb）
铜（Cu）	镍（Ni）	锗（Ge）	汞（Hg）
锌（Zn）	锶（Sn）	银（Ag）	铝（Al）
锰（Mn）	钒（V）	锶（Sr）	镉（Cd）
钴（Co）		钛（Ti）	砷（As）
钼（Mo）		锆（Zr）	
碘（I）		铋（Bi）	
硒（Se）		镓（Ga）	
		金（Au）	
		铟（In）	

为了维持脑的正常发育和功能，必须保证每天的饮食中要有适量的必需微量元素，营养性缺乏和过量都会导致脑内元素含量的变化，造成严重的行为及神经学后果。例如，儿童缺Fe与某些行为缺陷和认知缺陷相联系；缺Zn则损伤记忆及改变神经结构和突触发生；妊娠期严重缺Cu导致胎儿脑局部坏死和脑质量减轻。另外，许多有毒元素（如Pb、Hg、Al）在神经系统内累积时，也会损伤脑的功能，高含量时会产生以降低脑神经性能、神经元退化和细胞死亡为特征的破坏性脑部疾病，低含量时的后果尚有争议，但可能会增加行为和认知缺陷的发生率。

二、与脑功能有关的金属酶、激素或维生素

微量元素的神经化学功能主要与它们参与酶、激素或维生素的功能有关，例如：Cu、Fe、Mn、Se、Mo和Zn作为酶（蛋白质）的构成成分而起作用，I通过T_3（三碘甲状腺原氨酸）和T_4（四碘甲状腺原氨酸，俗称甲状腺素）起作用，而Co则通过维生素B_{12}发挥作用。

1. 铜（Cu）

Cu主要有两种神经化学功能。第一，Cu在氧化代谢中的作用：在氧化磷酸化过程中促进电子传递和调节氧自由基（$O_2^-\cdot$）与过氧化氢（H_2O_2）水平。前者通过细胞色素氧化酶起作用，后者通过超氧化物歧化酶起作用。第二，在儿茶酚胺（包括多巴胺、去甲肾上腺素和肾上腺素）代谢中的作用；控制去甲肾上腺素的合成及影响神经键（突触）的降解代谢和通量。主要的脑铜蛋白如表6–2所示。

表6–2　主要的脑铜蛋白

名称	相对分子质量	亚单位数	Cu/mol	功能
白铜蛋白Ⅰ	72 000	1	3	未知
白铜蛋白Ⅱ	14 000	1	3	未知
铜硫蛋白	6 000	1	12	解毒
细胞色素氧化酶	122 000	7	2	电子传递
多巴胺β–单氧酶	290 000	4	8	去甲肾上腺素合成
神经铜蛋白	9 000	1	1	胺氧化作用
超氧化物歧化酶	33 000	2	2	氧自由基歧化作用
赖氨酰氧化酶				维持最佳血脑流通
肽基甘氨酸				神经内分泌（?）
α–酰胺化单加氧酶				
铜络合物				神经内分泌（?）

2. 铁（Fe）

脑中的Fe可与血红素和非血素结合而形成铁蛋白。血红素铁蛋白包括线粒体电子传递细胞色素（b，c_1，c，a，a_3），细胞色素b_5，细胞色素P_{450}。

此外，脑内还含有少量位于过氧化物酶体中的催化酶。脑血红素铁蛋白的功能是很广的，其中包括氧化磷酸化作用、酰基去饱和作用、过氧化还原作用和氨基酸的分解代谢。

除了作为铁蛋白的贮存库外，脑内各亚细胞隔室中还含有大量与卟啉环无联系的铁酶，即非血红素铁蛋白，如：线粒体α-磷酸甘油脱氢酶；醛氧化酶，琥油酸脱氢酶，黄嘌呤氧化酶，酪氨酸3-羟化酶，电子传递系统中各种其他Fe-S中心。

非血红素铁蛋白在中枢神经系统中的能量代谢及神经递质的体内平衡两方面起重要作用。

3. 锰（Mn）

脑内最重要的锰酶是锰超氧化物歧化酶，即Mn-SOD。这一蛋白质催化与铜锌超氧化歧化酶（CuZn-SOD）相同的反应，但发生在不同的隔室中：Mn-SOD位于线粒体基质中，而CuZn-SOD主要位于细胞质中。

另一种重要的脑锰蛋白是谷氨酰胺合成酶，每个八聚物含4个Mn离子，此酶中的Mn含量占脑中总Mn量的80%，在合成谷氨酰胺的神经胶质细胞中，此酶的含量特别高。

脑内可能还包含其他锰的锰蛋白。如Calcineurin，已从牛脑中提取到这种钙调素依赖磷酸酶。

缺Mn可变更神经递质的体内平衡和引起脂质过氧化作用，但过多的Mn也影响单胺的体内平衡。

4. 硒（Se）

脑内Se分布与脑内蛋白质分布十分类似。目前已知，Se的生物学作用（其中最重要的是抗氧化作用）主要是通过谷胱甘肽过氧化物酶（GSH-Px）进行的。在脑中，GSH-Px中的Se仅占脑中Se的一小部分，它是神经递质更新和需氧代谢的必需成分。20世纪80年代初，意大利科学家Ursini（1982）发现了哺乳动物中第二个硒酶——磷脂过氧化氢谷胱甘肽过氧化物酶（PHGPX），它也是通过抑制膜磷脂过氧化而对生物膜起保护作用的。

华中科技大学徐辉碧等证实，人体中的非酶硒化合物（占人体Se含量的三分之二）也有清除脂质过氧自由基和猝灭单线态氧的作用。

5. 锌（Zn）

目前已知有200多种Zn金属酶，它们参与生物体内大多数新陈代谢过程，其中包括碳水化合物、脂类、蛋白质及核酸的合成和降解过程。在IUB酶命名委员会分类的六大酶类（氧化还原酶、转移酶、水解酶、裂合酶、异构酶、连接酶）中，都有锌酶的存在，其中的许多酶已在脑中发现，如：醇脱氢酶、羧肽酶、碳酸酐酶、碱性磷酸酶、苹果酸脱氢酶、亮氨酸氨基肽酶、超氧化物歧化酶、AMP氨基水解酶等。Itoh（1983）在大脑胞液的凝胶过滤液中发现有三个峰，第1峰的相对分子质量为10 000左右，可能是金属硫蛋白，然而也有可能包含其他含锌酶，如钙结合蛋白。第2峰的相对分子质量为25 000，可能代表碳酸酐酶或CuZn-SOD。第3峰可能包含几种含锌蛋白，其中肯定有一些新的脑锌依赖酶，如降解肠促胰酶肽COOH端八肽的酶。

6. 钴（Co）

Co的神经生物学主要通过维生素B_{12}起作用。维生素B_{12}是一种有多种功能的物质，它参与蛋白质的合成、叶酸的贮存、硫醇酶的活化以及骨髓磷脂的形成，但它的主要功能是促使红细胞成熟。缺乏维生素B_{12}会造成恶性贫血，表现出特异的神经系统症状。当组织中缺乏B_{12}时，与B_{12}有关的酶，如甲基丙二酸单酰辅酶A变位酶、蛋氨酸合酶和亮氨酸2，3-氨合酶的代谢活性降低。

7. 碘（I）

I的神经化学功能主要通过甲状腺激素T_3和T_4表现出来。甲状腺激素在甲状腺中产生，通过特殊的受体起作用。人体研究和动物实验均证明，胚胎期缺碘和甲状腺功能低下均妨碍大脑发育成熟。

除T_3和T_4外，脑可能对I有某种特殊的需要。因为有迹象表明，脑中似乎有一个特定的系统将T_4转换成T_3。另一项研究也提示，在大鼠围产发育期，髓磷脂和突触体优先摄取碘化物。

8. 钼（Mo）

据推测，Mo对脑功能的最佳调节是必需的，因为钼酶亚硫酸氧化酶的遗传性缺乏会导致脑损伤和精神发育不全。其他的脑钼酶有黄嘌呤氧化酶（它也含有Fe）和醛氧化酶，它们参与细胞内的电子传递。现在还不知是否还有其他的脑钼酶存在。

三、微量元素在神经递质代谢中的作用

神经系统的结构功能单位是神经元，包括神经细胞体及其发出的轴突和树突。根据功能的不同，神经元可以分为三类，即感觉神经元（接受刺激产生冲动）、运动神经元（支配肌肉运动或腺体分泌）和中间神经元。一个神经元与其他神经元接触的部位叫突触，神经冲动通过突触时，从神经末梢释放一些化学物质，跨过突触间隙作用于效应细胞上的受体，从而完成神经元之间或神经元与其他效应器之间的信息传递。这些化学物质叫作神经递质。中枢神经系统的各种功能，从肌肉收缩到行为控制，都是在神经递质的参与下完成的。

神经递质可以分为四类，即乙酰胆碱类、生物胺类、氨基酸类和嘌呤类。这些分类中还可以分为一些亚型（表6-3）。

表6-3　主要的神经递质类型

分类	亚型
乙酰胆碱类	烟碱型胆碱（ACH-N）
	毒蕈碱型胆碱（ACH-M）
儿茶酚胺类	去甲肾上腺素（NE）
	肾上腺素（E）
	多巴胺（DA）
	血清素或5-羟色胺（5-HT）
	组胺
氨基酸类	γ-氨基丁酸（GABA）
	甘氨酸（Gly）
	谷氨酸（Glu）
	天冬氨酸（ASP）
嘌呤类	三磷酸腺苷（ATP）
	腺苷
神经肽类	甲硫氨酸脑啡肽
	物质P
	降钙素基因相关肽（CGRP）

此外，还发现一些神经肽，如P物质、生长抑素、内啡肽、脑啡肽等，它们除对递质受体产生调制作用外，还可作用于独立的膜受体和胞液受体，甚至对细胞核产生直接的作用。

微量元素在神经递质体内平衡中的作用如图6-1所示。

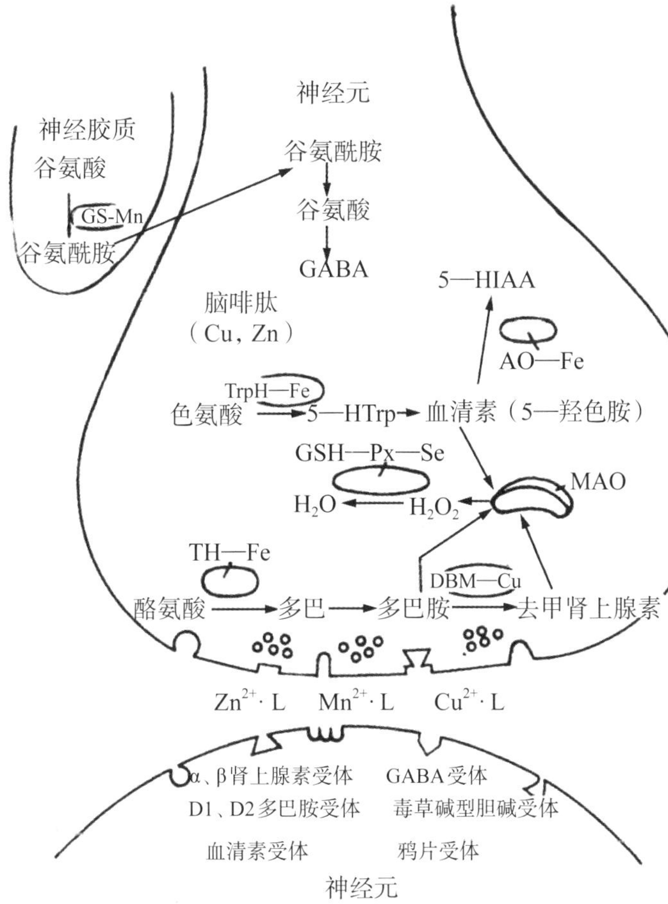

图6-1　微量元素在神经递质体内平衡中的作用

GS：谷氨酰胺合成酶；TrpH：色氨酸5-羟化酶；AO：醛氧化酶；GSH-Px：谷胱甘肽过氧化物酶；TH：酪氨酸3-羟化酶；DBM：多巴胺-β单氧酶；MAO：胺氧化酶；GABA：γ-氨基丁酸；5-HTrp：5-羟色氨酸；5-HIAA：5-羟吲哚醋酸；L：配体。

现举例说明几种神经递质合成过程中所涉及的金属依赖酶。

1. 去甲肾上腺素（NE）

神经细胞从血中摄取酪氨酸作为前体，经酪氨酸羟化酶催化合成多巴，再由多巴脱羧酶催化产生多巴胺，经多巴胺β-单氧酶催化产生去甲肾上腺素。其中酪氨酸羟化酶是含铁酶，多巴胺β-单氧酶是含铜酶。

2. 5-羟色胺（5-HT）

神经细胞从血中摄取前体色氨酸，由色氨酸羟化酶催化生成5-羟色氨酸（5-HTrp），再由5-羟色氨酸脱羧酶催化产生5-羟色胺。其中色氨酸羟化酶是含铁蛋白质，5-羟吲哚醋酸的生成亦需非血红素铁蛋白醛氧化酶的催化。

3. γ-氨基丁酸（GABA）

由谷氨酸脱羧酶催化谷氨酰胺合成谷氨酸，再由谷氨酸合成GABA。GABA可由突触前末梢和胶质细胞的高亲和力摄取系统重摄取，在线粒体内经GABA转换酶转化成α-酮戊二酸后再产生谷氨酰胺和谷氨酸。胶质细胞中的谷氨酰胺可再次进入神经元。其中，在由谷氨酸转换成谷氨酰胺的过程中，需含Mn的谷氨酰胺合成酶催化。

此外，微量元素与配体、微量元素与突触前受体以及微量元素与突触后受体也都存在相互作用。现已发现，突触后受体中存在Zn、Cu和Mn配体。

四、微量元素在脑内氧代谢中的作用

细胞的活动，无论是维持细胞生存的代谢过程，还是细胞的分裂增殖，都要消耗能量。这些能量是依靠酶的催化将细胞内的各种供能物质（如糖类、蛋白质、脂肪等）氧化后释放出来的。细胞的这种氧化作用和磷酸化作用主要是在线粒体内进行的。

在生物的氧化磷酸化过程中会连续不断地产生损害其自身的毒性产物——自由基。

在生物体内常见的自由基：超氧离子自由基O_2^-·、羟自由基HO·、有机自由基R·、烷氧基RO·、氢过氧基HOO·、有机过氧基ROO·等。人们接触最多的是O_2^-和HO·。

自由基可诱发下列有害变化：脂质过氧化损害、核酸的氧化破坏或交联、蛋白质或氨基酸的氧化或交联、多糖高分子聚合物的氧化降解。

然而，在人体中也存在许多防御自由基损害和制止自由基毒害的天然抗氧化物酶。脑中的抗氧化物酶：过氧化物酶体中的过氧化氢酶（CAT）；线粒体中的锰依赖性超氧化物歧化酶（Mn-SOD）、谷胱甘肽过氧化物酶（GSH-Px）；细胞色素碳氧化酶（CO）、细胞色素b、c_1和c（Cyt）和非血红素铁蛋白（Fes）；细胞质中的黄嘌呤氧化酶（XO）、铜锌依赖性超氧化物歧化酶（CuZn-SOD）和谷胱甘肽过氧化物酶（GSH-Px）。

脑中的微量元素涉及脂质过氧化作用的产生和保护两个方面。图6-2为微量元素在脑内氧代谢中的作用示意图。现举例说明两种主要金属依赖酶的作用机制。

1. 超氧化物歧化酶（SOD）

真核生物细胞，包括神经元和神经胶质细胞，有两种超氧化物歧化酶，一种是Mn-SOD，主要存在于线粒体内；另一种是CuZn-SOD，主要存在于胞浆中。两种

SOD都具有催化超氧化物自由基（超氧阴离子）转变为过氧化氢和氧的功能：

$$O_2^{-}\cdot + O_2^{-}\cdot \xrightarrow{SOD} H_2O_2 + O_2 \quad (1)$$

H_2O_2在过氧化氢酶（CAT）作用下分解为H_2O和O_2：

$$2H_2O_2 \xrightarrow[\text{或POD}]{CAT} 2H_2O + O_2 \quad (2)$$

过氧化氢酶（CAT）和过氧化物酶（POD）都是铁卟啉蛋白。

2. 谷胱甘肽过氧化物酶（GSH-Px）

GSH-Px以Se为其活性中心，利用谷胱甘肽的还原能力使过氧化物还原成无毒的羟基化合物和水，以免它们分解形成高反应的HO·和RO·，重新激发其他不饱和脂肪酸分子的过氧化作用，保护细胞系统不受损害：

$$ROOH + 2GSH \xrightarrow{GSH\text{-}Px} ROH + GSSG + H_2O \quad (3)$$

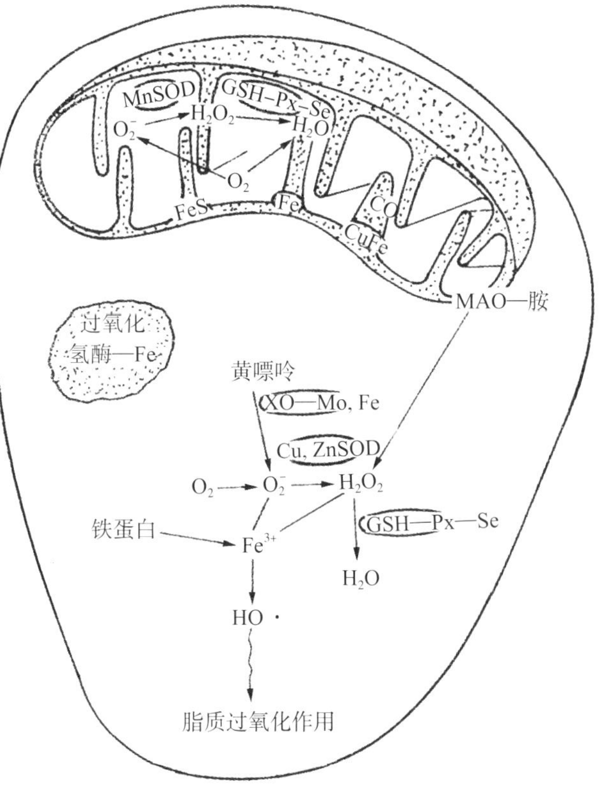

图6-2　微量元素在脑内氧代谢中的作用

在几类亚细胞器反应中涉及的金属酶：过氧化物酶体——过氧化氢酶；线粒体——Mn-SOD（锰-超氧化物歧化酶）、GSH-Px（谷胱甘肽过氧化物酶）、CO（细胞色素碳氧化酶）、Cyt（细胞色素b、c_1和c）、Fes（非血红素铁蛋白）；细胞质——XO（黄嘌呤氧化酶）、CuZn-SOD（铜、锌-超氧化物歧化酶）、GSH-Px（谷胱甘肽过氧化物酶）。

$$HOOH+2GSH \xrightarrow{GSH\text{-}Px} GSSG+2H_2O \quad (4)$$

其中，GSH为还原型谷胱甘肽，GSSG为氧化型谷胱甘肽。

当某种金属依赖酶（如SOD）的活性降到足够低时，$O_2^-\cdot$能H_2O_2反应生成羟自由基（OH·）：

$$O_2^-\cdot+H_2O_2 \rightarrow O_2+OH^-+OH\cdot \quad (5)$$

在活性氧化物种中，对生物分子损害最大的是OH·，它能引发脂质过氧化，从而对细胞膜产生有害的影响。

H_2O_2来源于$O_2^-\cdot$的歧化［见式（1）］和胺的分解（图6-1和图6-2），它可以通过过氧化氢酶分解［见式（2）］，也可以在髓过氧化物酶催化下与卤素离子X^-作用形成HOX。HOX既可与$O_2^-\cdot$作用生成OH·，也可与H_2O_2作用生成单线态氧（$^1O_2$）。单级态氧是活性氧的形式之一，能引起生物分子的氧化损伤。

此外，游离Fe离子可参与自由基转化反应：

$$O_2^-\cdot+Fe^{3+} \rightarrow O_2+Fe^{2+}$$

$$Fe^{2+}+H_2O_2 \rightarrow Fe^{3+}+OH\cdot+OH^- \quad (6)$$

这个反应的实质是催化H_2O_2和$O_2^-\cdot$之间的反应，形成OH·。因此，在预防羟自由基（OH·）形成及其后的脂质过氧化作用中，控制游离铁水平、$O_2^-\cdot$和H_2O_2是十分重要的。

第七章

微量元素与神经病理学变化

摘要：在古代人们就已认识到铅和汞对脑的有毒影响，而其他元素对脑功能的重要性则是现代才了解的。据1987年的全球文献调查，至少有42种元素能对脑功能产生影响。本章介绍了微量元素与7种脑病相关关系的早期研究结果。

一、研究简史

微量元素对脑发育及其功能的影响早已被营养学家所了解。在古代人们就已认识到Pb和Hg对脑的有毒影响，而I、Co、Fe、Cu、Mn、Zn和Al对脑功能的重要性则是近年来才了解的。

1. 铅（Pb）

公元前2世纪，希腊诗人和内科医生Nikander就在他的诗篇中提到铅中毒与麻痹症的联系。罗马时代，铅中毒现象更加普遍，那时，制造甜酒要用醋酸铅，烹调和贮存则使用含铅的容器。1757年，Tronchin描述了陶工和矿工的铅接触与神经系统疾病的关系。1904年，Thomas记述了55例因在工作场所接触铅而导致的外周神经病和脑病后遗症。1914年，Thomas和Blackfan报告了儿童中的铅脑病。大约30年后，Byers和Load观察到从前因铅中毒而住院的儿童有残留的神经后遗症。

自此以后，关于Pb对神经的损害已被许多作者研究过。今天，环境中Pb对人们健康的影响，特别是Pb对儿童的危害已被许多人所证实。1983年，Needleman发现，儿童牙齿中的Pb含量增加与注意力不集中和低智商相联系。1982年，Thatcher报道，神经精神功能缺陷与儿童头发中铅升高有关。1974年AleXander和1978年Ziegler指出，婴儿和儿童对Pb的吸收率明显高于成年人的。因此，要特别注意婴儿和儿童铅中毒的危险性。

2. 汞（Hg）

Hg是被观察到的影响神经系统功能的第二个微量元素。据说，Paracelsus在1567年就已记述了矿工汞中毒事件。1872年Carroll的话剧*Through the Looking Glass*中就有“像帽工一样疯狂”的台词，这表明19世纪就已在接触硝酸汞的制帽工人中发现精神病患者。1866年，Edwards第一次叙述了甲基汞的中毒症状：运动失调、四肢麻木、耳聋、视力减退、神经错乱、暴怒、迟钝和死亡。1940年，Hunter报道了甲基汞杀菌剂的危害，吸入甲基汞杀菌剂的4名男人以及大鼠、猴子有与Ed-wards报道的类似的神经后遗症，此外还包括视野变窄。近代发生的伊拉克粮食中毒和日本的水俣病事件更是有机汞中毒的典型例子。更值得注意的是，胎儿和儿童汞中毒的危险要高于成人，在日本熊本县水俣湾发现，有些吃过受甲基汞污染的鱼的母亲几乎没有明显的中毒证据，但她们的胎儿已严重受害。

3. 碘（I）

I是与脑损害有关的第三个微量元素。然而，与上述二种元素相反，I对脑的损害不是由于I过量，而是由于I缺乏或不足。宫内胎儿缺I会严重损伤脑的生长和成熟，导致呆小病（又名克汀病）的临床症状。

1571—1614年间任Basel大学医学主席的Platter最早记述人类的呆小病。大约200年以后，日内瓦（当地流行甲状腺肿）的内科医生Coinde于1820年提出，烧焦的海绵是治疗甲状腺肿的有效药物。1850年，Curling叙述了甲状腺机能不全婴儿中呆小病的临床症状，并提出甲状腺肿与神经系统的发育有关。1873年，Gull公布了成年妇女中黏液性水肿的详细资料，并指出脑功能的发挥需要甲状腺素。20世纪初，Marine和Kimball于1917年指出，补充I能预防地方性甲状腺肿及呆小病。20世纪80年代初，母体碘营养状况、甲状腺素缺乏、呆小病及其所防之间的关系被彻底澄清。

从神经精神学的观点看，I缺乏可能是影响人类的最重要的微量元素。比如，妊娠期母体缺碘严重阻碍胎儿的脑发育，细胞分裂、突触形式和髓鞘形成都需要甲状腺素。呆小病影响着地方性甲状腺肿流行地区的几百万人。此外，还有几百万人可能患有中等程度的运动失调和认知缺陷。

4. 钴（Co）

Co是涉及神经系统功能的第四个微量元素。早在19世纪时，就有学者认识到神经系统的退化与恶性贫血相联系，虽然那时并不了解其原因。20世纪30年代中期，Marston Underwood等人发现澳大利亚某些地区的反刍动物存在缺Co现象（消瘦病）。1948年，Smith发现Co是钴胺素分子的一部分。此后又证明，钴胺素能治疗地方性消瘦病；反刍动物胃里的细菌群落能产生钴胺素。这些事实证明，动物的消瘦病和人类的恶性贫血都是由缺Co引起的。1935年，Underwood证明Co是高等动物必需的微量元素，奠定了Co对神经系统体内平衡必需性的基础。

5. 铁（Fe）

Fe是与神经系统功能有关的第五个微量元素。Strong于1916年首先提出了Fe与神经系统有关的看法，Waite和Nelson于1919年证实，被钩虫严重感染的儿童神经功能受到损伤。但直到1971年，铁与神经系统功能之间的联系才被搞清楚。这种关系最初在儿童中被确立，后来Tucker于1984年在青年中观察到血清铁蛋白水平与某些电生理和认知指标有关。此前，Youdim于1982年在实验动物（大鼠）中曾观察到Fe、多巴胺与神经细胞功能有关。

6. 铜（Cu）

Cu是影响神经系统功能的第六个微量元素。神经系统功能需要Cu是1937年由Bennetts和Chapman确立的，他们发现羔羊的地方性运动失调是由母体缺Cu引起的。1956年，Gallagher发现，缺Cu动物的脑细胞色素氧化酶活性降低，并认为这是髓磷脂形成受抑的原因。1972年，Danks报道，人类先天性代谢缺陷病患者对Cu的吸收和利用受损。患此病的婴儿髓磷脂严重缺损，神经细胞死亡，其行为以心理功能恶化和精神病发作为特征。通过对照实验，1983年，Smith、O’Dell和Prohaska等又进一步指出了Cu对神经系统的发育及功能的必需性。从这些研究中可以清楚地看出Cu对胎儿和新生儿生命的极端重要性，此时若Cu供应不足，可导致长期的神经精神后遗症。

Cu过量也会引起脑损伤。1930年，Cummings指出肝豆状核变性是由Cu的累积造成的。此后发现，用螯合剂除去Cu或口服高剂量Zn降低肠道对Cu的吸收可有效地治疗这种先天性疾病。

7. 锰（Mn）

Mn是被发现能影响神经系统功能的第七个微量元素。1940年，Norris和Caskey发现缺Mn小鸡出现运动失调。1943年，有学者报道，缺Mn仔鼠出现类似的运动失调。1959年，Hurley等推测，这种现象可能与缺Mn动物耳石形成缺陷及发病阈低有关。1966年，Erway证实这些病状小鼠的耳石形成缺陷和运动失调与先天性锰代谢异常有关，给妊娠母体高Mn摄入可防止这种异常。

在人类中，Mn对神经系统的毒害作用也值得注意。慢性接触锰矿的矿工患痴呆和帕金森病的危险性增加，通过呼吸提入的Mn浓集在基底神经节中，造成L-多巴功能异常。

8. 锌（Zn）

Zn是被发现涉及脑功能的第八个微量元素。I960年，Blamberg发现缺Zn母鸡生下的小鸡出现畸形。1966年，Hurley和Swenerton也发现妊娠早期缺Zn能诱发仔鼠畸形，而且对神经系统有明显影响。1983年Sandstead、1984年Halas又发现大鼠、猴子在妊娠晚期缺Zn以及大鼠从出生后到断奶这段时期缺Zn都影响其后来的行为，而且在其大脑海马区出现明显的组织学异常。1966年，Erway曾观察到大鼠急性严重缺Zn会改变脑神经递质水平，去甲肾上腺素的增加特别明显。

在人类中，1972年Henkin观察到急性严重缺Zn引起神经精神损伤：大脑功能异常、厌食、味觉和嗅觉功能不全。人类缺锌病（如肠病性肢端皮炎、肠外营养不良、严重肠道吸收不良、肝脏病等）与脑功能的联系仍在研究之中。

9. 铝（Al）

Al是与老年痴呆有关的最引人注目的微量元素。早在1937年，Scherp和Church就提出Al可引起神经元退化的看法。1965年，Klatzo在给Al的兔脑内观察到神经纤维退化。1962年，Mclaughlin在人类中最先观察到一名49岁工人的进展性脑病和痴呆与铝尘的吸入有关（脑内含有极高的Al）。1976年同Grapper用原子吸收光谱法发现，老年性痴呆患者有28%的脑样品中Al含量超过正常人样品平均值的三倍标准差。同年，Alfrey在透析脑病患者的脑灰质、肌肉和骨中发现Al含量显著升高。1980年，Perl和Brody用扫描电子显微镜观察到老年性痴呆患者海马区产生缠结的神经元核中Al含量增加，Perl在1982年还在关岛型帕金森痴呆患者的神经元纤维缠结中观察到Al的累积。

10. 锗（Ge）

Ge与脑功能的关系是近年才被重视的。虽然早在20世纪20年代，Muller等人从荷兰猪、兔子、狗及人的腹膜内或肠部施以GeO_2后，就已观察到被试验动物的红细胞有显著的生成作用；Lenker等人观察到GeO_2对恶性贫血患者的治疗有一定价值，其效果比输血要好得多；Mammett等人也观察到GeO_2能引起血液中血细胞显著而持续的增加；Muller等人观察到Ge在血流中可能起氧载体作用；Schmitz等人证明口服GeO_2对那些由营养不良所造成的贫血患者或由急性感染所造成的贫血患者的疗效尤为显著；但Ge对脑功能的影响和作用一直未被后人注意。1967年，日本学者浅井一彦合成了水溶性的有机锗化合物——β-羧-乙基锗倍半氧化物（简称^{132}Ge）。从此，关于Ge的生物学作用、有机锗的医疗和保健作用得到了广泛的研究和应用，证明有机锗化合物^{132}Ge具有提高免疫功能、提高智能、清除自由基和延缓衰老、降低血液黏度的作用。1992年，日本梅决实用剂量为20—30mg/kg（体重）的^{132}Ge治疗67名1—10岁脑障碍儿童，对中枢性运动机能障碍、癫痫、智力迟钝和孤独症患者，都有非常显著的疗效。1993年，我国陈兆和等每日用100mg^{132}Ge对30例智力障碍老人治疗70d，总有效率达66.6%。

二、影响脑生理-病理学的元素

1987年，据Hameed和Vohora对全球文献所作的调查，至少有42种元素能对脑功能产生影响。这些影响或是由于元素的过量，或是由于元素的缺乏，或是由于药品的使用造成的。

这42种元素包括银（Ag）、铝（Al）、砷（As）、金（Au）、硼（B）、钡（Ba）、铋（Bi）、溴（Br）、碳（C）、钙（Ca）、镉（Cd）、钴（Co）、铬（Cr）、铯（Cs）、铜（Cu）、氟（F）、铁（Fe）、锗（Ge）、氢（H）、氦（He）、汞（Hg）、碘（I）、钾（K）、锂（Li）、镁（Mg）、锰（Mn）、氮（N）、钠（Na）、氧（O）、锇（Os）、磷（P）、铅（Pb）、铷（Rb）、硒（Se）、硅（Si）、锡（Sn）、碲（Te）、铊（Tl）、铀（U）、钒（V）、钨（W）和锌（Zn）。

在这42种元素中，有26种元素的过量与下列各种神经精神疾病或症状有关：酒疯、焦虑、共济失调、昏迷、惊厥、耳聋、痴呆、抑郁、头昏、构音障碍、脑病、癫痫、疲劳、头痛、失眠、学习低能、意识障碍、躁狂、水俣病、麻醉、妄想狂性精神病、末梢神经病、精神分裂症、震颤、视觉缺陷、威尔逊病。

这26种元素包括铝（Al）、砷（As）、金（Au）、钡（Ba）、铋（Bi）、钙（Ca）、镉（Cd）、钴（Co）、铜（Cu）、氟（F）、铁（Fe）、氢（H）、汞（Hg）、碘（I）、镁（Mg）、锰（Mn）、镍（Ni）、氧（O）、锇（Os）、铅（Pb）、铷（Rb）、硅（Si）、铊（Tl）、铀（U）、钒（V）、锌（Zn）。

虽然在大多数情况下很难确定元素水平的升高是疾病的“因”还是“果”，但检查上述患者或有上述症状者的血清、脑脊液、脑或神经组织，均可发现有一种或几种元素的含量升高，这对病情或病症的判断或鉴别也许是有用的。突出的例子有：

透析性老年痴呆——铝（Al）；

肝巨状核变性——铜（Cu）；

精神分裂症——铜（Cu）；

低智商、学习低能——铅（Pb）；

神经病——铅（Pb）；

水俣病——汞（Hg）。

此外，亦已发现，至少有16种元素的缺乏或不足与下列各种精神病或症状有关：酒疯、神经性食欲缺乏、焦虑、昏迷、惊厥、呆小病、聋哑、震颤性谵妄、痴呆、抑郁、脑病、癫痫、张力减退、学习低能、智力衰退、卷发综合征（门克斯病）、脑膜炎、精神发育迟缓、神经肌肉过敏、末梢神经病、精神分裂症、痉挛性瘫痪、斜视、手足抽搐、暴力行为或杀人、老年痴呆。

这16种元素包括钙（Ca）、钴（Co）、铜（Cu）、铬（Cr）、铁（Fe）、氢（H）、碘（I）、钾K）、锂（Li）、镁（Mg）、锰（Mn）、氮（N）、氧（O）、铷（Rb）、硒（Se）、锌（Zn）。

元素缺乏或不足与神经系统疾患关系最典型的例子有：

酒精中毒与震颤性谵妄——Mg、Se、Zn；

先天性神经系统异常与神经性食欲缺乏——Zn；

坐立不安——Fe；

卷发综合征——Cu；

抽搐与惊厥——Ca；

暴力行为或杀人——Li。

近几年来，我国科学工作者又发现，微量元素锶（Sr）可能与脑神经功能亦有联系，下列疾病患者Sr含量显著低于正常人的：老年痴呆、脑瘫、精神分裂症、智力落后、脑积水（母亲）、无脑儿（母亲）。

三、儿童智力发育障碍

儿童神经发育障碍（Neuro developmental disorders，NDDs）是一组发育阶段起病的疾病，广义的神经发育障碍也包含了发育行为障碍（Neurobehavioral disorders））。主要包括智力发育障碍、发育性言语或语言障碍、孤独症谱系障碍、发育性学习障碍、注意缺陷多动障碍、抽动障碍和其他神经发育障碍。儿童青少年常见的儿童发育行为问题有二大基本类型，每一种类型分别出现不同的问题。广东药科大学公共卫生学院杨文翰博士在2024年9月《微量元素与发育行为障碍的关系》中图表介绍分类如下：

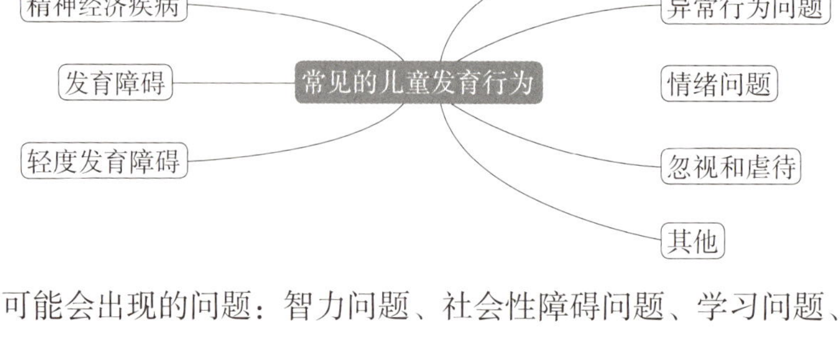

左列中可能会出现的问题：智力问题、社会性障碍问题、学习问题、注意力的问

题、品行问题、生物节律问题、语言问题、排泄问题、运动问题、感统问题等。

右列中可能会出现的问题：社会性障碍问题、学习问题、注意力的问题、品行问题、感统问题、情绪问题、行为控制问题、家庭功能问题、养育问题、人际问题、慢性综合征、脆弱儿童等。

本章以儿童学习障碍为例。根据全国0～14岁儿童学习障碍（Learning disability）流行病学调查提供的信息，我国儿童学习障碍患病率城市为0.7%～0.75%，接近发达国家的调查结果；农村为1.41%～1.46%，略高于发达国家的调查结果。如果按性别来分，男性儿童学习障碍患病率为1.315%，女性儿童为1.220%，男性高于女性。因此，若以1.2%患病率推测，根据第七次全国人口普查数据，2020年中国0～17周岁儿童人口为2.987亿（占全国总人口的21.1%），学习障碍患儿估计约为300多万名。

智力发育与微量元素有很密切的关系。加拿大罗伯特医生报道，正常儿童和学习低能儿童可以按头发中的Pb、Cd、Mn含量增加和Li、Cr含量降低来区分。Pihl（1980）研究了学习低能儿童的教师评分与微量元素的关系，发现教师评分与儿童头发中Cd、Pb、Na、K、Mn含量的升高呈负相关，而与Li、Co和Cu含量呈正相关（表7-1）。

表7-1 学习低能儿童的教师评分与儿童头发中元素含量之间的关联（$P<0.05$）

元素	部分	听力	语言	定向	行为	运动
钾（K）	0.21	−0.29	−0.24	−0.33		
钠（Na）	−0.42	−0.45	−0.39	−0.40	−0.26	−0.25
镉（Cd）	−0.65	−0.62	−0.47	−0.49	−0.65	−0.38
钴（Co）	0.47	0.49	0.34	0.46	0.38	0.28
铜（Cu）	0.30	0.25			0.33	
铅（Pb）	−0.60	−0.53	−0.36	−0.47	−0.49	−0.39
锰（Mn）	−0.40	−0.42	−0.24	−0.30	−0.38	
铬（Cr）	−0.25	−0.29				
锂（Li）	0.60	0.61	0.49	0.47	0.51	0.36

1987年，我国天津市第一医院岳仲彦等测定了360例智力发育迟滞儿童头发中的元素含量，发现智力发育迟滞儿童头发中Sr、Zn、Ca含量比正常人（对照组）的显著降低，而随着智力低下程度的加重，Zn含量明显降低，Pb含量显著增加（表7-2）。1987年，印度新德里医史研究所Arora等也发现智力低下者的血清Zn浓度（0.34 ± 0.01 μg/mL）比智商正常儿童的（0.92 ± 0.09 μg/mL）低得多。这说明Zn对儿童

智力发育确有重要影响。

表7–2　360例智力发育迟滞儿童头发中元素含量变化（μg/g）

智商分类	例数	钙（Ca）	锰（Mn）	铁（Fe）	铜（Cu）	锌（Zn）	铅（Pb）	锶（Sr）
边缘型	165	254	1.24	13.8	7.8	77.6	13.4	1.78
轻度型	66	272	1.12	12.1	7.6	80.9	12.6	1.44
中度型	91	243	1.21	14.1	8.7	71.4	15.7	2.25
严重型	28	276	1.75	18.8	10.2	59.4	19.1	1.51
对照组		400	1.54	18.4	9.8	89	13.5	8.7

1987年，湖南有色地质防治医院李以媛等对湖南省西部缺I地区和非缺I地区的300名5–10岁侗族儿童进行了头发微量元素测定。缺I常会引起地方性甲状腺肿和呆小病，呆小病的主要特征是智能低下、聋哑和运动神经障碍。从两个相邻的缺I区与非缺I区儿童发中元素含量的比较中，发现缺I地区儿童头发中Zn、Mn、Co、Sr和V含量明显低于非缺I地区儿童，而Cu、Ni、Ti、Ba含量则显著高于非缺I地区儿童，其中尤以Co和Ni对智力的影响最大：Co含量随智商增大而升高，智力低下者的Co含量仅是优智组的五分之一；Ni含量随智商增大而降低，低智组比优智组高近7倍。Co含量和Ni含量与智商的关系可由下式表述。

$$IQ=81.6853+1.4991Co-5.1861Ni$$

儿童智力发育与母亲妊娠期的营养及健康状况有关。徐州市医学科学研究所徐令璧等观察了23例娩出畸形胎儿的母亲的血清Zn、Cu浓度变化，发现娩出畸形胎儿的母亲的血清Zn、Cu浓度显著低于娩出正常胎儿的母亲的浓度。1987年，天津市中心妇产科医院朱楣光等也观察到，无论是脑积水患儿的母亲，还是无脑儿脊柱裂患儿的母亲，其Cu、Zn含量均显著低于分娩正常胎儿的母亲的含量，Sr、Ca、Mn含量也显著降低（表7–3）。朱楣光认为，测定孕前及孕期头发中的Zn、Sr含量对预测胎儿是否畸形可能有用。

表7–3　畸形胎儿母亲头发中的微量元素含量变化（μg/g）

	例数	锌（Zn）	铜（Cu）	铅（Pb）	锶（Sr）	铁（Fe）	锰（Mn）	钙（Ca）
对照组	49	170	13.6	6.8	36.2	28.9	3.7	1881
脑积水患儿母亲	10	104	7.0	2.6	7.1	17.2	2.1	1062
无脑儿脊柱裂患儿母亲	16	124	7.8	4.0	11.2	18.2	2.4	1301

广东省韶关市科康微量元素研究所创始人杭庆华教授从1993年开始，历时6年多测试研究了2600多名中小学生头发中微量元素的赋存状态与健康、智力等方面的关系，于1999年在《微量元素与健康研究》杂志上发表了中学生头发中微量元素Zn/Cu比值与学业成绩的相关性。相关的内容介绍如下。

1. 目的及对象

众所周知，人头发中微量元素Zn、Cu的存在状态与青少年或儿童的智力发展密切相关。根据统计资料，正常人头发中Zn含量为150μg/g左右，Cu含量为10μg/g左右，这就使人们认识到Zn/Cu≈15时较正常。

以此为基础，测试Zn/Cu比值究竟为多少，智力才好？1993年1月24日，选择广东省重点中学（一级学校）——广东某中学初二某班23个学生作为测试、研究对象，取其中头发Zn/Cu＞15者作为重点研究对象。

2. 测试研究数据

从1993年跟进到1997年，把1993年测得的头发中发锌值、发铜值、Zn/Cu>15者的11人1994年的升中考试成绩以及1997年的高考成绩对比数据列于表7–4。

表7–4　中学生头发中微量元素Zn/Cu比值与学生成绩的相关初探表（μg/g）

序号	姓名	测试头发时的成绩等级	性别	1993年检测头发中微量元素			1994年升中考试成绩		1997年高考成绩	
				Zn	Cu	Zn/Cu	分数	录取情况	科类	录取情况
1	温××	A	女	264.52	12.41	21.32	642	正取重点中学	理工科	重点大学
2	王××	C	女	306.63	10.83	28.31	572	择校重点中学	文史科	重点大学
3	曾××	A	男	335.48	12.41	27.03	622	保送重点中学	理工科	重点大学
4	王××	A	女	225.52	9.91	22.76	671	保送重点中学	理工科	重点大学
5	雷××	A	女	291.40	13.37	21.80	626	录取重点中学	理工科	重点大学
6	杨××	A	女	223.95	47.72	4.69	636	保送重点中学	理工科	重点大学
7	赵××	B	男	194.03	10.77	18.02	633.5	择校重点中学	文史科	一般本科

续表

序号	姓名	测试头发时的成绩等级	性别	1993年检测头发中微量元素			1994年升中考试成绩		1997年高考成绩	
				Zn	Cu	Zn/Cu	分数	录取情况	科类	录取情况
8	李××	A	女	168.21	10.19	16.51	651	正取重点中学	理工科	重点大学
9	梁××	B	男	207.33	10.96	18.92	601	正取重点中学	理工科	一般本科
10	欧××	A	男	211.73	8.77	24.14	616	择校重点中学	理工科	重点大学
11	张××	A	男	199.61	10.07	19.82	635	保送重点中学	理工科	重点大学

为便于说明，兹将广东省1997年高考录取分数线列于表7-5。

表7-5　1997年广东省高考分数线（分）

	重点大学	本科大学	省大专
理工类	606	565	535
文史类	636	610	578
外语类	615	593	560

3. 结果讨论

（1）表7-4、表7-5可见：Zn/Cu>15者，不仅与1年后（1994年）的升中考试成绩成正相关性，而且与3年后的高考成绩也成正相关性，说明青少年头发中微量元素Zn、Cu含量都在正常范围的情况下，Zn含量稍微高一些（不可超过正常范围值）对智力发展有益。本研究中，11个中学生，除2名被一般本科大学录取外，其余9名都被重点大学录取，如清华大学、复旦大学等名牌大学。

（2）取头发作为样品，简单、方便，易为学生接受，且化验费不多。是否可用Zn/Cu比值作为学生今后几年成绩预测的参考数据，还有待进一步研究。这里必须注意：当头发中Zn、Cu含量都处在正常值范围时方可计算Zn/Cu比值（特殊情况除外）；如果学业成绩理想，而头发中Cu含量不正常（如表7-4中的杨××，头发中Cu含量太多），可以采取相应降低头发中Cu含量的调理（如食疗）方法，以巩固其智力。

（3）虽然Zn/Cu比值高（如表7-4中的王××，Zn/Cu=28.31，但当时成绩还不理想，则说明智力“天才”尚待进一步开发，要通过认真努力学习，“天才”才得以发挥。

四、精神分裂症

精神分裂症是一种复杂而严重的精神障碍，通常起病于青少年晚期及成年早期，临床上往往表现为症状各异的综合征，涉及感觉、知觉、思维、情感和行为等多方面的障碍，以及精神活动的不协调。我国精神分裂症患病率1.0%，精神分裂症患者超过1000万例，精神分裂症患者占精神病医院住院患者的比例最高。精神病住院患者中精神分裂（SZ）占60%，双向情感障碍（BD）占20%，抑郁症（MD）占15%，其他占5%。[信息来源2024年中国细胞生物学会细胞世界教学直播课之殷东敏（华东师范大学生命科学院脑功能基因组学教育部重点实验室）《从神经生物学角度了解精神分裂症》]

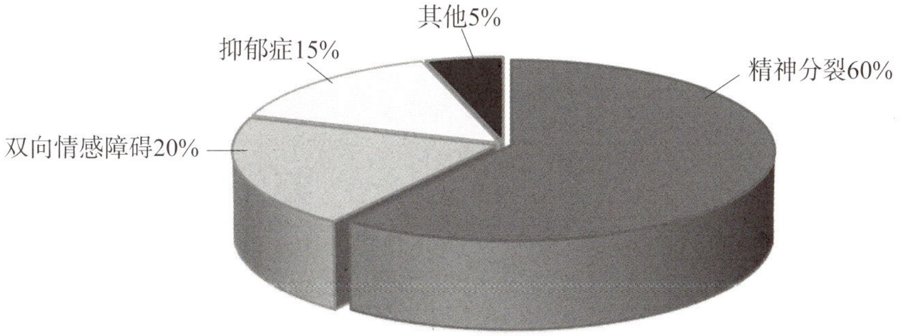

图7-1　精神病住院患者各类型占比

印度有一个相当古老的理论，即过量的Cu能引起精神分裂症。的确，在一些研究报告中曾报道，精神分裂症患者的Cu含量发生了显著变化。1975年发表在《英国精神病学家杂志》上的一篇文章提到，尼日利亚精神分裂症患者血清铜浓度（男：1.42 ± 0.03μg/mL；女：1.55 ± 0.04μg/mL）显著高于对照组（男：1.02 ± 0.02μg/mL；女1.00 ± 0.03μg/mL），然而患者脑脊液中的铜浓度却显著降低。中国科学院大连化学物理研究所田玉增等观察到精神分裂症患者血清铜浓度（20.46 ± 5.3μmol/L）显著增高（为正常人的1.21倍）。用抗精神病药治疗两周后，精神症状虽有改善，但血清铜浓度无明显降低（20.16 ± 4.11μmol/L）；再经碳酸锂治疗两周后，血清铜浓度显著降低（14.73 ± 2.41μmol/L），而且降到了正常值（16.84 ± 4.19μmol/L）以下。在头发分析中，也发现精神分裂症患者的微量元素含量异常。1990年，南京神经精神病防治院观察到患者发中Sr、Mn、Ca含量显著降低，其平均含量均不到正常值的三分之一。1987年，北京西城区月坛医院许天宏等观察到患者发中Zn含量降低而Pb含量升高，经治疗后均向相反的方向变化并接近于正常值； Cu、Mn、Ca含量也有类似的变化趋势。图7-2为女性精神分裂症患者治疗前后的发中微量元素变化。1980年，Barlow和Kapel对头发所作的分析表明，患者发Mn、Cd含量显著降低，而Fe、Pb含量显著升高（表7-6）。

表7-6 精神分裂症患者发中元素含量变化（μg/g）

元素	对照组	疾病组	*t*	*P*
镉（Cd）	0.488	0.18	6.05	＜0.01
铜（Cu）	30.8	23.2	0.55	
铁（Fe）	21.96	30.13	2.79	＜0.05
铅（Pb）	6.02	12.35	2.50	＜0.05
锰（Mn）	2.33	1.15	3.10	＜0.05
锌（Zn）	133	141	1.40	

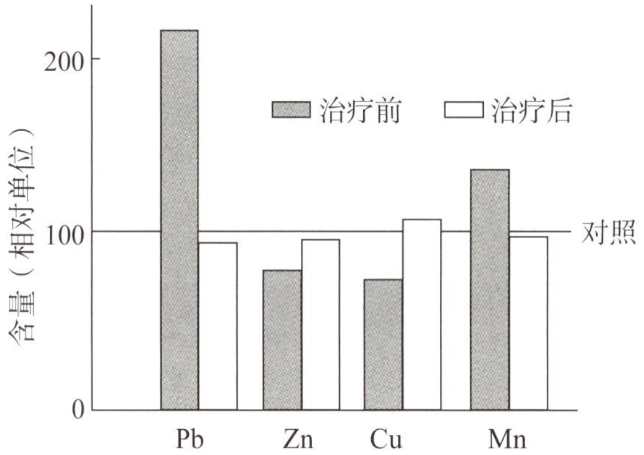

图7-2 女性精神分裂症患者治疗前后发中微量元素含量变化

由此可见，“过量铜能引起精神分裂症”的说法虽未能证实，但许多研究表明，此病显然与微量元素不平衡有关。

五、唐氏综合征

唐氏综合征患者有种种精神异常，基本特征之一是快速衰老，大脑损伤情况与阿尔茨海默病类似（关于阿尔茨海默病，将在后面详述）。唐氏综合征又称21-三体综合征，是一种染色体异常疾病。1972年，Halsted曾发现患者脑锌含量降低。1980年，Barlow和Kapel观察到患者头发中Cd、Cu、Pb、Mn、Ca、Mg含量显著低于对照组（表7-7）。许多研究者还报道，本病患者血清及头发中的Ca含量降低。

表7–7　唐氏综合征患者的发中元素含量变化（μg/g）

元素	疾病组（*n*=67）	对照组（*n*=51）
镉（Cd）	0.152	0.452
钙（Ca）	525	1123
铜（Cu）	13.39	35.47
铁（Fe）	15.35	20.32
铅（Pb）	1.04	5.70
镁（Mg）	41.09	81.15
锰（Mn）	0.207	2.10
锌（Zn）	122.46	141.20
硫（S）	4.37%	4.45%

这表明，唐氏综合征也与元素不平衡有关。

六、皮克病

皮克病是中老年人中一种较少见的中枢神经系统退行性疾病，其临床症状为记忆力损失、认知恶化、语言障碍和行为变化。病理上，皮克病有局部的额叶和颞叶萎缩。微观结构上，可见有严重的神经元损失、星形细胞增生及存在皮克细胞和皮克体（含丝状蛋白的神经胶质包体）。

关于皮克病的病因或病理，学术界知道得很少。有人认为，此病可能与Zn在脑中的累积有关。1982年，Constantinidis和Tissot发现，皮克病患者血、尿和海马中Zn浓度升高，组织学上表明皮质中的Fe含量也增加，但1984年Ehmann等用中子活化分析法测定了2例皮克病患者几个脑区中的微量元素含量后认为，Zn在皮克病的病理学中并不重要，相反，在患者大脑半球的不同区域中，Cl、Fe、Mn、Na和P有相当量的累积，而Cr、Cs、Rb和Se含量则降低（表7–8）。

1981年Traub等和1984年Ehmann等都没有观察到皮克病患者脑区甚至其神经元退化区Al含量的升高。

表7–8　皮克病患者脑区中的元素含量变化（μg/g）

元素	患者Ⅰ（n=5）	患者Ⅱ（n=6）	对照组（n=161）
银（Ag）	3.3ng/g	6.1ng/g	6.46ng/g
氯（Cl）	1480	2850	1430
锰（Mn）	0.382	0.353	0.261
钠（Na）	0.153%	0.242%	0.149%
磷（P）	0.279%	0.313%	0.270%
铬（Cr）	74ng/g	25ng/g	127ng/g
铁（Fe）	69.3	121	65.0
铯（Cs）	2.9ng/g	5.4ng/g	6.37ng/g
铷（Rb）	0.38	1.18	2.29
硒（Se）	0.131	0.141	0.187
锌（Zn）	11.9	12.1	13.3

七、透析脑病

透析脑病（Dialysis Encephalopathy，DE）又称透析性痴呆，是一种进行性神经系统疾患，因最初报道（1972年）发生于接受长期血液透析的慢性肾功能不全（CRF）患者而得名。后来发现，该病还可发生于长期腹膜透析者及使用大量含铝降血磷剂的非透析性治疗的CRF患者。DE的主要临床表现有语言障碍、运动障碍、肌阵挛、进行性痴呆、癫痫及脑电图异常，还可能出现各种精神障碍，如行为改变、人格改变等。

已有许多研究表明，Al可能与透析性脑病的发生有关。病理学研究发现患者体内Al含量增高（表7–9）。流行病学调查表明，CRF人群中DE发病率与Al接触量有关，降低透析液中Al含量及停止使用含铝降血磷剂能有效地减少DE的发生；用螯合剂去铁敏除去体内铝负荷，对DE有较好的疗效。但目前尚不能确定Al与DE的因果联系，DE的发病机制仍有待研究。显然，研究患者体内其他微量元素的含量变化将有助于更好地了解这类疾病。1978年，Cartier曾在所研究的几例患者中观察到大脑白质中Mn含量增高，但Cu、Zn、Fe含量正常。1985年，Arieff认为，Sn也可能与透析性痴呆有关。

表7-9　DE与Al的关系

作者	年份	说明
Alfrey	1976	DE患者、非DE患者及正常对照组脑Al含量分别为25、6.5和2.2mg/kg（干重）
McDermott	1978	DE患者脑Al含量显著高于非DE患者
Alfrey	1980	DE患者骨骼、肝、心和脾中Al含量显著增加

八、帕金森痴呆综合征

在日本关岛地区，50-60岁居民中出现一种名叫关岛型帕金森痴呆综合征的中枢神经疾病。1958—1962年间的年发病率为71.9人/10万人，到1978—1982年间降到42.7人/10万人。这种病的临床症状也括帕金森神经机能障碍（轻症躁狂、身心反应迟钝、强直、体位反射受损）和痴呆（记忆力损失、推理能力降低和个性改变），其病理发现包括脑重降低、皮层萎缩、皮层神经元损失、神经胶质增生和神经纤维缠结。在3-5年内，症状可进展到植物神经性状态（植物人），约有1/3 false的帕金森痴呆综合征患者发展肌萎缩性侧索硬化（ALS）。

环境调查表明，日本关岛地区的水和土壤中Mn和Ca含量较低，在ALS高发的新几内亚及日本纪伊半岛土壤中，也发现有类似的元素缺乏。在人体研究中，1982年，Perl等用扫描电子显微镜观察到帕金森痴呆综合征患者产生神经纤维缠结的海马神经元核及胞质中有Al的累积；Ctarruto等（1984年）用波长色散谱仪和电子束X射线微量分析法也观察到帕金森痴呆综合征患者含神经纤维缠结的海马神经元胞质中有Al和Ca的病灶。

有人认为，环境中Ca和Mn的营养性缺乏引起甲状腺机能亢进，从而导致肠道对Ca和Al的吸收增加，并以羟磷灰石的形式沉积在神经元中，最后导致神经纤维缠结的形成。

九、阿尔茨海默病

阿尔茨海默病（Alzheimers Disease，AD）是一种以进行性认知功能减退为特征的老年性痴呆，主要临床表现为智力减退、痴呆、语言迟钝、动作僵硬等。其病理特征：①脑部出现老年斑，尤其是额叶、顶枕叶、海马区比较明显；②在大脑皮层和海马区出现直径为10nm的双股神经缠结；③脑部出现颗粒状空泡变性。

Al是关于AD研究中最广泛的一个元素，有人认为它是此种疾病发病的重要辅助因子，但似乎各人的研究结果并不一致（表7-10和表7-11）。除Al以外，还有许多元素与AD有关。1991年，Corrigan等用中子活化分析法和电感耦合等离子源一质谱法测定了11例AD患者4个脑区中的38种元素，并与6例年龄匹配的对照组作了比较。发现在所研究的所有脑区中，患者的Al和Si含量增加，而Zn和Se含量降低；在4个脑区中有3个脑区的Ca含量增加；皮层区Cs和Ce含量降低，但在基底神经节中不明显；在某些区域中观察到S、P、Cr、Fe、Cu含量的增加和V、Mo含量的降低，但在AD型老年痴呆中最有意义的颞皮层区，这种变化却不明显（表7-12）。

由此可见，AD可能是一种多元素平衡失调引起的疾病。

表7-10 AD患者组织中的元素含量变化

部位	元素含量变化	作者	年份
脑	铝（Al）↑	Mclughlin	1962
大脑皮层	铝（Al）↑	Crapper	1973
大脑皮层	铅（Pb）↑	Niklowitz	1975
脑	铝（Al）↑	Crapper	1976
脑、尿、粪	锰（Mn）↑	Banta	1977
脑	铝（Al）↑	Trapp	1978
脑	铝（Al）→	McDermott	1979
海马	铝（Al）↑硅（Si）↑	Perl	1980
脑	铝（Al）→	Markesberg	1981
脑	溴（Br）↑汞（Hg）↑铝（Al）→	Ehmann	1982
脑脊液	铝（Al）→	Hershey	1983
头发、指甲	铝（Al）→	Shore	1983
脑	锰（Mn）→	Markesberg	1984
老年斑	铝（Al）↑硅（Si）↑	Candy	1985
	铝（Al）→硅（Si）→	Stern	1986
脑	溴（Br）↑氯（Cl）↑汞（Hg）↑钠（Na）↑磷（P）↑铯（Cs）↓氮（N）↓铷（Rb）↓	Ehmann	1986
海马	铝（Al）↑硅（Si）↑钙（Ca）↑溴（Br）↑硫（S）↑硒（Se）↓锌（Zn）↓钡（V）↓硼（B）↓铁（Fe）↓钾（K）↓	Ward	1986
脑	锌（Zn）→	Markesberg	1988
脑脊液	锌（Zn）↓	Kapaki	1989

注：↑增高，↓降低，→无显著变化。

表7–11　AD患者血浆中的元素含量变化

元素	含量变化	作者	年份	元素	含量变化	作者	年份
铝（Al）	→	Shore	1983	汞（Hg）	↑	Basun	1992
	↑	Kellett	1986	锂（Li）	↓	Zatta	1993
	→	Akanle	1987	镁（Mg）	→	Shore	1984
	↑	Naylor	1989		→	Zatta	1993
	↑	VanRhijn	1989	锰（Mn）	↓	Basun	1992
	→	Haines	1991		→	Zatta	1993
	↑	Corrigan	1991	铷（Rb）	→	Akanle	1987
	↑	Basun	1992		↓	Zatta	1993
	↑	Zatta	1993	硒（Se）	↓	Akanle	1987
砷（As）	↑	Basun	1992		↑	Zatta	1993
	↓	Zatta	1993	锡（Sn）	↑	Corrigan	1991
镉（Cd）	↑	Basun	1992	锶（Sr）	↓	Zatta	1993
铜（Cu）	→	Hershey	1983	钒（V）	↑	Corrigan	1991
	→	Kapaki	1989	锌（Zn）	→	Haines	1991
	→	Zatta	1993				
铁（Fc）	↓	Akanle	1987				
	↓	Basun	1992				
	→	Zatta	1993				

注：↑增高，↓降低，→无显著变化。

表7–12　AD患者不同脑区中的元素含量变化

（对照组＝1）

元素	颞皮层	额皮层	尾状核	豆状核
铝（Al）	1.81	2.30	2.14	2.55
硅（Si）	1.38	1.39	1.40	1.43
钙（Ca）	1.57	1.55	1.69	
锌（Zn）	0.85	0.87	0.81	0.76
硒（Se）	0.69	0.60	0.56	0.57
镉（Cd）	0.84			

续表

元素	颞皮层	额皮层	尾状核	豆状核
铯（Cs）	0.79			
铈（Ce）	0.93			
铬（Cr）		1.88		
硫（S）		1.35		
钼（Mo）		0.88	0.63	
钒（V）			0.57	
磷（P）			1.29	1.18
铁（Fe）				1.10
铜（Cu）				1.28

第八章

老年痴呆的诊断、病因及防治

摘要：虽然老年痴呆早在20世纪初就已在临床上被确认，但其病因众说纷纭，没有一种理论能令人满意地说明其发病的全过程。本章根据微量元素在体内平衡调控中的地位和作用，提出了关于老年痴呆的新病因假设—微量元素失调假设和防治。

一、老年痴呆的诊断标准

痴呆是指由于大脑功能障碍而导致的持续性智能障碍，而且这些智能缺损必须是获得性的，而不是先天性的。

关于老年痴呆的诊断标准，中华全国中医学会老年医学会于1988年在全国首届中医老年脑病学术研讨会上，提出了“老年呆病诊断、辨证分型及疗效评定标准”的讨论稿，经过初步讨论和修改后在部分医院进行了试行。1990年5月，中华全国中医学会老年医学会和中华全国中医学会内科学会在北京举办国老年痴呆专题学术讨论会，又请专家学者进行了讨论和修订。

1. 主证

（1）记忆：记忆能力，包括记忆近事及远事的能力减弱；

（2）判定：判定认知人物、物品、时间、地点的能力减退；

（3）计算：计算数字、倒述数字的能力减退；

（4）识别：识别空间位置和结构的能力减退；

（5）语言：口语能力，包括理解别人语言和有条理地回答问题的能力有障碍；文化程度较高者阅读、书写能力有障碍；

（6）个性：性情孤僻，表情淡漠，语言噜嗦重复，自私狭隘，顽固固执，或无理由地欣快、易于激动或暴怒，或拾破烂视珍品等；

（7）思维：抽象思维能力下降，例如不能解释谚语，不能区别词语的相同点和不同点，不能给事物下定义等；

（8）人格：性格特征改变，道德伦理缺乏，不知羞耻；

（9）年龄：60岁以上，亦可在50—59岁；

（10）病程：起病发展缓慢，病程长。

上述前8项心理活动中有记忆、判定、计算及另5项其中一项者，在6个月内有明显减退或明显缺损者，参考其年龄、病程，即可诊断为老年痴呆。

2. 或有证

近6个月内性格脾气有明显改变者，或有眩晕、消渴、真心痛、胸痹、水中风、中风等病史者。

3. 范围

（1）中医：老年呆证、文痴、善忘、语言颠倒、痴呆、郁证、颠证等病症；

（2）西医：老年性痴呆（阿尔茨海默氏病）、脑血管性痴呆（多发性梗塞性痴呆及脑出血、脑血栓形成、脑栓塞后痴呆等）及混合性痴呆、脑叶萎缩症（皮克病）、正压性脑积水、脑淀粉样血管病等，但老年抑郁症、老年性精神病除外。

4. 疗效评定标准

（1）痊愈：主要症状基本消失，神志清醒，定向健全，回答问题正确，反应灵敏，生活自理，能进行一般社会活动。

（2）有效：主要精神症状有所减弱或部分消失，生活基本自理，回答问题基本正确，但反应迟钝，智力与人格仍有部分障碍。

（3）无效：主要症状无改变或病情有发展，生活不能自理，回答问题不正确，神志痴呆。

二、老年痴呆的病因假设

虽然老年痴呆早在20世纪初就已在临床上被确认，但其病因众说纷纭，有遗传说、病毒说、自体免疫说、内分泌说等，近年来又提出了神经递质学说和微量元素神经毒性学说。本章讨论三个学说：第一个学说是胆碱能学说，认为痴呆的原因是迈内特细胞（Meynert cell）底核对皮层的胆碱能支配减少；第二个学说是谷氨酸学说，认为痴呆的病因是新皮层和海马区的谷氨酸能神经元减少；第三个学说是铝中毒假设，认为老年斑和神经元纤维缠结是由于Al在脑中沉积而引起。

1. 老年痴呆的胆碱能学说

此学说的主要根据：①患者死亡后大脑新皮层和海马区中胆碱乙酰转移酶（ChAT）活性明显降低，后来又有人发现整个大脑皮层中ChAT活性均降低。②对患者活检新皮层样品的研究发现，由［U—^{14}C］葡萄糖合成^{14}C Ach的能力降低，高亲和力的^{3}H胆碱摄取减少以及ChAT活性降低，提示患者皮层的胆碱能神经末梢减少。③患者死后大脑新皮层中的ChAT活性与患者临床认知机能相关。活检中也发现Ach合成能力与痴呆的严重性相关。④胆碱能药物对痴呆行为有作用。

此学说的缺点：①不能说明神经元纤维变性、锥体细胞减小和大脑皮层萎缩。②有老年痴呆典型病理变化的患者，死后大脑皮层ChAT活性不一定降低。③橄榄体脑桥小脑萎缩者，在神经化学和形态学方面有胆碱能神经元减少的证据，但无痴呆症状。

2. 老年痴呆的谷氨酸学说

此学说的主要依据：①尸检脑中颞叶中、上回Na^{+}依赖性D-［^{3}H］门冬氨酸与谷氨酸/门冬氨酸运载体的结合减少，颞、额、枕皮层及海马区的D-［^{3}H］门冬氨酸摄取减少，说明新皮层谷氨酸能神经末梢受损。②患者谷氨酰胺酶（PAG）活性降低，颞叶上、中回及额叶上回降低84%和70%；全部皮层降低82%。③患者大脑皮层中大细胞体（推测是锥体细胞）的数目减少（减少23%—46%）。

此学说的缺点：①不能直接说明皮层下核的神经元纤维变性。②由于神经化学标记物不太可靠，在痴呆患者中谷氨酸能神经元的改变尚未得到广泛的研究。③患者缺失的锥体细胞是否是谷氨酸能神经元还不清楚。

此外，除胆碱能和谷氨酸神经元外，痴呆患者还有去甲肾上腺素和5-羟色胺缺损，GABA和皮层中间神经元的机能也降低。因而，上述两学说均不能圆满地解释老年痴呆患者的症状。

3. 老年痴呆的铝中毒假设

在微量元素神经毒性学说中，Al、Mn、Zn和Pb被认为是AD的可能毒素，但Markerbery（1988年）的研究表明，Mn、Zn和Pb与痴呆的病理发生无关。

有不少研究者认为，AD的发生最可能与Al有关，其依据是：①患者脑内产生神经元纤维缠结的部位（皮层及海马区）有大量的Al累积。②流行病学调查发现，老年痴呆发病率与饮水中Al含量有关，高铝水地区居民发病的危险性显著增高。③给实验动物颅内或皮下注射铝盐，可使动物脑内产生与老年痴呆患者类似的神经元纤维缠结，并伴有Al含量升高；实验动物出现的行为改变、记忆力减退、反应迟钝等症状也与痴呆患者所涉及的神经功能损伤相类似。

铝中毒假设的缺点：①动物实验由Al诱导的神经元纤维缠结与痴呆患者的神经元纤维缠结并不完全相同。Al诱导的实验动物的神经元纤维缠结是由10nm单股神经微丝组成，而痴呆患者的神经元纤维缠结是由10nm双股呈螺旋缠绕的神经元微丝组成；实验动物的神经元纤维缠结由正常神经元微丝的多肽组成，而痴呆患者的神经元纤维缠结由细胞骨架蛋白构成。②有学者并未观察到患者脑内或血浆内Al含量与正常对照组有显著差异。③没有令人信服的证据证明从水、饮料和食物中摄取的Al对人体有害。

由此可见，Al对老年痴呆的影响还没有得到一致的看法，即使Al存在于含神经纤维缠结的神经元中，Al是这种疾病的最初起因还是神经元变性后的次级沉积，也还有待于澄清。

三、元素平衡失调对老年痴呆的影响

随着年龄的增长，人体的许多生理指标会发生缓慢而又有规律的变化，并相应地出现各种增龄性病理现象（图8-1）。虽然迄今为止已提出了300多种学说、假设或设想试图解释这种衰老过程，但没有一种理论能令人满意地说明生物学衰老的全过程。

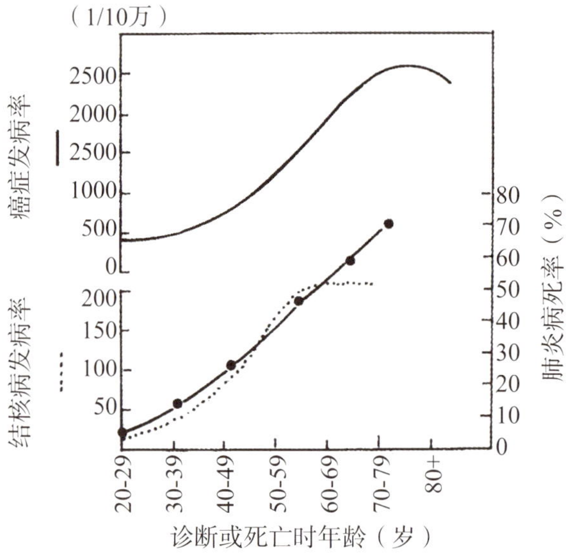

图8-1　癌症、结核病发病率肺炎病死率与年龄的关系

物质是由元素组成的，物质世界通过与外界的物质和能量交换各自处于相对平衡之中。人体也不例外。作为个体，人和大自然处于平衡之中；作为整体，人体内部又处于小宇宙平衡之中。任何环节的失衡都会引起人体功能的异常。现在已知，人体内部存在四类平衡体系，驱使肌肉活动的脊髓神经体系、主持内脏功能的自主植物神经体系、传递信息的经络体系（或信使体系）、以及调节生命活动的内分泌体系，其中起开关、调节、传递、控制作用的是神经-内分泌系统、信使系统和免疫系统。有人把人体内这套“稳态”系统称为“内因三环”。但它们都离不开元素，特别是微量元素。因此，我们认为，元素的代谢失调，即元素种类、含量或比例失衡，导致相应酶、蛋白质与激素功能异常，进而造成体内调控机制（“内因三环”）障碍和防卸功能障碍，最后引起衰老和疾病。癌症、心脑血管疾病、骨质疏松等增龄性病理的发生和发展很可能都与这类矿物质-微量元素不平衡有关。老年痴呆的发生和发展也可能源于同一机制：元素平衡失调导致人体缺血缺氧；元素平衡失调导致人体抗氧化能力降低；元素平衡失调导致信息传递障碍，最后发展为老年痴呆。

因此，老年痴呆的微量元素失调假设的要点可归纳如下：

①人体的体质状况决定于体内调控系统（“内因三环”）和防御系统的功能；

②在调控和防御系统中，元素平衡，特别是微量元素平衡，对其功能起着关键的作用；

③微量元素平衡失调最终导致衰老和各种增龄性疾病的发生；

④老年痴呆与各种增龄性疾病属于相同的病因学范畴。

老年痴呆的微量元素失调假设的原理如图8-2所示。

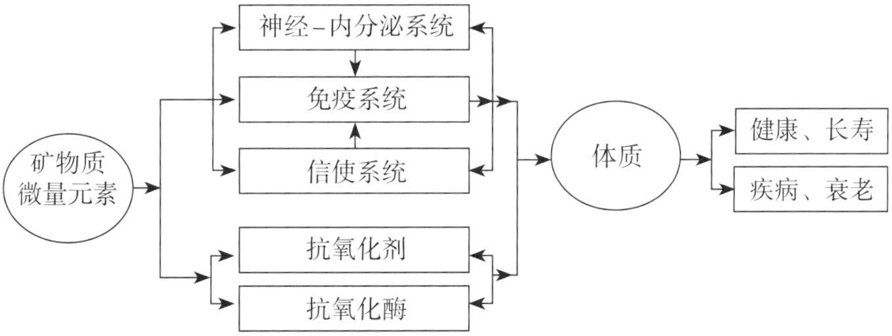

图8-2　微量元素在体内平衡调控中的地位

根据目前的了解，下列元素在老年痴呆的发病机制中起着重要作用：Ca、Mn、Fe、Cu、Zn、Co、I、Se、Sr、Ge、Al、Pb、Hg等。其中，与信使功能有关的元素包括：

作为第二信使并与环核苷酸相互作用的Ca；

与神经递质合成和功能有关的Zn、Cu、Fe、Mn；

有刺激功能的Ge、Li、Ti、Ga、Rb、Sr、Ba；

与神经-内分泌功能有关的元素包括Zn、Cr、Cu、Mn、I、Co；

与免疫功能有关的元素包括Fe、Cu、Zn、Mn、Se、Ni、Ti、Li、Ge、Pt；

与抗氧化功能有关的元素包括Mn、Cu、Zn、Se、Fe、Ge；

有害的元素包括Al、Pb、Hg、Cd；

游离Fe离子及不适宜量的其他元素。

四、老年痴呆的防治

1.西药

西药治疗所依据的病因假设不外乎以下三个方面：与神经递质有关的药物；脑血管扩张药；亲智能药。

（1）与神经递质有关的药物：痴呆患者神经递质系统发生障碍。提高胆碱能活性的药物旨在增加乙酰胆碱（Ach）合成和释放的突触前药物，限制Ach降解以提高其活性的突触药物，以及直接刺激Ach受体的突触后药物，如胆碱、卵磷脂、毒扁豆碱、四氢氨基吖啶、槟榔素、毛果芸香碱等。除作用于胆碱能系统的药物外，还有5-HT摄取阻滞剂、抗利尿激素等非胆碱能系统药物。

（2）脑血管扩张药：痴呆患者脑血流量明显降低，脑代谢低下。能扩张脑血管、改善脑代谢的常用药物有海特琴、盐酸丁咯地尔、麦角溴烟酯、己酮可可碱等。

（3）亲智能药：此类药物能促进大脑皮层细胞代谢，提高腺苷酸激酶活性，有助于大脑对氨基酸、磷脂和蛋白质的吸收、增加脑血流量和对葡萄糖的利用。其代表性药物有脑复康和羟胺吡咯酮。

上述药物虽多，但明确有效的药物却很少。因此，西药尚未能解决本病的治疗问题。

2. 中药

中药治疗老年痴呆所依据的病因假设：髓海不足；脾肾两虚；气滞血瘀；痰浊阻窍。治疗原则：扶正、活血、化痰。

我国本草典籍中有许多健脑益智的中药，包括益智、不忘、养神、强志、填髓补脑五大类。有人根据古今本草和方剂书籍统计，健脑益智类中药共有156味，益智方剂共94首。本草书籍中记述的具有全面的益智功能较的中药：人参、茯苓、茯神、远志、麦冬、石菖蒲、仙茅、芡实、灵芝等。益智方剂中使用频率较高的中药如表8-1所示。

表8-1　益智方剂中药物出现率

药名	人参	远志	茯苓	甘草	麦冬	茯神	当归
出现率（%）	76.6	53.2	51.1	47.9	37.2	36.2	36.2
药名	黄芪	桂枝	大枣	姜	枣仁	芍药	白术
出现率（%）	29.8	27.7	24.5	22.3	21.3	21.3	19.2
药名	五味子	柏子仁	牛膝	防风	朱砂	天冬	附子
出现率（%）	19.2	17.0	17.0	16.0	14.9	14.9	14.9

健脑益智类中药以归肾、心、脾经者为多，在益智方剂中的出现概率分别达44.9%、42.9%和40.8%。

中药中含有丰富的微量元素（见附录），它们在提高免疫机能、降低血压、活血化瘀、治疗心血管病和填精补髓中可能起作用。

中药治疗老年痴呆已取得初步成效。《中国医药信息报》曾报道，4名老年痴呆患者分别服一个疗程（14d）的正心汤后，症状均有所改善。江苏省射阳县中医院刘寿康等用桃仁复苏汤治疗2例老年痴呆，均获治愈。上海中医药大学、上海中医药研究所用调心方和补肾方治疗，以三个月为一疗程，对125例患者观察发现，其智力、记忆力和精神衰退的改善十分显著，总有效率达60%以上。

除中药外还可以通过经络检测仪进行防治。通过测定人体特定腧穴的阻抗、温度、湿度、刚度等整合信息，可以诊察人体脏腑的阴阳、虚实、表里、气血、寒热、生理状况，判断人体功能及病理变化。中医经络检测仪运用多种技术通道能够营造一个客观稳定的状态，为早提示、早发现、早诊断提供科学量化依据。

3. 微量元素制剂

微量元素治疗的假设依据：体内微量元素的平衡失调，使脂质代谢紊乱加重，形成高血脂症，引起血管病变，造成缺血缺氧，导致痴呆的发生。

有人认为，微量元素学说是生命科学的前沿阵地，有关生命科学的重大突破，没有微量元素学说的参与是难以想象的。微量元素学说应用于老年痴呆的治疗一直在研究，已取得的进展有：1992年9月9日《新民晚报》报道，美国芝加哥老年病康复中心杰姆斯给200名患者服用蜜丸、口服液、施尔康微量元素合剂，凡坚持2个月者，都有明显效果，治疗3-6个月可恢复正常。金陵微量元素与健康研究所陈祥友给150例患者补充富含人体必需且比例相宜的多种微量元素功能食品，在返回结果的120例中，显效（包括治愈）84例，占70%；有效30例，占25%，总有效率达95%，已食疗2个月未见效果的6例，占5%。患者最小年龄为48岁，最大年龄为93岁。食疗显效所需时间最长的为半年，最短的仅10天。据称，此疗法对治疗脑中风后遗症、脑梗塞、脑血栓有奇效，对治疗冠心、风心、肺心、心肌病、白癜风、色素沉着等有特效。

研究中同时也发现，^{132}Ge对改善老年智力也十分理想。原广州军区后勤部药物研究所陈兆和用^{132}Ge治疗有智力障碍的老人，治疗前后采用自制的“老年人记忆量表”进行定向、记忆、识记、计算、注意力、言语、图形识别等智力测定，以治疗前后评分进步超过4分为有效，大于8分为显效。每天用100mg ^{132}Ge治疗70d后，30例中有效15例，显效5例，总有效率66.6%，无效者10例，无效率占33.3%。这对老年人无疑是个福音。

五、健脑益智类食物

大脑和神经系统的发育需要合理而充分的营养。脑需要的营养物质：脂肪、蛋白质、糖类、维生素（特别是B族、C族和E族）、矿物质和微量元素。

脂肪，特别是不饱和脂肪酸，是大脑的建筑材料和能源之一。含不饱和脂肪酸的最佳食品有桃核仁、芝麻、金针菜、野鸟和水产品，家禽、蛋类、干果、种子、果实也是较好的来源。

蛋白质是脑细胞的灵魂。含蛋白质的最佳食品有鱼类、豆类、蛋类、果仁、芝麻等。

糖是脑细胞的主要能源。含糖类的最佳食品有大米、小米、玉米、麦类、枣子、桂圆、蜂蜜等。

维生素可增加智力。最佳的A族维生素食品是鳝鱼、肝、鸡蛋、紫菜、南瓜、胡萝卜；最佳的B族维生素食品是核桃仁、芝麻、金针菜、香菇、鳝鱼、鱼子；最佳的C族维生素食品是鲜枣、金桔、菠菜、芹菜、蕃茄、青椒、柿子；最佳的E族维生素食品是麦芽、花生、大豆、芝麻、莴苣、豌豆、家禽。

矿物质可使头脑发达。最重要的矿物质是钙。最佳含钙食品有金针菜、荠菜、芹菜、菠菜、海带、海参、紫菜等。

微量元素是开启智慧的钥匙。对脑功能有益的微量元素有Fe、Cu、Zn、Mn、Se、Mo、I、Co、Cr、Ni、Sr等。富含这些微量元素的健脑益智类食品如表8-2所示。

由上可见，核桃、芝麻、枣、豆类、鱼类、蛋类、海参、海带、蘑菇、香菇、木耳、菠菜、芹菜、苋菜、荠菜、紫菜、金针菜等最富含健脑所需的营养成分，合理食用将有助于预防老年痴呆。

表8-2　富含微量元素的健脑益智类食物

元素	食物（μg/g）		
铁（Fe）	海参（18560）	苋菜（2700）	紫菜（1888）
	黑木耳（1226）	海带（951）	莴苣（871）
	菠菜（762）	荠菜（511）	
铜（Cu）	蘑菇（70.7）	香菇（33.0）	赤豆（32.1）
	莴苣（30.6）	条虾（17.9）	芝麻（16.3）
锌（Zn）	牛肉（193.0）	羊肉（149.0）	黄鳝（140.2）
	鱿鱼（136.9）	蘑菇（139.8）	猪肉（122.8）
	鹅肉（121.4）	菠菜（117.1）	墨鱼（106.6）
	条虾（98.7）	莴苣（91.6）	
锰（Mn）	海带（130.1）	莴苣（115.0）	苋菜（75.2）
	海参（72.7）	紫菜（72.4）	黑木耳（71.5）
硒（Se）	墨鱼（3.23）	条虾（3.20）	海参（2.92）
	海鳗（2.57）	黄鱼（1.92）	带鱼（1.92）
	鲳鱼（1.92）	鱿鱼（1.79）	蘑菇（1.37）
	鲫鱼（1.25）		
钼（Mo）	蚕豆（9.7）	海带（8.6）	黄豆（8.4）
	绿豆（6.1）	苋菜（6.0）	海带（5.4）
	赤豆（4.9）		
碘（I）	海带（238.9）	鸡蛋（126.8）	鸭蛋（111.1）
	香菇（70.0）	绿豆（69.0）	蚕豆（83.0）
	紫菜（50.0）		
钴（Co）	海参（4.9）	海鳗（4.3）	胖头鱼（4.0）
	墨鱼（4.0）	海带（3.6）	鲤鱼（3.3）
	条虾（3.3）	黑枣（3.3）	金针菜（3.2）

续表

元素	食物（μg/g）		
铬（Cr）	海参（27.3）	海鳗（16.5）	胖头鱼（14.0）
	条虾（13.4）	莴苣（13.3）	墨鱼（12.6）
	鱿鱼（12.6）	鲤鱼（12.2）	绿豆（11.9）
	鲳鱼（11.6）	鸡肉（10.3）	赤豆（10.1）
镍（Ni）	海带（59.6）	海鳗（56.2）	海参（50.9）
	胖头鱼（42.8）	黑枣（40.7）	金针菜（38.7）
	绿豆（35.5）	红枣（32.0）	赤豆（31.0）
锶（Sr）	海参（344.6）	海带（649.1）	苋菜（112.0）
	条虾（102.0）	荠菜（45.4）	芹菜（40.5）
	紫菜（30.8）	芝麻（26.2）	

参考文献

［1］裘家奎，顾灰超.元素与人［M］.南京：江苏科学技术出版社，1979年.

［2］秦俊法.关于锗的必需性问题［G］.全国第二届锗研讨会论文集.1993.

［3］中原昭次，山内脩.生物无机化学入门［M］.吴炳辅，吴炳昌，译.天津：南开大学出版社，1988.

［4］茹炳根，潘爱华，黄秉乾，等.金属硫蛋白［J］.生物化学与生物物理进展，1991，18（4）：254.

［5］Bettger W J and OT Dell B L. A critical physiological role of zinc in the structure and function of biomembranes［J］.Life Science，1981，28：1425.

［6］Bowen H J M. ed.元素的环境化学［M］.北京：科学出版社，1986.

［7］Frieden E. ed. Biochemistry of the Essential Ultratrace Elements［M］. New york and London：Plenum press，1984.

［8］Smith Q R. Regulation of Metal Uptake and Distribution Within Brain［M］. Nutrition and the Brain，Wurtman R J and Wurtman J.J. eds.，1990.

［9］H·A·施罗德.痕量元素与人［M］.北京：科学出版社，1979.

［10］Iyengar G V et al.Elemental Composition of Human Tissues and Body Fluids［M］. New york：Verlay Chemie，1978.

［11］Jun Yoshinaga et al.Inter. J. Environ［C］. Anal：Chem，1990.

［12］Mills C F et al. eds.Trace Elements in Man and Animals［J］. Commonwealth Agricultural Bureaut，1985（TEMA 5）.

[13] Ward N I et al.Trace Element Analytical Chemistry in Medicine and Biology[J].Walter de Gruyter, Berlin, 1988, Vol.5.

[14] Hock A et al.Trace element concentration in human brain. Activation analysis of cobalt, iron, rubidium, selenium, zinc, chromium, silver, cesium, antimony and scandium[J]. Brain a Journal of Neurology, 1975, 98: 49.

[15] Prohaska J.Functions of trace elements in brain metabolism[J].Physiological Review, 1987, 67(3): 858.

[16] Zheng Jian et al. J. Radioanal. Nucl. Chem[J]. Letters, 1992, 166(2): 97.

[17] 王夔.生命科学中的微量元素（上卷)[M].北京：中国计量出版社, 1991.

[18] Shepherd, Gordon M.神经生物学［M].蔡南山，编译.上海：复旦大学出版社, 1992.

[19] Sandstead H H.Am.J.A brief history of the influence of trace elements on brain function.[J].American Journal of Clinical Nutrition.1986, 43: 293.

[20] Markerberg W R and Ehmann W D. Trace Elements in Dementing Disorders[M]. New York: Academic Press, Inc.1988.

[21] Hameed A and Vohora S B. Elementology of Neuro-Psychiatric Disorders[J]. Elements in Health and Disease(Said M et al. eds.)1988.

[22] Pihl R O et al.Hair Analysis in Learning and Behavior Problems[J]. Hair, Trace Elements and Human Illness(Brown A C and Crounse R G. eds.), 1980.

[23] 许天宏，秦俊法，李民乾，等.北京精神分裂症患者头发中的微量元素含量变化［J].微量元素与健康研究, 1992年增刊.

[24] Barlow AC. and Crounse RG.eds.Hair, Trace Elements and Human Illness[M].California: Praeger.Publisthers, 1980.

[25] Chazot G and Broussolle E. Trace Elements in Clin[M]. Tokyo: Springer-Verlag, , Med.1989.

[26] Zatta P et al.Plasma multielemental analysis in Alzheimer's disease and multi-infarctual dementia[J]. Trace Elements in Medicine, 1993, 10(2): 85.

[27] Corrigan F M et al.Reductions of zinc and selenium in brain in alzheimer's disease[J].Trace Elements in Medicine, 1991: 8(1).

[28] 傅仁杰，老年呆病的诊断、辨证分型及疗效评定标准［J].中医杂志, 1991,(2): 56(总 120).

[29] Polmer A M and Gorshon S. FASEB J[J].生理科学进展, 1990, 4: 2745.

[30] 孙增荣，铝的神经毒作用［J].国外医学卫生学分册, 1993,(2): 67.

[31] 冯宗榴.现代微量元素研究［M].北京：中国环境科学出版社, 1988.

[32] Seeman E et al, J. Production, degradation, and circulating levels of 1, 25-dihydroxyvitamin D in health and in chronic glucocorticoid excess[J]. Clin. Invest.1980, 66: 664.

[33] 王际孝，河北省农村老年人骨矿含量调查［J］.中华老年医学杂志，1992，11(5)：298.
[34] 王际孝，成年人群骨矿含量及中老年肾虚对骨矿影响的研究［J］.中医杂志，1990，(9)：27.
[35] Mosulishvili L M et al, J. Radioanal. and Nucl［J］. Chem. Articles，1985，88(1)：121.
[36] 秦俊法，李德义，陆伟红，等.儿童和老年人头发中的铅和铁［J］.核技术，1994，(7).
[37] Brown AC. and Crounse RG eds.Hair Trace Elements and Human Illness［M］.California：Praeger Publisthers，1980.
[38] 陈祥友，裘家奎.4085例人发钴测定的研究——人发钴含量的生物钟现象［J］.全国第一届微量元素与健康学术讨论会论文集，1984.
[39] 李晖，刘汴生.老年人生理正常参考值［J］.中华医学会湖北分会，1984.
[40] 张明园.痴呆和Alzheimer病的患病率研究［J］.中华医学杂志，1990，70(8)：424.
[41] 李延锋.老年性痴呆的药物治疗［J］.中华老年医学杂志，1991，10(4)：241.
[42] 倪健伟.钟雷编.中医健脑益智疗法.北京：中国医药科技出版社，1990.
[43] 胡照明.中国中医秘方大全（上册）.上海：文汇出版社，1989.
[44] 伉铁儁，吴赛文.锗的化学文摘（第一辑）［M］.天津市工业试验所，1963.
[45] 付佳华，亢富生，陈巧稳，等. 28种治疗心血管疾病常用中草药微量元素测定分析［J］.河北中医，1985，(1)：19.
[46] 朱梅年，试论中医“肾”的物质基础——有关微量元素锌、锰的探讨J］.中医杂志，1983，(5)：66.
[47] 戴存兵.中草药中微量元素的研究［M］.中国科学院上海原子核研究所硕士学位论文，1991.
[48] Behnke J A，Finch C E and Moment C B. The Biology of Aging［C］. Plenum Press，1979.
[49] 王玲.生理卫生教学参考资料［M］.北京：北京师范大学出版社，1985.
[50] 尉挺.现代临床心脏病学［M］.北京：人民军医出版社，1991.
[51] 王玲.生理卫生教学参考资料［M］.北京：北京师范大学出版社，1985.
[52] 孙怡，陈艳，陈士奎，等.中风防治200问［M］.北京：金盾出版社，1993.
[53] 张光武，符捷.骨质疏松与增生防治200问［M］.北京：金盾出版社，1993.
[54] 黄宗枝，陆介禧，周洪弟，等.上海地区食物中微量元素水平研究［M］.中国科学院上海原子核研究所资料，1990.
[55] 刘安西，王秀玲.分子神经生物学［M］.天津：南开大学出版社，1992.

第二编

微量元素与脑部疾病

微量元素失衡致病学说的提出是微量元素与脑部疾病关系研究中第二个具里程碑意义的重要事件。

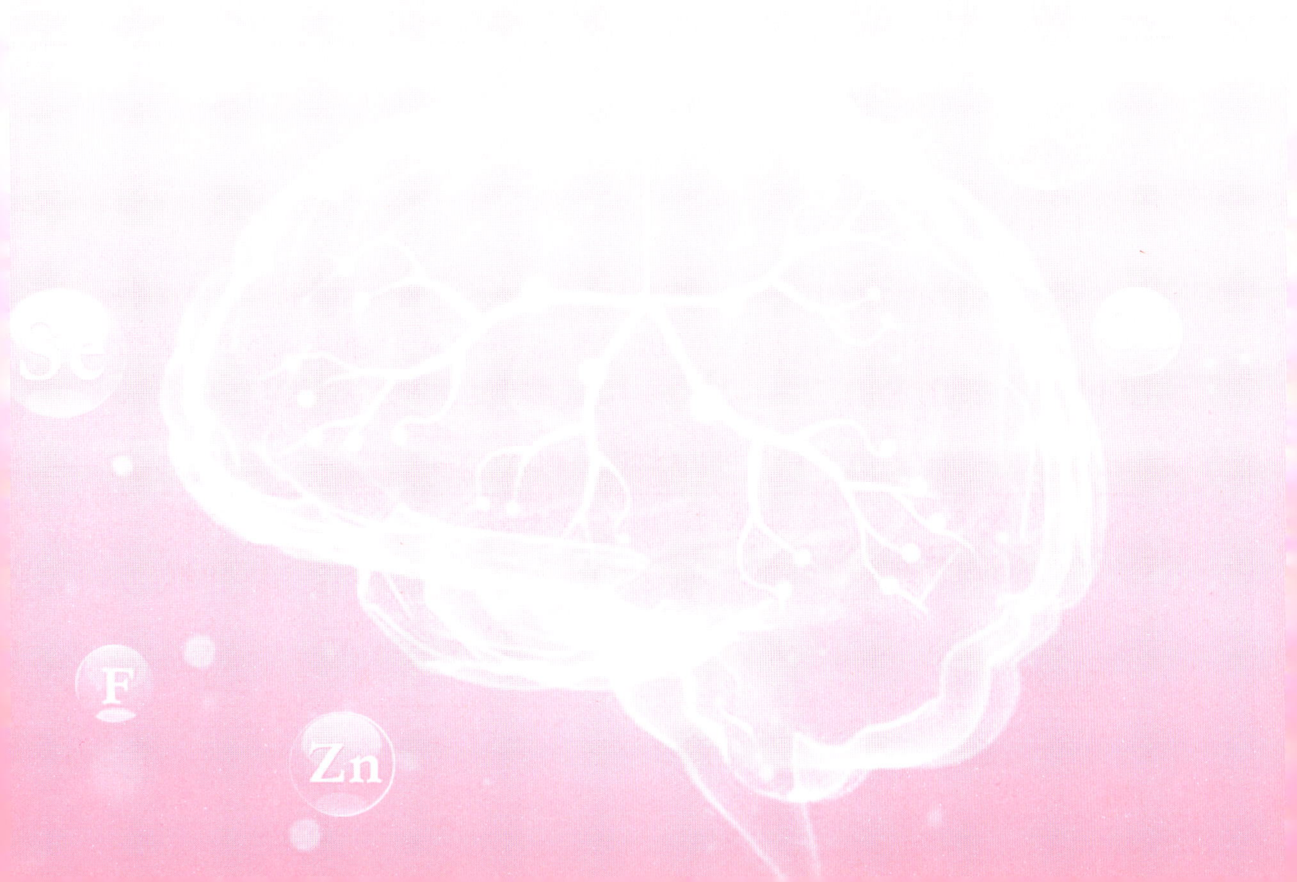

第九章

微量元素与血管性痴呆

摘要：血管性痴呆是仅次于阿尔茨海默病的第二大类型痴呆群。随着心血管疾病和人口老龄化的增加，血管性痴呆已成为影响人类健康的又一重大公共卫生问题。从中国血管性痴呆的流行状况、中国血管性痴呆的危险因素、微量元素在血管性痴呆中的作用三个方面论述微量元素在血管性痴呆预防和治疗中的潜在意义。

一、中国的血管性痴呆现状

血管性痴呆（VD）是指由脑血管病，包括缺血性脑血管病、出血性脑血管病，以及急性和慢性缺氧性脑血管病引起的认知功能障碍临床综合征，是全球仅次于阿尔茨海默病（AD）的第二大类型痴呆群，已成为严重威胁人类健康的重大问题。本章介绍VD的流行病学特征及其与微量元素的关系。

流行病学研究表明，我国55岁及以上人群的VD患病率约为0.7%—0.9%，发病率约为（0.24—0.34）/100人·年，死亡率约为（12—18）/100人·年。目前，我国约有VD患者230万人，随着人口老龄化的发展，VD患者人数将随之增加。

1. 血管性痴呆的患病率

关于中国VD的流行状况，已有多人开展过系统评述和Meta分析。曲艳吉等探讨了1980—2011年中国社区人群VD的患病率，共获49篇研究报告、55组数据，涉及中国19个省和直辖市，总样本量达231 413人，VD总患者数1821人（表9-1）。

表9-1　中国55岁以上人群的VD患病率

第一作者（年）	调查时间	调查人数	患病例数	患病率/%
陈学诗（1987）	1986	8740	35	0.40
张明园（1989）	1989	5055	40	0.79
LI（1989）	1986	1090	8	0.73

续表

第一作者（年）	调查时间	调查人数	患病例数	患病率/%
陈建源（1989）	—	8037	86	1.07
G　Li（1991）	1985—1989	739	5	0.68
陈昌惠（1992）	1986	5172	26	0.50
毛瑞河（1993）	1992	1982	22	1.11
高至胜（1994）	1991	5126	11	0.21
王　道（1995）	—	1515	4	0.16
张华荣（1996）	1992	15 614	99	0.63
吴传东（1996）	—	2528	3	0.12
汤先镗（1998）	1996	501	16	3.19
余金龙（1998）	1995	1018	9	0.88
WANG（1998）	—	1448	7	0.48
吕书臣（1998）	1995—1996	1689	17	1.01
肖志杰（1999）	1997—1998	3287	26	0.79
李增金（1999）	1994—1995	1027	25	2.43
干天祥（1999）	1998	2749	27	0.98
唐牟尼（1999）	1994	5987	11	0.18
WANG（2000）	1994	5003	51	1.02
张展星（2000）	—	1186	5	0.42
屈秋民（2001）	1997—1998	4850	54	1.11
张振馨（2001）	1997—1998	5743	90	1.57
周　玢（2001）	1997	15 910	98	0.62
孙月吉（2001）	1999	2000	91	4.55
费伟民（2001）	1999	462	10	2.16
邹开利（2002）	2001	1519	9	0.59
杨期东（2002）	2000—2001	2257	20	0.89
汤　哲（2002）	1996—1997	2788	43	1.54
朱济瑛（2002）	1998—1999	2014	27	1.34
沈金荣（2002）	1998	2038	6	0.29

续表

第一作者（年）	调查时间	调查人数	患病例数	患病率/%
沈金荣（2002）	1999	2184	10	0.46
沈金荣（2002）	2000	2237	12	0.54
梁柳娟（2003）	2002	1418	14	0.99
吴传东（2003）	2002	9770	28	0.29
马　崔（2005）	2001—2002	3780	44	1.16
袁也丰（2005）	2002	2126	14	0.66
唐牟尼（2005）	1997—1998	5353	21	0.39
唐牟尼（2005）	2000—2001	3908	18	0.46
ZHANG（2005）	1997—1998	34 807	295	0.85
ZHANG（2006）	1997—1998	8694	121	1.39
ZHANG（2006）	1997—1998	4850	51	1.06
ZHANG（2006）	1997—1998	15 910	98	0.62
ZHANG（2006）	1997—1998	5353	25	0.47
LI（2007）	1997—1999	1593	15	0.94
谭杰华（2007）	2007	3908	18	0.46
唐牟尼（2007）	2001—2002	5276	45	0.85
黄文湧（2007）	2005	3229	18	0.56
周晓辉（2008）	2004—2007	6682	75	1.12
闫　芳（2008）	2004	1160	22	1.90
王红艳（2009）	2007—2008	618	10	1.62
陈　彬（2009）	2006—2007	2373	35	1.47
ZHAO（2010）	1997—1998	17 018	98	0.58
樊清华（2011）	2008	1826	18	0.99
孙宏贤（2012）	2010—2011	1472	18	1.22
合计		231 413	1821	0.79

将原始研究结果合并，得到中国55岁以上人群VD患病率为0.8%（95% CI=0.7%—0.9%）；60岁以上人群VD患病率为0.9%（95% CI=0.7%—1.0%）。这一结果与前3次Meta分析结果相近（表9-2）。

表9-2　中国VD患病率的历次Meta分析结果

第一作者（年）	调查年段	最低年龄	纳入文献数	患病率/%
LIU（2003）	1990—1999	60	17	0.74
DONG（2007）	1980—2004	60	25	0.8
ZHANG（2012）	1980—2010	60	48	0.9
曲艳吉（2013）	1980—2011	60	49	0.9

该研究同时发现，1980—2011年间，我国社区55岁以上人群VD患病率呈缓慢上升趋势，中间虽略有波动，但基本维持在0.8%上下；患病率的总趋势大致是北方高于南方，城市高于农村，男性略高于女性。中国VD患病率随年龄增大而升高（表9-3）：60—64岁年龄段与80岁以上年龄段比较，患病率从0.2%升至2.4%，在60—80岁，年龄每增大5岁，VD患病率约增大1倍。周晓辉等对新疆南疆、东疆、北疆及乌鲁木齐市年龄大于50岁以上的维吾尔族、汉族老人进行的调查也表明，不同年龄段VD患病率随年龄增大而增加：维吾尔族——X^2=12.301，P=0.006；汉族——X^2=13.871，P=0.003。汉族的年龄变化差异更为明显：80岁以上年龄段（VD患病率=3.03%）增加了6.8倍。

表9-3　中国55岁以上人群VD患病率的人口学特征

人口学特征	分层	纳入文献数	样本量	患病率/%
年龄	55—59	5	4568	0.2（0.1—0.4）
	60—64	10	8928	0.2（0.1—0.3）
	65—69	11	10 130	0.5（0.3—0.7）
	70—74	11	8283	1.0（0.6—1.3）
	75—79	11	4862	1.8（1.3—2.3）
	80+	15	5492	2.4（1.8—2.9）
性别	男	29	58 780	0.8（0.6—1.0）
	女	29	68 487	0.7（0.6—0.8）
文化程度	文盲	12	13 654	1.5（1.1—2.0）
	小学	12	11 465	0.8（0.5—1.1）
	初中及以上	12	11 807	0.6（0.4—0.8）
居住地	农村	7	9993	0.9（0.8—1.1）
	城市	7	11 899	1.3（0.6—1.9）

注：（　）内为95%置信区间（95%CI）。

2. 血管性痴呆的发病率

曲艳吉等在对1980—2011年中国血管性痴呆流行病学的Meta分析中，引入7篇有关VD发病率的文献，得到的VD发病率合并值为0.27/100人·年（表9–4），VD的2年、3年和5年累积发病率分别为0.64%、0.73%和1.57%，男性高于女性（分别为0.29/100人·年和0.19/100人·年），随年龄增长而升高，随文化程度升高而降低（表9–5）。

表9–4　中国55岁以上人群的VD发病率（1/100人·年）

第一作者（年）	地区	调查年段	最小年龄	随访的人数	发病率
LI（1991）	北京	1985—1989	60	2475	0.24
ZHANG（1998）	上海	1987—1992	65	9850	0.30
闫芳（2002）	北京	1987—1999	60	2806	0.32
洪震（2004）	上海	1997—2001	55	11 009	0.25
屈秋民（2005）	西安	1998—2001	55	6886	0.12
LI（2006）	北京	1997—1999	60	2781	0.32
吴晓光（2010）	北京	1997—2004	60	16 379	0.34

注：随访52186人·年，VD发病率合并值为0.27（95%CI=0.20—0.34）/100人·年。

表9–5　中国60岁以上人群VD发病率的人口学特征

人口学特征	分层	发病率（1/100人·年）
年龄	60—64	0.14
	65—69	0.20
	70—74	0.33
	75—79	0.55
	80+	0.57
文化程度	文盲	0.26
	小学	0.23
	初中及以上	0.15

CHAN等在对1990—2010年痴呆流行病学的系统评论中，利用13篇前瞻性研究数据估算了VD的发病率，随访71 518人·年，VD发病率为0.24/100人·年。

3. 血管性痴呆的死亡率

根据上海和北京地区VD患者的随访研究数据，中国社区55岁以上人群VD死亡率的合并值为14.6（95%CI=6.7—22.4%）/100人·年（表9-6）。

表9-6　中国55岁以上人群的VD死亡率（1/100人·年）

第一作者（年）	地区	调查年段	随访人数	死亡人数	死亡率
KATG man（1994）	上海	1987—1989	106	13	12.26
KATG man（1994）	上海	1987—1992	265	41	15.47
张振馨（2001）	北京	1997—1999	148	27	18.24
汤　哲（2003）	北京	1997—2000	129	9	14.72

WEN等对北京地区痴呆及其亚型死亡率的研究显示，高龄、低教育年限和居住在农村是VD高死亡率的危险因素（表9-7）。

表9-7　中国北京55岁以上人群VD死亡率的人口学特征

人口学特征	分层	死亡率，1/100人·年	相对危险度
年龄	55—64	0.18	1.00
	65—74	0.38	2.11
	75—84	0.79	4.38
	85+	1.27	7.05
受教育年限	＜1年	0.50	1.00
	1—6年	0.32	0.64
	6+	0.17	0.34
居住地区	城市	0.16	1.00
	农村	0.48	3.00

4. 血管性痴呆的构成比

中国55岁以上人群VD的构成比（占总痴呆数的比例）在不同的报道中有很大的差异（表9-8），但几篇综述报道合并值比较接近，曲艳吉对62篇文献所作的评估值为30.6%（95%CI=26.7%—34.5%），CHAN等对75篇作综合分析得到的平均值为24.2%（95%CI=17.4%—32.7%），WU等对76篇文献作系统评述所得平均值为28.5%。

表9-8　中国60岁以上人群痴呆患病率及构成比

第一作者（年）	患病率/%	构成比		
		AD	VD	其他
GAO（1983）	4.19	—	—	—
GAO（1988）	3.70	53.70	23.15	23.15
YU（1988）	5.94	57.45	24.82	17.73
CHANG（1989）	0.61	—	—	—
LI（1989）	1.28	—	—	—
ZHANG（1989）	2.99	72.42	20.63	6.95
CHEN（1992）	0.75	—	—	—
YE（1992）	1.90	—	—	—
MAO（1993）	2.78	—	—	—
GAO（1994）	0.86	75.00	25.00	0.00
WANG（1994）	1.00	46.15	—	—
YU（1994）	5.27	75.17	—	—
WANG（1995）	0.86	—	—	—
LIU（1995）	1.27	62.07	—	—
WANG（1995）	2.18	81.82	12.12	6.06
WU（1996）	0.59	73.33	20.00	6.67
ZHANG（1996）	1.06	—	—	—
LIU（1996）	4.21	74.84	20.13	5.03
XUE（1997）	1.43	48.94	—	—
LEE（1997）	4.10	47.92	45.83	6.25
LOU（1998）	1.17	85.19	14.81	0.00
CHEN（1998）	1.79	20.83	77.08	2.08
LIU（1998）	2.50	79.55	6.82	13.64
LIN（1998）	3.68	41.18	58.82	0.00
TAN（1998）	5.13	—	—	—
CHIU（1998）	5.99	78.69	14.75	6.56
LV（1998）	7.05	84.87	14.29	0.84
LI（1999）	2.51	55.00	37.50	7.50
XIAO（1999）	6.34	—	—	—

续表

第一作者（年）	患病率/%	构成比		
		AD	VD	其他
WANG（1999）	5.25	60.00	25.00	15.00
LI（1999）	6.10	—	—	—
FAN（2000）	1.47	—	—	—
WANG（2000）	2.67	76.22	14.69	9.09
ZHANG（2000）	2.74	72.80	16.82	10.28
LAI（2000）	8.90	85.58	10.81	3.60
QU（2001）	3.50	58.36	28.13	12.50
FEI（2001）	3.53	58.48	31.58	9.94
ZHANG（2001）	4.40	—	—	—
SUN（2001）	9.00	26.87	50.56	22.78
SHEN（2002）	1.13	69.57	26.09	4.35
SHEN（2002）	1.19	61.54	38.46	0.00
SHEN（2002）	1.43	62.50	37.50	0.00
TANG（2002）	3.15	64.78	26.42	8.81
WANG（2002）	5.19	—	—	—
ZHOU（2002）	5.41	40.46	30.53	29.01
TANG（2002）	7.46	67.31	20.57	12.02
WU（2003）	0.60	47.46	47.46	5.08
LIANG（2003）	4.56	48.09	34.35	17.56
CHEN（2004）	0.73	35.87	59.78	4.35
TANG（2005）	1.74	82.69	10.59	6.73
TANG（2005）	2.62	54.85	30.23	15.12
TANG（2005）	2.74	72.90	16.82	10.23
YUAN（2005）	4.16	61.95	32.74	5.31
ZHOU（2006）	2.32	80.48	19.52	0.00
ZHANG（2006）	2.83	50.00	—	—
HUANG（2007）	1.95	64.06	28.13	7.81
TANG（2007）	2.68	51.49	38.05	10.45
YAO（2008）	3.86	25.71	68.57	5.71
RODRIGUEZ（2008）	6.13	60.32	39.68	0.00

续表

第一作者（年）	患病率/%	构成比		
		AD	VD	其他
LI（2008）	7.31	68.02	11.68	20.30
LI（2008）	10.25	76.15	23.85	0.00
WEI（2009）	4.58	78.46	21.54	0.00
CHEN（2009）	5.93	—	—	—
WANG（2009）	8.41	80.77	19.23	0.00
ZHOU（2010）	2.95	71.28	28.72	0.00
WANG（2010）	4.91	—	—	—
JI（2010）	8.39	—	—	—
PENG（2010）	17.22	—	—	—
LI（2011）	1.95	—	—	—
LAI（2011）	2.07	69.81	30.19	0.00
FAN（2011）	3.47	69.95	24.59	5.46
YE（2011）	5.73	83.91	10.34	5.73
CHEN（2011）	7.20	—	—	—
KONG（2011）	7.24	67.30	—	—
CHEN（2011）	10.57	—	—	—
SUN（2012）	2.40	—	—	—

丁玎等和于大林等报道上海城区和四川省人民医院门诊患者的VD构成比分别为16.0%和25.0%。总体而言，在痴呆的亚分类中，AD占首位，占总痴呆数的63%左右，VD占第二位，约占痴呆总数的25%，其他类型的痴呆约占12%。但有些地区的VD患病率可能会高于AD患病率，如北京、上海、海南、辽宁、山东等省市曾报道VD构成比超过50%（表9-9）。VD构成比与调查或确诊时间似无关系。

表9-9　中国VD构成比的地区分布　　（单位：%）

地区	报道值	小计
北京	30.70，57.14，41.67，66.67，61.54，39.68 38.06，34.35，20.67，37.50，45.83	43.07
上海	24.69，12.12，15.15，20.50，58.82，26.09 38.46，37.50，20.63，22.78	27.67

续表

地区	报道值	小计
广东	14.75, 21.54, 24.18, 24.59	21.27
海南	61.49, 20.00, 47.46	42.98
湖南	25.00, 30.23, 30.77	28.67
山东	53.85, 32.14, 19.23	35.07
四川	10.58, 14.69, 16.82	14.03
福建	37.93, 24.82	31.38
浙江	14.29	14.29
安徽	18.62	18.62
陕西	31.58	31.58
辽宁	50.56	50.56
重庆	10.35	10.35
江西	15.73	15.73
湖北	16.82	16.82
贵州	28.13	28.13
山西	28.13	28.13
上海、西安、成都、北京	25.85	25.85
平均	30.56 ± 14.92	26.9 ± 11.2

5. 痴呆人数估计

根据2001年国际统计资料，中国是世界上痴呆人数最多的国家，也是世界上痴呆增长速度最快的国家之一。从2001年到2040年，发达国家痴呆人数预计以100%的比率增长，但中国、印度、东南亚及西太平洋邻国将以300%的比例增加，其中中国的增长比例为336%。

有2个典型的研究报告估算了中国的痴呆人数，一是CHAN等根据1990—2010年75篇文献对55岁以上人群痴呆患病率数据估算的痴呆人数：1990年为368万人，2000年为562万人，2010年为919万人，其中AD患者数分别为193万、371万和569万人；二是WU等根据1980—2012年76篇文献对60岁以上人群（香港、台湾地区为65岁以上人群）痴呆患病率数据估算的痴呆人数：中国大陆为818万人，台湾为15万人，而中国香港为6万人，合计839万人（表9-10）。

表9–10　根据60岁以上人群痴呆患病率数据估算的痴呆人数

地区		总人口/百万	老年人口/百万	患病率/%	痴呆人数/百万
中国大陆	北部	563.8	73.4	5.1（4.1，6.1）	3.76
	中部	492.4	73.3	4.4（3.2，5.6）	3.22
	南部	276.6	30.9	3.9（2.3，5.4）	1.20
	合计	1332.8	177.6	4.6（3.4，5.8）	8.18
中国香港		6.9	0.9	6.8（3.8，9.8）	0.06
中国台湾		23.2	2.5	5.7（3.2，8.2）	0.15
总计		1362.9	181.0	4.6（3.4，5.8）	8.39

注：①年龄：大陆60+，香港65+，台湾65+；②（　）内为95%CI；③总人口和老年人口数为2010年数据。

这两次评估得出的中国大陆痴呆人数相差100万人，其原因主要有两个：一是起算的年龄不同，前者为55岁以上人群，后者为60岁以上人群；二是痴呆患病率数据不同，前者采用多种方法确诊的病例，后者主要基于DSM—IV诊断标准，前者患病率高于后者（表9–11）。根据痴呆的相应构成比数据，可以算得中国55岁以上人群AD患者约有628万人，VD患者约有222万人；60岁以上人群中，AD和VD患者分别约有534万人和239万人。从痴呆患病率的年龄分布模式可以发现，年龄每增加5岁，痴呆患病率就接近翻倍。随着社会人口老龄化的增大，今后痴呆人数将明显增加，每20年就可增加1倍，预计到2030年可达到2000万人，而到2050年则可能超过4000万人。

表9–11　中国痴呆患病率文献值比较　（单位：%）

年龄分层	CHAN（2013）	WU（2013）
55—59	0.68	—
60—64	1.35	0.60
65—69	2.58	1.90
70—74	4.76	3.45
75—79	8.50	5.70
80—84	14.63	9.35
85—89	24.32	18.70
90+	39.03	26.40
痴呆总人数/百万	9.19	8.18

二、血管性痴呆的危险因素

血管性痴呆的分类主要有以下5种：

①按病因及病理特点分类：

多梗死性痴呆：由多个小中型梗死引起，通常累及大脑皮质，导致认知功能下降。

关键部位梗死性痴呆：涉及大脑的关键部位，如丘脑或基底节，导致特定的认知障碍。

大面积脑梗死痴呆：由单一大面积梗死引起，通常影响广泛的脑区。

皮质下动脉硬化性脑病（Binswanger病）：主要累及大脑白质，导致步态障碍和尿失禁等症状。

出血性痴呆：由脑出血引起，可能导致急性或慢性的认知功能下降。

混合性痴呆：同时包含上述多种类型的病理改变。

②按病变部位分类：

皮质型：包括大血管性、栓塞性和低灌注性痴呆。

关键部位型：包括大血管性、栓塞性、小血管型和低灌注性痴呆。

皮质下型：包括小血管性、低灌注性和不完全梗死性痴呆。

③按临床表现分类：

卒中后痴呆：在卒中后6个月内出现的不可逆认知能力下降。

皮质下血管性痴呆：主要表现为皮质下区域的缺血损伤。

多发脑梗死性痴呆：由多次小梗死引起，逐渐累积导致认知功能下降。

④按影像学和病理特征分类：

多发性腔隙性梗死痴呆：由多次腔隙性梗死引起，通常累及脑深部结构。

缺血性和出血性脑损害所致的痴呆：分别由缺血和出血引起的脑损伤导致。

低血氧-低灌流性痴呆：由于脑部供血不足导致的认知功能障碍。

⑤其他分类方式：

家族性脑淀粉样血管病：由遗传性脑淀粉样蛋白沉积引起的痴呆。

动脉硬化性痴呆：由动脉硬化引起的慢性脑供血不足。

临床和流行病学调查发现，血管性痴呆与脑卒中、阿尔茨海默病有着共同的危险因素。

蔡敏研究了85例血管性痴呆患者的危险因素分布情况，与100例对照人群相比较，两组之间在贫血、高血压、糖尿病、暂时性脑缺血发作和冠心病史之间存在显著差异（表9-12），其中高血压是所有危险因素中最重要的因素。在单因素分析中，还发现吸烟史和年龄也有显著差异（$P<0.0001$）。

表9-12　VD危险因素的Logistic分析结果

危险因素	回归系数	OR（95%CI）	P
高血压	1.424	4.15（2.05，8.46）	0.0001
糖尿病	0.745	2.13（1.18，3.89）	0.015
冠心病	0.723	2.05（1.08，3.89）	0.030
暂时性脑缺血发作	0.742	2.10（1.13，3.89）	0.023
高脂血症、贫血	0.551	1.74（0.94，3.20）	0.087
年龄	0.037	1.06（0.98，1.10）	0.177

吴晓光等对北京市社区2786例60岁以上人群进行7.25年随访研究，随访期间新发现56例VD患者，经多分类logistic回归分析证实，男性、文盲、卒中、血压（收缩压）高是VD发病的危险因素（表9-13）。

表9-13　北京市新发VD危险因素的logistic分析结果

危险因素		OR（95%CI）	P
性别	男	1.993（1.045，2.798）	0.032
	女	1.000	
受教育年限	0	3.100（1.124，8.548）	0.029
	1—6	2.506（0.919，6.830）	0.073
	7+	1.000	
收缩压/mmHg	＜120	0.253（0.092，0.695）	0.008
	120—139	0.229（0.102，0.512）	0.000
	140—159	0.220（0.096，0.511）	0.000
	160—179	0.409（0.172，0.968）	0.042
	180^{+}	1.000	
卒中	否	0.177（0.094，0.332）	0.000
	是	1.000	

赵德山等在中国15个省、市、自治区25个不同脑卒中发病地区对12万人进行脑卒中相关因素研究。对34项化验指标中的20项指标进行主成分分析时，发现第一主成分主要与血压、血糖、胆固醇（Ch）、低密度脂蛋白胆固醇（LDL—Ch）、身体质

量指数（BMI）、载脂蛋白B（ApoB）、C—肽、胰岛素等呈正相关，而与载脂蛋白Al（ApoAl）、血糖/胰岛素比值、ApoAl/ApoB比值呈负相关（表9–14），故认为可把前者称为脑卒中的危险因素，后者称为脑卒中的保护因素。脑卒中致VD的发生率约为23%，其中缺血性脑卒中致VD的发生率明显高于其他脑卒中，丘脑、额叶、颞叶、顶叶致VD的比例又明显高于基底核病变致VD的发生率。

表9–14　脑卒中相关因素的第一主成分因子负荷

相关因素	因子负荷	相关因素	因子负荷
年龄	0.184	HDL—Ch	0.185
身高	−0.091	BMI	0.478*
体质量	0.350	ApoAl	−0.449*
收缩压	0.710*	ApoB	0.679*
舒张压	0.566*	C—肽	0.512*
血糖	0.427	胰岛素	0.593*
HCT	−0.327	血糖/胰岛素	−0.400*
Ch	0.680	血糖/C—肽	−0.189
TG	0.232	ApoAl/ApoB	−0.643*
LDL—Ch	0.657*	VLDL—Ch	0.139

注：“*”表示显著相关。

吕丽华等研究了25例AD、30例VD和30例无痴呆症的对照患者（CC组）的血脂水平，结果表明，AD组和VD组的总胆固醇、三酰甘油、LDL—ch水平均显著高于CC组，而ApoAl则低于CC组。

加拿大医疗研究议会科学大使、麦吉尔大学增龄研究中心主任瑞德·普瓦里耶等认为，AD的危险因素除年龄、受损基因外，还包括：

①40—50岁高血压控制不住的个人史；

②40—50岁高胆固醇血症的个人史；

③糖尿病或代谢综合征的个人史；

④肥胖的个人史；

⑤伴或不伴有呼吸暂停史；

⑥受教育年限少于12年。

以上的一些AD危险因素和心血管疾病的危险因素也有很大的联系。该作者认为，我们有理由期待，在将来的几十年里，可以具体地估计更好地控制心血管因素

（高脂血症、糖尿病、高血压、代谢综合征、肥胖）带来的好处，现在通过改变生活方式和用药控制心血管风险已在全世界范围普及开来，可以期待AD和VD的流行和发病会有一个间接但显著的回落。胡军等也认为，脑心血管病和阿尔茨海默病有共同的危险因素。

近年来，人们越来越认识到微量元素平衡在痴呆发病和治疗中的重要性。以微量元素和阿尔茨海默病为例，在2014年前的30年中，标题中含有“metals”和“Alzheimer’s disease”的英文文献数就多达215篇，每10年平均以4倍的速率增加（表9-15）。

表9-15　关于微量元素与痴呆关系的英文文献数

年份	文献数	年份	文献数	年份	文献数
2023	405	2014	23	1999	4
2022	350	2013	22	1998	2
2021	333	2012	23	1997	0
2020	378	2011	26	1996	2
2019	338	2010	9	1995	1
2018	345	2009	12	1994	1
2017	391	2008	14	1993	0
2016	329	2007	13	1992	3
2015	343	2006	10	1991	1
小计	3274	2005	7	1990	2
		2004	15	1989	0
		2003	8	1988	1
		2002	6	1987	0
		2001	2	1986	1
		2000	6	其他	1
		小计	174	小计	41

注：①以题名中含“metals”及“Alzheimer'sdisease”为主题词在读秀学术搜索网（www.duxiu.com）上检索，②查找日期：2024/3/25。

三、微量元素在血管性痴呆中的作用

有人认为，VD是目前唯一可以预防的痴呆，预防的关键在于控制发生该病的危险因素。然而，各种危险因素似乎都与微量元素密切相关，因而微量元素在痴呆预防和治疗中的作用的相关研究备受关注和重视。

1. 微量元素与血管性痴呆危险因素（一）

高血压、糖尿病、高脂血症和冠心病是VD的主要危险因素。研究表明，这些疾病的发生和发展均与微量元素有关。

微量元素对血压、血糖均具调控作用。微量元素对血压的调控主要通过：①调节心血管功能；②影响血调激素；③影响血压调节元素的排泄；④影响血压调节元素的相互作用。有升压作用的元素包括Na、Fe、Pb、As、Ti、Cu、Ba，有降压作用的元素包括K、Mg、Zn、Ca，两者兼有的元素包括Cd、Li、Se、Hg等。

微量元素对血糖的调控主要通过影响胰岛素活性及影响糖类代谢来实现。微量元素对胰岛素的合成、分泌、贮存、活性以及能量代谢起着重要作用，而胰岛素分泌的绝对或相对不足也影响微量元素的体内代谢。钟广涛等（1996年）的研究表明，1型糖尿病大鼠血和毛发的共同特征元素为Al、As、Se、Fe、Cu、Ti、V、Zn和Ca，而2型糖尿患者的血和头发的共同特征元素为As、Se、Ti、Zn、Ni、Cr、Ca、Mg。这似乎表明，糖尿病的发生与As、Se、Ti、Zn、Ca等10多种元素的不平衡有关，其中Al、Fe、Cu、V和Cr、Ni、Mg则可能分别代表两类糖尿病的基本特征或标志性元素。

微量元素在心肌的收缩与舒张、细胞膜的结构和功能、血脂的代谢与稳定、自由基的催化与抑制，以及血压的调节和血液凝固中起着至关重要的作用。迄今的研究表明，各类心血管病至少与35种元素含量异常相关（表9-16）。

表9-16 心血管患者体内含量异常的元素

序号	元素	血清	头发	组织	全血
1	银（Ag）			√	
2	铝（Al）		√		√
3	砷（As）		√	√	√
4	金（Au）			√	
5	硼（B）				√
6	钡（Ba）			√	√
7	铍（Be）	√			
8	钙（Ca）	√	√	√	
9	镉（Cd）	√	√	√	√
10	氯（Cl）			√	
11	钴（Co）	√	√	√	√

续表

序号	元素	血清	头发	组织	全血
12	铬（Cr）	√	√	√	√
13	铜（Cu）	√	√		√
14	氟（F）		√		
15	铁（Fe）	√	√	√	√
16	汞（Hg）			√	
17	钾（K）		√	√	
18	镧（La）			√	
19	锂（Li）				√
20	镁（Mg）	√	√	√	√
21	锰（Mn）	√	√		√
22	钼（Mo）	√	√		
23	钠（Na）		√	√	
24	镍（Ni）	√	√		√
25	磷（P）		√	√	
26	铅（Pb）	√	√		√
27	铷（Rb）	√		√	√
28	硫（S）			√	
29	锑（Sb）			√	
30	硒（Se）	√	√	√	√
31	硅（Si）				√
32	锶（Sr）		√		
33	钛（Ti）		√		
34	钒（V）	√	√		√
35	锌（Zn）	√	√	√	√

注：“√”表示已发现与正常人有显著差异。

2. 微量元素与血管性痴呆危险因素（二）

增龄、肥胖、Apo、Ch、甘油三酯（TG）、LDL等是VD的重要危险因素，研究表明，这些因素也与微量元素密切相关。

赵德山研究了脑血管病危险人群血清中Zn、Cu、Fe和Ca、Mg、K、Na含量与血清载脂蛋白、脂蛋白胆固醇、血细胞压积的关系。结果发现，这些指标均与多种元素含量或元素比值显著相关。血细胞压积（HCT）是影响全血黏度的最主要因素，逐步回归分析显示，Fe、Ca与HCT呈显著正相关，Cu、Na、Mg和Ca/Mg比值与HCT呈显著负相关，与HCT关系密切的顺序为Fe、Cu、Na、Mg、Ca和Ca/Mg比值。

朱世明等对高脂血症患者的血脂水平与血清微量元素关系作了相关分析（表9-17）。结果发现，血清Ni、Cd、Pb、Al水平与血清总胆固醇（TC）、TG、LDL-Ch、ApoB及动脉硬化指数（AI）呈显著正相关，与ApoAI、HDL-Ch、ApoAI/ApoB比值呈显著负相关，而血清Cr、Mn、Fe则与血清HDL-Ch、ApoAI、ApoAI/ApoB比值呈显著正相关，与TC、TG、LDL-Ch、ApoB及AI水平呈显著负相关。

表9-17　微量元素与血脂水平的相关关系

文献	元素	APOA1	APOB	LDL-Ch	TC	HDL-Ch	TG
赵德山等	Zn	−0.077	0.051	0.236**	0.259**	−0.081	0.042
n=217–519	Cu	0.233**	0.005	−0.148**	−0.170**	0.132**	−0.158**
	Fe	−0.143*	0.052	0.163**	0.206**	0.005	0.065
	Ca	−0.001	0.030	−0.193**	−0.206**	0.161**	−0.151**
	Mg	−0.218**	0.114	0.103*	0.117**	0.061	0.005
	K	0.001	0.039	−0.094*	−0.089**	0.029	−0.040
	Na	0.008	0.011	0.086	0.067	−0.069	−0.041
	Zn/Cu	−0.215**	0.020	0.363**	0.408**	−0.214**	0.241**
	Ca/Mg	0.046	−0.031	0.016	−0.004	−0.061	−0.044
	Na/K	0.066	−0.045	0.134**	0.114**	−0.064	0.031
朱世明等	Cr	0.187*	−0.274***	−0.309***	−0.318***	0.278***	−0.271***
n=171	Mn	0.171*	−0.156*	−0.173*	−0.177*	0.235***	−0.250***
	Fe	0.232**	−0.207**	−0.193*	−0.177*	0.358***	−0.254***
	Ni	−0.035	0.197*	0.343***	0.336***	−0.258***	0.193*
	Cd	−0.169*	0.297***	0.173*	0.177*	−0.187*	0.190*
	Pb	−0.281***	0.209**	0.316***	0.306***	−0.451***	0.356***
	Al	−0.132	0.169*	0.155	0.148	−0.230**	0.179*

注：①APOA1—载脂蛋白A1，LDL—Ch—低密度脂蛋白胆固醇，TC—总胆固醇，TG—甘油三酯；②*$P<0.05$，**$P<0.01$，***$P<0.001$。

3. 血管性痴呆患者的微量元素含量异常

与心血管病患者相类似，VD患者体内微量元素状况也处于失衡状态或发生了再分布，一些元素的含量出现了异常增高，另一些元素则出现了异常降低或元素比例发生了变化。但不同的研究者得到的结果不一定一致。

谢晓枫等分析了29例VD患者血清中的Zn和Cu含量，与38例对照组比较，患者Cu含量显著升高，而Zn含量则显著降低。宋明伟等（1997年）对不同程度（轻、中、重）VD患者（n=30）所做的研究表明，患者血清Zn、Cu、Fe、Ca、Mg、Se含量与对照组（n=22）无显著差异。张守宇等（2010年）观察到VD患者（n=20）的血浆Cu、Pb含量高于对照组（n=30），但其他元素（Zn、Fe、Cr、Co、Se、Ca、Mg、Hg）两组间无显著差异。

徐武平等研究了40例VD患者红细胞内8种微量元素的变化情况，这些患者中包括多梗死性痴呆19例、腔隙性脑梗死合并脑萎缩5例、皮质下动脉梗死性脑病16例。与对照组（n=40）比较发现，痴呆组Zn、Mn、Se含量显著降低，Cu、Fe、Pb、Cd、Al含量显著升高。

陈祥友对30例VD患者头发样品所做的研究表明，与330例相同年龄、相同性别的健康人比较，患者Ba、Sr、Ca、Mg、Co、Cr、Cu、Ti、Ni、Mn、Zn含量显著低少，P含量显著升高。

由上可见，目前已直接观察到VD患者至少有18种元素存在含量异常或分布发生了变化（表9-18）。

表9-18　VD患者体内含量异常的微量元素

元素	血清/血浆	红细胞	头发
磷（P）			√
钙（Ca）			√
镁（Mg）			√
钛（Ti）			√
铬（Cr）			√
锰（Mn）		√	√
铁（Fe）		√	√
钴（Co）			√
镍（Ni）			√
铜（Cu）	√	√	√
锌（Zn）	√	√	√

续表

元素	血清/血浆	红细胞	头发
硒（Se）		√	√
砷（As）			√
镉（Cd）		√	
铅（Pb）	√	√	
铝（Al）		√	
钡（Ba）			√
锶（Sr）			√

4. 血管性痴呆患者治疗前后的微量元素含量变化

VD患者通过改变生活方式或药物治疗后，在认知能力和日常生活能力得到改善的同时，体内微量元素的平衡状态也得到部分改善或恢复。例如，王昊等用中药通脉益智胶囊治疗50例VD患者，这些患者治疗前血中Cu、Se含量偏低和Zn、Fe含量升高，治疗后血中元素含量产生了相反的变化：Cu、Se含量升高，Fe、Zn含量降低，表明通脉益智胶囊有调整机体微量元素平衡的作用，从而获得增强患者学习记忆能力、改善智能障碍的效果。陈炜等比较了46例VD患者用盐酸多奈哌齐治疗前后的血清微量元素水平。患者治疗4周后MMSE评分就较治疗前提高，ADL评分亦有改善，显效52.2%，总有效率达87.0%。治疗12周后血清Al水平显著降低，而Zn、Se、Mn、Cn水平则显著升高（表9-19）。廖晓岚等用中药首灵健脑胶囊治疗32例VD患者，结果表明，该药不仅能使全体患者的记忆能力、轻中度患者的定向能力、轻度患者的定向、计算能力显著提高，也能使患者的微量元素缺乏或过剩和代谢异常恢复平衡。治疗一个疗程（2个月）后头发Zn含量升高，Cu、Mn、Pb、Cd含量下降，脑功能得到了改善。

表9-19 VD患者治疗前后血中微量元素含量变化 （单位：mg/L）

元素	王昊等		陈炜等	
	治前	治后	治前	治后
铝（Al）			2.272	1.197*
锌（Zn）	7.43	5.45**	0.970	1.130**
硒（Se）	0.03	0.07**	0.068	0.081***
锰（Mn）			0.014	0.019**
铜（Cu）	0.67	109**	0.970	1.160**

续表

元素	王昊等		陈炜等	
	治前	治后	治前	治后
铁（Fe）	3.78	2.89**	1.520	1.510
钴（Co）			0.020	0.017
镍（Ni）			0.028	0.029
钛（Ti）			0.033	0.036
铬（Cr）			0.015	0.013
锂（Li）			0.016	0.017
钙（Ca）			103.760	104.000
镁（Mg）			21.240	21.910
镉（Cd）			0.011	0.012
铅（Pb）			0.049	0.050

注：①王昊等—n=50，全血；陈炜等—n=46，血清；②与治疗前比较：*$P<0.05$，**$P<0.01$，***$P<0.01$。

5. 阿尔茨海默病和血管性痴呆患者体内微量元素水平比较

AD和VD有许多共同的危险因素，AD和VD患者亦存在许多相似的微量元素变化规律。例如，陈祥友在检测头发微量元素时发现，AD和VD患者发中Ba、Sr、Ca、Mg、Co、Cr、Cu、Ti、Ni、Mn、Zn含量都比正常人稀少且有显著差异；AD和VD患者头发中P含量都高；AD和VD患者头发中元素含量没有质的差异，但有量的变化（表9-20）。张守宇等在检测10种元素的血浆浓度时也未观察到AD和VD患者微量元素的显著差异（表9-20）。

表9-20　AD和VD患者某些元素含量的比较

元素	陈祥友		张守宇等	
	A	B	C	D
钡（Ba）	0.17	0.14		
锶（Sr）	0.25	0.18		
钙（Ca）	0.51	0.38	0.95	0.99
镁（Mg）	0.50	0.33	0.91	1.06
钴（Co）	0.23	0.14	1.38	1.06

续表

元素	陈祥友		张守宇等	
	A	B	C	D
铬（Cr）	0.29	0.31	1.10	1.56
铜（Cu）	0.62	0.56	1.34	1.32
镍（Ni）	0.32	0.26		
钛（Ti）	0.32	0.28		
锰（Mn）	0.41	0.39		
锌（Zn）	0.63	0.60	0.94	1.12
磷（P）	1.25	1.23		
铁（Fe）			0.98	0.99
汞（Hg）			1.44	1.28
硒（Se）			0.60	0.60
铅（Pb）			1.42	2.06

注：①文献（陈祥友）为头发样品，文献（张守宇等）为血浆样品；②A：AD患者与相应正常人的比值，B：VD患者与相应正常人的比值；③C：AD患者与相应对照组的比值，D：VD患者与相应对照组的比值。

四、小结

（1）1980年至今，中国的VD患病率呈缓慢上升的趋势，患病率和发病率均随年龄增大而增加。中国社区60岁以上人群VD患病率约为0.9%，发病率约为0.25/100人·年，死亡率约为15/100人·年。

（2）中国的VD患者占痴呆总人数的24%—30%，目前我国有220万—240万VD患者。

（3）VD和AD有共同的危险因素，VD和AD患者体内亦有相似的微量元素变化规律。

（4）改变生活方式和药物治疗可有效改善和恢复微量元素平衡，VD患者的认知功能障碍可得到相应的改善。

参考文献

[1] 曲艳吉，卓琳，王华丽，等. 1980—2011年中国社区55岁及以上人群血管性痴呆流行病学的Meta分析［J］.中国卒中杂志，2013，8(7)：533-543.

[2] 周晓辉，洪玉，马龙，等. 新疆维吾尔自治区维、汉两民族阿尔茨海默病和血管性痴呆的流行病学调查［J］.中华神经科杂志，2008，41(12)：797-801.

[3] CHAN K Y, WANG W, WU J J, et al.. Epidemiology of Alzheimer's disease and other forms of dementia in china, 1990—2010: a systematic review and analysis［J］. Lancet, 2013, 381(9982): 2016-2023.

[4] WE NH, ZHANG Z, HUANG J, et al.. Mortality of dementia and its major subtypes in urban and rural communities of Beijing［J］..Biomed Environ Sci, 2011, 24: 483-490.

[5] WU Y T, LEE H Y, NORTONS, et al.. Prevalence studies of dementia in mainland china, hong kong and taiwan: a systematic review and meta-analysis［J］.PLOS ONE, 2013, 8(6): 66252.

[6] 丁玎，赵倩华，郭起浩，等.上海城区老年性痴呆患病率调查［J］.中国临床神经科学，2013，21(1)：101-108.

[7] 于大林，吕建为，易刚，等.神经内科门诊痴呆的流行病学调查［J］.中国临床医师杂志，2013，(8)：3404-3407.

[8] 田金洲，时晶，苗迎春，等.阿尔茨海默病的流行病学特点及其对公共卫生观念的影响［J］.湖北中医药大学学报，2009，11(1)：3-7.

[9] 蔡敏. 血管性痴呆的危险因素及综合诊治的临床分析［J］. 重庆医学，2010，39(1)：34-36.

[10] 吴晓光，汤哲，方向华，等. 北京市社区居民老年期痴呆发病率及其危险因素分析［J］. 中华流行病学杂志，2010，31(11)：1245-1247.

[11] 赵德山. 微量元素与心脑血管疾病［M］. 哈尔滨：黑龙江科学技术出版社，1995：23-31，173-274，275-318.

[12] 易兴元. 脑卒中血管性痴呆的发生率及其临床特点［J］. 神经损伤与功能重建，2014，9(1)：68-69.

[13] 吕丽华，陈燕浩，王郦. 阿尔茨海默病和血管性痴呆血脂水平及血管性疾病危险因素的研究［J］. 河北医药，2011，33(1)：20-21.

[14] 瑞德·普瓦里耶，塞尔因·戈捷. 阿尔茨海默病全指南［M］. 上海：世界图书出版上海有限公司，2014：17-162.

[15] 胡军，汪昕. 阿尔茨海默病与血管性和代谢性危险因素的相关性［J］. 上海医药，2014，35(17)：4-7.

[16] 秦俊法，李增禧. 微量元素与高血压. Ⅱ. 微量元素在血压调控中的作用和机制［J］. 广东

微量元素科学, 2003, 10(8): 1-16.

［17］秦俊法, 潘伟清, 华栋, 等. 微量元素与心血管病［J］. 广东微量元素科学, 2002, 9(11): 1-20; 2002, 9(12): 1-19.

［18］朱世明, 陈志忠, 张雪晶, 等. 高脂血症血清微量元素与血脂单因素相关及多元素回归分析［J］. 山东医科大学学报, 1993, 31(2): 162-165.

［19］谢晓枫, 梁丽贞, 冯莉. 阿尔茨海默病与血管性痴呆患者血液中微量元素锌、铜含量分析［J］. 心脑血管病防治, 2013, 13(4): 324.

［20］徐武平, 张新华, 王桂珍, 等. 血管性痴呆患者红细胞内微量元素的变化［J］. 脑与神经疾病杂志, 2000, 8(6): 346-348.

［21］《世界元素医学》编辑部. 陈祥友和元素医学食疗［M］. 香港: 香港新闻出版社, 2000: 44-60.

［22］王昊, 阎小萍, 路平. 通脉益智胶囊对血管性痴呆患者微量元素的影响［J］. 中医杂志, 2005, 46(3): 198-199.

［23］陈炜, 周盛年, 孙强. 盐酸多奈哌齐对血管性痴呆患者血清微量元素水平的影响及临床疗效观察［J］. 包头医学院学报, 2010, 26(4): 35-37.

［24］廖晓岚, 陈康远, 郑泽荣, 等. 首灵健脑胶囊改善痴呆患者脑功能的效果分析［J］. 中国临床康复, 2004, 8(1): 112-114.

［25］张守宇, 刘宁红, 李钦云, 等. 血浆重金属浓度与阿尔茨海默病和血管性痴呆的关系［J］. 国际脑血管病杂志, 2010, 18(8): 585-589.

第十章

微量元素与帕金森病

摘要：帕金森病是世界公认的第二大神经系统疾病，我国目前的患病人数已超过245万，已成为影响我国人口健康水平的重大社会问题。帕金森病的病因至今不清。该文在分析该病流行状况、危险因素的基础上，探讨了微量元素与帕金森病的相关关系，以及微量元素组学研究用于该病预警和早期诊断的可能性。

一、中国的帕金森病流行现状

帕金森病（PD）又称震颤麻痹，是中老年人常见的中枢神经慢性渐进性变性疾病。传统上，以“运动迟缓、肌肉僵直、静止性震颤和姿势异常”作为其主要临床特征。但近年来发现，PD还合并认知功能障碍、睡眠障碍、嗅觉障碍、精神障碍等非运动症状，故PD实际上可能是由运动症状和非运动症状共同组成的多系统神经变性疾病。帕金森病除原发性（叫作“帕金森病”）外，还有继发于神经系统其他疾病的震颤麻痹（称为“帕金森综合征”或“继发性帕金森病”），后者包括帕金森叠加综合征。

PD是现今世界上公认的第二大神经系统变性疾病。到目前为止，还没有一种很特异性的仪器或检查手段能确诊PD，也还没有什么治疗可以使PD痊愈，PD的病因也还不清楚。无论从社会学角度还是从市场经济角度，PD已成为影响我国人口健康水平和生活质量、阻碍经济持续发展的重大社会问题。

本章介绍PD的流行病学特征及其与微量元素的关系。流行病学资料表明，我国55岁以上人群的PD患病率和年发病率平均为0.95%和0.72%，65岁以上人群的PD患病率和年发病率平均为1.55%和1.02%，目前PD患者已超过245万人。向秘塔AI搜索获得，我国55岁以上人群PD患病率为1.4%，65岁以上人群的PD患病率为1.7%。目前，我国PD患者的数量约为250万至362万人。

1. 帕金森病的患病率

自20世纪80年代以来，我国陆续开展了对PD患病率的流行病学调查，例如，在中国6城市加上海和29个省市进行了逐门逐户PD调查：在中国3个中心地区

（北京、西安、上海）进行了以社区为基础的分层、多阶段、横截面调查等。这些调查结果表明，中国各地的PD患病率差异极大。一项涉及中国29个省市和2个直辖市共计4 214 945人的Meta分析报告说明，中国PD患病率范围为14/10万到1538/10万，其变化幅度达109倍之多（表10–1）。但仔细审视个中原因不难发现，造成这一后果的因素除诊断标准不相同外，最大的可能是调查对象的不同。事实上，几个患病率最低的调查对象均为全体人群而非老年人。在50岁以上人群中，PD患病率在169/10万到1114/10万。由不同年龄段PD患病率数据（表10–2）可以算出，中国50岁以上人群PD平均患病率为411/10万，60岁以上人群为658/10万，70岁以上人群为1.0%，80岁以上人群可达1.6%以上。在三个经济和发展状况有着很大不同，环境、生活方式和预期寿命也有差异的中心城市所做的调查表明，55岁以上人群的PD患病率为1.07%，65岁以上人群为1.67%（表10–3），1990年后，这两个人群的PD患病率分别为0.96%和1.66%，2000年美国的PD患病率分别为1.34%和2.05%。这一结果与欧洲的研究结果（1.7%—2.2%）类似。

表10–1　中国不同年龄人群的PD患病率

年龄范围	第一作者（年）	地区	病例数/总人数	患病率/%
所有年龄	LI（1985）	北京、西安、上海、深圳、重庆、广州	28/63 195	0.44
	CHEN（1988）	南宁	19/50 961	0.41
	ZHONG（1991）	广东城乡	24/176 165	0.14
	WANG（1991）	29省市	566/3 869 162	0.15
	QIN（2000）	四川成都	20/36 835	0.54
≥40岁	CHEN（2001）	台湾	37/10 058	3.68
	CHEN（2009）	台湾	80/11 332	7.06
≥50岁	WANG（1996）	台湾	23/3915	5.87
≥55岁	ZHANG（2001）	上海	2/1186	1.69
	ZHANG（2003）	北京	64/5743	11.14
	ZHANG（2005）	北京	87/8694	10.21
	ZHANG（2005）	西安	38/4850	7.63
	ZHANG（2005）	上海	158/15 910	9.93
	LIU（2010）	新疆	57/6145	9.28
≥60岁	ZHAO（1996）	北京	27/1755	15.38

表10-2　中国50岁以上人群的PD患病率　（单位：1/10万）

年龄段	文献数	病例数	调查人数	患病率
50—59	6	115	378 588	133
60—69	6	281	258 131	422
70—79	6	280	129 743	825
≥80	6	94	39 264	1663
50^+	6	770	805 726	411
60^+	6	655	427 138	658
70^+	6	374	169 007	1020
80^+	6	94	39 264	1663

注：50^+——表示50岁及以上人群。

表10-3　中国55岁以上人群的PD患病率　（单位：%）

年龄段	北京（*n*=8694）	西安（*n*=4850）	上海（*n*=15 910）	总计（*n*=29 454）
55—64	0.47	0	0.28	0.32
65—74	1.12	1.27	1.20	1.13
75—84	3.06	1.76	2.75	2.74
≥85	3.10	6.17	4.26	4.03
55^+	1.01	0.80	1.20	1.07
65^+	1.63	1.55	1.74	1.67

注：55^+——表示55岁及以上人群。

PD患病率与年龄、性别和种族等人口学因素有着一定的联系。

（1）年龄。文献中关于年龄段的划分有多种方式，如从50岁开始每隔10年为一段，或从55岁开始每隔10年或5年为一段。但不管年龄段如何划分，均呈随年龄增加而逐渐增大的趋势（表10-4、表10-5）。从表10-5可见，中国55岁以上人群的PD患病率在0.78%—1.07%，平均值为0.95%。

表10-4　中国50岁以上人群的PD患病率　（单位：%）

年龄段	调查年份				
	1986	1993	1998	2001	2008
50—59	0.23	1.49	0.65	1.21	7.94
60—69	0.89	5.43	2.84	6.87	5.50

续表

年龄段	调查年份				
	1986	1993	1998	2001	2008
70—79	1.66	7.03	4.07	18.38	14.67
≥80	1.29	19.87	6.60	43.28	19.61

表10-5　中国55岁以上人群的PD患病率　（单位：%）

年龄段	周玢（2001）	刘燕（2010）	乔育（2001）	ZHANG（2005）	平均
55—	0.14	0.79	0.14	0.32	
60—	0.24	0.69			
65—	0.54	0.39	1.01	1.13	
70—	1.45	1.26			
75—	2.17	1.80	1.95	2.74	
80—	2.07	1.20			
85—	2.42	2.70	2.53	4.03	
90—	1.59	2.22			
95—		1.11			
55^+	0.99	0.93	0.78	1.07	0.95
60^+	1.13				1.13
65^+	1.42			1.67	1.55
70^+	1.90				1.90

注：①乔育、ZHANG的年龄段为从55岁开始每隔10年；②$55^+$表示55岁以上人群，余类同；③$55^+$人群PD患病率（y）与年龄段（x）的关系：$y=-2.7050+0.0654x$。

（2）性别。调查结果表明，男性的PD患病率一般高于女性（表10-6）。在对总人数4 144 420名人群的11份研究报告中，2 073 046名男性中共有603例PD患者，在2 071 374名女性中共有515例PD患者，男性的粗患病率为29.1/10万，女性的患病率为24.9/10万，男性高于女性，其OR值为1.29（95%CI=1.05—1.57）。

（3）种族。在中国新疆喀什地区维吾尔族和汉族55岁以上人群进行的调查结果表明，汉族PD患病率为0.73%（21/2871），维吾尔族PD患病率为1.10%（36/3274），维吾尔族高于汉族。而在新加坡对15 000名50岁以上人群进行的随机调查结果则表明，中国人、印度人和马来人的PD患病率比较接近：中国人群的患病率为0.33%

（0.22—0.48），印度人群为0.28%（0.12—0.67），马来人群为0.29%（0.13—0.67）。这似乎说明环境因素比由种族决定的遗传因素在PD的发病中更为重要。

表10-6 中国PD患病率的性别差异 （单位：1/10万）

第一作者（年）	男	女	年龄范围	OR（95%CI）
ZHONG（1991）	15.52	11.63	全年龄	1.33（0.59，3.01）
WANG（1991）	16.88	12.37	全年龄	1.37（1.16，1.61）
WANG（1996）	610.38	564.39	≥50	1.08（0.48，2.46）
ZHAO（1996）	2038.51	1032.11	≥60	2.00（0.89，4.47）
QIN（2000）	71.40	37.52	全年龄	1.90（0.76，4.27）
CHEN（2001）	302.18	431.88	≥40	0.70（0.36，1.35）
ZHANG（2003）	1161.00	1076.29	≥55	1.08（0.66，1.77）
ZHANG（2005）	877.08	1031.28	≥55	0.85（0.61，1.17）
ZHANG（2005）	1078.43	533.81	≥55	2.03（1.05，3.93）
ZHANG（2005）	1132.36	889.83	≥55	1.28（0.84，1.95）
CHEN（2009）	1011.73	515.53	≥40	1.97（1.27，3.07）
合计	29.08	24.86		1.29（1.05，1.57）
总检验结果	Z=2.48，P=0.01，I^2=97.6%，P=0.000			

2. 帕金森病的发病率

关于PD发病率的数据相对较少。1986年1月—12月，中国人民解放军神经病流行病学调查组在全国29个省（市、自治区）共117个调查点对PD发病情况进行调查，在此期间，在3 869 162人中共发现58例PD患者，粗发病率为1.5/10万·年，转化成中国标化率为0.9/10万·年，世界标化率为1.3/10万·年，发病年龄在40—89岁，70岁以上人群发病率最高，男、女性无明显差异。2008—2009年，刘燕等在新疆喀什地区55岁以上人群的调查中，在6145人中发现57例PD患者，其中49例为首诊，发病率为797/10万·年。CHEN、WANG等在我国台湾宜兰、基隆和金门地区对40岁以上或50岁以上人群进行的调查表明，PD发病率在169/10万·年—468/10万·年（表10-7）。由此可以推测，中国55岁以上人群的PD发病率约为720/10万·年，65岁以上人群的PD发病率约为1015/10万·年。

表10-7　中国40岁以上人群的PD发病率　　（单位：1/10万·年）

第一作者（年）	地区	年龄范围	调查人数	发病率
ZHONG（1991）	广东	全年龄	176165	2
WANG（1996）	台湾	≥50	3915	460
CHEN（2001）	台湾	≥40	10058	169
CHEN（2009）	台湾	≥40	11332	468
LIU（2010）	新疆	≥55	6145	797
合计		I^2=97.1%，P=0.000		362

3. 帕金森病的患病者数

张振馨等根据北京、西安、上海三地79个农村和58个城镇共计29 454名55岁以上人群横截面调查得到的PD标化患病率（按中国1999年人口标准化），估计中国55岁以上PD患者为172万人。根据本章统计，按中国2010年人口普查数据，55岁以上人群的PD患者至少有230万人（表10-8）。随着人口老龄化和平均寿命的延长，预计到2030年帕金森病患者数量将达到500万人。

表10-8　中国不同年龄人群的PD患者估计数

	≥55岁	≥60岁	≥65岁
全国总人数（百万）	258.9	177.6	118.9
患病率（1/10万）	892	1219	1546
患病者数（万）	230.9	216.5	183.8

注：如按患病率为0.95%估算，中国55岁人群的PD患者约为246万人。

二、中国人群的帕金森病危险因素

PD的病因至今不清，目前认为与老化、环境和遗传三大因素密切相关，三者的交互作用以及其在发病风险预测中的作用近年来特别受到人们的关注。

1. 危险因素

谭现花等采用1：1配对病例对照研究方法对157例PD患者进行问卷调查。病理组和对照组的平均年龄分别为（64.6 ± 9.8）岁和（64.6 ± 9.6）岁，经多因素Logistic分析发现，家族史、抑郁史、杀虫剂、脑力劳动和饮酒指数为PD的危险因素，通径分析表明，杀虫剂对PD的作用最大（表10–9）。

表10–9　PD的危险因素及作用大小

变量	OR	作用大小		
		直接作用	间接作用	总作用
家族史	6.754	0.149	—	0.149
脑力劳动	2.365	0.170	—	0.170
杀虫剂	2.423	0.132	0.169	0.301
抑郁史	5.204	0.204	—	0.204
吸烟指数	0.489	-0.218	—	-0.218
饮酒指数	2.029	0.171	0.006	0.177

柏雪等采用1∶4配对病例对照方法研究了91例PD患者（对照组为364例）的危险因素。单因素logistic回归分析筛选出15项重要变量，采用0.05作为引入、剔除标准进行多因素Logistic分析，最终确定与PD发病相关的6项主要因素为家族阳性史、母亲孕期吸烟史、母亲怀孕年龄＞37岁、农村生活＞10年、饮酒史、不经常进行体育活动（表10–10）。

表10–10　PD的危险因素及OR值

变量	β 值	Wald χ^2	*P*	OR（95%CI）
家族阳性史	1.690	5.222	0.022	5.421（1.272，23.103）
母亲孕期吸烟史	0.914	4.233	0.040	2.495（1.044，5.961）
母亲怀孕年龄＞37岁	0.475	11.624	0.001	1.607（1.224，2.112）
农村生活＞10年	1.203	5.967	0.015	3.330（1.268，8.741）
饮酒史	1.301	12.114	0.001	3.673（1.766，7.643）
不经常体育活动	0.764	8.371	0.004	2.147（1.279，3.602）

叶芳等用Meta方法探讨了中国人群的PD危险因素及保护性因素，共检索到中、英文相关文献208篇，最终纳入18篇病例对照研究，涉及的病例组1663例，对照组2630例。Meta分析显示，PD危险因素有PD阳性家族史、重大精神创伤或抑郁史、从事脑力劳动、杀虫剂和化肥等毒性接触史，保护性因素有饮茶、吸烟和饮酒（表10–11）。

表10-11　中国人群PD相关因素Meta分析结果

	变量	文献数	OR	95% CI	*P*
1	PD阳性家族史	7	5.31	3.16—8.92	<0.0 000 1
	重大精神创伤史	6	4.35	2.76—6.84	<0.0 000 1
	头部外伤史	6	3.70	2.36—5.81	<0.0 000 1
2	饮茶	11	0.39	0.23—0.67	<0.0 000 1
	饮酒	11	0.71	0.56—0.90	0.005
	吸烟	13	0.58	0.49—0.68	<0.000 01
	喜好油炸食品	3	1.27	0.41—3.97	0.65
3	杀虫剂、化肥	12	2.03	1.48—2.79	<0.001
	饮用井水	8	0.86	0.54—1.37	0.53
	饮用贮水池水	3	2.28	0.85—6.09	0.10
4	收入较高	2	0.22	0.03—1.88	0.17
	从事脑力劳动	2	2.08	1.33—3.24	<0.001
	中学以上教育程度	4	0.94	0.27—3.30	0.92

注：可以把PD相关因素划为4类，1——既往病史，2——生活方式，3——环境因素，4——社会因素。

由此可见，关于吸烟和饮酒在PD发病中的作用尚存在分歧。

2. 致病基因

老龄化是导致PD发病率增加的重要因素。这是因为：①在老年个体中，多巴胺（DA）能神经元的数量随年龄增长而呈减少趋势，脑内DA转运体和DA受体表达下降，纹状体DA水平明显降低；②老化可引起神经营养因子与细胞炎性因子失衡；③老化对诱导机体产生细胞炎性因子的物质更具敏感性。因此，PD多发于40岁以上人群，50岁后发病率明显增高，而且随年龄增长而逐渐增加。这已在前节中叙述。

在三大类危险因素（老化、遗传、环境）中，遗传易感性是PD发生的重要基础，其遗传方式分为家族性和散发性两种，其中家族性PD占发病总人数的10%—15%，都具有明确的致病基因。虽然所占比例很小，但已有证据表明，这些家族性致病基因也可通过同样机制在散发性PD的发病中起着重要作用。绝大多数散发PD是由遗传、环境和老化因素共同作用导致的，虽然没有明显的遗传倾向，但表现为某种遗传易感性，某些基因的多态性改变将导致发病风险的提高。国外研究证实，有10个基因与PD发病有着重要的关联，它们分别被命名为Park1—10。在这10个基因中，5个涉及常染色体显性遗传，4个以常染色体隐性方式遗传，另一个可能与晚发性散发有关。经过近10年的深入研究，确定其中有5个基因与PD的形成有直接关联关系，而通过检测这5个基因中的关键位点多态性变异即可对PD的发生和发展产生预警作用。5个与PD形成直接有关的基因分别为：SNCA（Park 1）、PARKIN（Park 2）、PINK1（Park 6）、DJ—1（Park 7）和LRRK2（Park 8）。5个适宜作PD预警检测的多态性位点分别是：T240（包含2种多态性突变）、T 313M（1种多态性突变）、R1441（3种多态性突变）、G20195（1种多态性突变）和G2385R（1种多态性突变）。

中国PD研究团队在过去几年中在大样本基础上系统分析了中国人PD基因突变特点和分布规律，发现了新的基因突变遗传模式以及多基因相互作用方式。这些研究成果将有助于进一步了解PD的遗传背景、提高对PD易感人群的预测能力、寻找可用于早期诊断的生物标记物。中国PD研究团队发现：

①中国人致病基因有一定的分布规律，并有着某些与欧美国家不同的特点。例如：唐北沙课题组在中国常染色体隐性遗传早发性PD家族和中国散发性早发性PD患者中发现了11种新的致病突变，得到了某些基因的突变率数据（表10-12），并发现LRRK2基因19号外显子的Pro 755 Leu突变是中国人特有的突变；A 340 T多态性可能是晚发性PD的危险因素。

表10-12　中国人某些致病基因的突变率　（单位：%）

基因	隐性遗传早发性PD家系	散发早发性PD患者
PARKIN	46.7	5.5
PINK 1	10.0	0.9
DJ－1	6.7	0.0
ATP 13 A2	0.0	
LRRK 2		1.3

②双基因杂合突变致病模式。例如，2006年，唐北沙课题组在一个常染色体隐性遗传早发PD家系中首次发现突变型DJ—1（A39S）和PINK 1（P399 L）相互作用将丧失对MPP^+诱导的氧化应激的保护作用，从而增加MPP^+诱导的DA能神经元的凋亡，为PD的发病机制提供了新的研究模式。

③致病基因存在两类风险位点。例如，2012年陈彪课题组对多个PD相关基因的多态性进行患病风险分析，发现LRRK 2-G2385R、SNCA-rs 356165、GBA-L444P等突变/多态性。可单独增加PD风险，并且中国人的风险位点与欧美人不同。对相

关基因各个多态性位点进行联合分析，发现存在两类风险位点：GBA—L444P为低频高风险位点，其在正常人中的分布频率约为0.2%，PD风险OR值可高达12.90，而LRRK2、SNCA和APT的多态性位点均为高频低风险位点，在正常人中分布频率较高，但对PD发病风险，其OR值均不超过2.1。

④多基因作用模式。例如，2012年陈彪课题组在对PD患者和正常人的PD发病风险分析中发现，多个易感基因位点的组合增加PD发病风险：当只携带LRRK2突变时，PD风险OR值为1.96，而三种基因组合时风险增高。在所有基因组合中，四基因和五基因组合风险最高（表10-13）。由此可见，相较于单个易感基因位点，多个易感基因位点的组合将能更好地预测PD发病风险。

表10-13　不同致病基因组合的PD发病风险

突变基因	OR值
1	1.96
1+2+3	4.94
1+4+5	6.20
1+2+3+5	6.43
1+2+3+4+5	6.12

注：1——LRRK 2，2——SNCA，3——MAPT，4——BST 1，5——PARK 16。

⑤携带不同致病基因表现出不同的临床症状。例如，2014年陈彪课题组对1638例PD患者进行LRRK 2和GBA突变检测，将PD患者分成携带LRRK 2基因突变（LRRK 2—PD）、携带GBA基因突变（GBA—PD）和不携带上述两种基因突变的PD患者（IPD），结果表明，LRRK 2—PD患者与IPD患者临床症状类似，而GBA—PD患者与另外两种相比，发病年龄更轻且UPORS评分更高，后者表现在运动并发症、认知功能下降以及便秘等发生率显著升高，社会功能和角色情绪方面评分更差，首次证实PD患者由于携带不同致病基因而表现出不同的临床表现。

3. 非运动症状

长期以来，PD被认为是以运动障碍为特征的神经变性疾病。但近年来进行的一项研究表明，72%的PD患者在运动症状出现前10年之内即出现抑郁，平均患抑郁症的时间为7.9年。而另一项长达15年的队列研究表明，非运动症状（NMS）是PD患者最终的致残因素，NMS成为影响PD发生、进展及预后的关键因素。因此，NMS的研究受到了人们的重视，运动症状期前的NMS有可能成为PD早期预警和早期诊断的指标。

NMS包括认知功能障碍、睡眠障碍、慢性疲劳、焦虑抑郁、嗅觉障碍、便秘，自主神经系统紊乱等症状。国外研究显示，PD患者认知功能障碍的发生率达25.0%—66.9%，疲劳发生率达32%—70%，其中PD早期疲劳患病率就高达30%。国内楼跃等研究发现，PD患者中疲劳患病率为76.7%，疲劳不仅与运动障碍程度有关，还与其他非运动症状、自主神经功能损害等有联系（表10-14）。赵鹏等研究发现，PD患者的蒙特利尔认知功能评分（MoCA）显著低于对照组（20.28 ± 4.16）vs（26.28 ± 3.61），t=8.036，$P<0.001$，认知功能障碍发生率显著高于对照组57.7% vs 10.3%，x^2=19.200，$P<0.001$，主要特点表现：注意与集中、执行功能，延迟回忆、语言能力、视结构技能、抽象思维和定向力等下降（表10-15），Logistic分析显示，PD认知功能障碍与PD患者病情严重程度（H—Y分级）、病程、统一帕金森病评分（UPDRS）有关。孟莉等研究发现，在74例PD患者中，以NMS起病者有36例（占48.6%），以MS起病者26例（35.1%），两者同时起病者12例（16.2%）；以NMS起病者在1—38年（平均8.6年）内出现MS，而以MS起病者在（0.25-4.5）年（平均1.8年）内出现NMS；首发NMS依次为便秘20例（27.0%）、出汗异常8例（10.8%）、性功能障碍8例（10.8%）、夜尿增多6例（8.1%）、身体疼痛不适4例（5.4%）。

表10-14　PD疲劳与其他临床特征的Spearman秩相关分析

项目	FSS相关系数	*P*
H—Y分期	0.562	0.000
UPDRS		
Ⅰ精神、行为、情绪	0.455	0.000
Ⅱ日常生活活动	0.534	0.000
Ⅲ运动检查	0.541	0.000
震颤评分	0.036	0.765
强直评分	0.425	0.000
运动迟缓评分	0.454	0.000
Ⅳ治疗的并发症	0.523	0.000
HMDS	0.532	0.000
SPOCA—AUT	0.298	0.010

注：①FSS：疲劳严重程度量表；②H—Y分期：hoehn—Yahr病情分级；③UPDRS：统一帕金森病评分表；④HMDS：汉密尔顿抑郁量表；⑤SCOPA—AUT：PD自主神经症状量表。

表10-15　PD患者认知功能障碍的主要特点

因子	PD组（n=52）	对照组（n=58）	t	P
注意与集中	2.13	4.22	4.053	＜0.001
执行功能	1.93	2.73	2.203	0.001
延迟回忆	1.62	1.86	3.149	＜0.001
语言能力	0.56	1.04	3.850	0.001
视结构技能	0.16	0.75	2.463	0.018
抽象思维	0.82	1.21	3.462	0.001
定向力	0.62	0.78	4.016	＜0.001

一般地说，PD非运动症状发生率较高的临床症状包括便秘、尿急、多汗、疲劳、记忆力减退、情绪低落、悲伤、焦虑、性功能异常、流涎等症（表10-16），揭示NMS在PD患者中的发生率与临床病程等的关系，有助于深化对PD病因和PD作为一种全身性疾病的认识，NMS也有可能成为PD早期诊断或早期预报的新标志物。

表10-16　PD的非运动症状发生率　（单位：%）

症状	马建军	杨雪霞	孟莉	平均
流涎	47.4	46.9	56.8	50.4
味、嗅觉障碍	53.9	47.6	27.0	42.8
吞咽困难	34.2	32.7	45.6	37.5
便秘	55.3	72.8	73.0	67.0
排便不尽感	36.8	47.6		42.2
尿急、尿频	52.6	61.9	44.6	53.0
夜尿增多	56.6	55.8	45.6	52.7
兴趣异常	36.8	23.8		30.3
性生活困难	59.2	60.5	32.4	50.7
体位性头晕	39.5	32.7		36.1
多汗	34.2	55.1	67.6	52.3
记忆力减退	39.5	58.5	58.1	52.0
兴趣减退	35.5	36.7	54.1	42.1
注意力不集中	25.0	27.2	40.5	30.9
悲伤		45.6	56.8	51.2
焦虑	22.4	36.7	51.4	36.8

续表

症状	马建军	杨雪霞	孟莉	平均
困倦嗜睡	30.3	37.4	45.6	37.8
失眠	39.5	49.7	35.1	41.4
生动梦境	39.5	54.4		47.0
不宁腿	40.8		48.7	44.8
疼痛	39.5	12.2	48.7	33.5
复视	25.0	27.9	10.8	21.2
说梦话、梦游	32.9	40.8		36.9
下肢水肿	22.4	21.1		21.8
调查例数	76	147	74	
平均年龄	66.8	67.4	58.1	
调查地区	河南郑州	贵州贵阳	河北石家庄	

注：马建军为早期未治疗患者。

4. 环境因素

流行病学资料表明，很多环境因素如农药、杀虫剂、工业化学物品可以增加PD的发病风险，例如，MPTP（1-甲基-4-苯基-1，2，3，6-四氢吡啶）可能是吸毒人员发生PD最密切的神经毒素，百草枯和鱼藤酮可引起DA能神经元选择性缺失，长期职业接触铜和锰会增加PD的危险性，等等。但环境因素的核心是微量元素。环境是人体微量元素的源泉。外周环境物质的污染、人类生活方式的变异、机体稳态系统的失灵，均可造成体内微量元素的不平衡。

三、帕金森病患者的微量元素水平变化

在人体组织和体液中存在的几十种元素中，目前已经探测到PD患者血清、头发和全血中各有23种、24种和8种元素含量发生了显著变化。PD患者的微量元素分布模式有着与其他疾病相似的地方，但也有自身的显著特色。

1. 血清微量元素水平

不同作者测定了PD患者血清中39种元素含量，与相应对照组比较，发现共有23种元素发生了显著变化（表10-17）。检测的元素包括Ag、Al、As、Ba、Be、

Bi、Ca、Cd、Co、Cs、Cu、Cr、Fe、F、Hg、I、K、Li、Mg、Mn、Mo、Na、Ni、P、Pb、Rb、S、Sb、Se、Si、Sn、Sr、Ti、Tl、V、W、Y、Zn、Zr。发生显著变化的元素包括Al、Ca、Cd、Co、Cu、Fe、Hg、K、Li、Mg、Mn、Mo、Na、Ni、P、Pb、S、Se、Si、V、Zn、Y、Rb。多数研究结果表明，PD患者血清Mn、V含量升高，Zn、Co、Cd含量降低，其他元素尚需进一步证实或结果不一致。

表10-17 PD患者发生显著变化的血清微量元素

第一作者（年）	显著降低	显著升高
潘宝英（1991）	铜（Cu）、锌（Zn）、钼（Mo）	
陈一薇（2003）	铜（Cu）、锌（Zn）	
毛辉春（2004）		锰（Mn）、铝（Al）
BOCCA（2004）	汞（Hg）、镉（Cd）、铝（Al）、铅（Pb）	
HEDGE（2004）	铁（Fe）、铝（Al）、硫（S）、锌（Zn）	镁（Mg）、钾（K）、铜（Cu）、磷（P）
FORTE（2004）	镁（Mg）、铝（Al）、铜（Cu）	钙（Ca）
ALIMONI（2007）	锌（Zn）、铁（Fe）、钴（Co）、镉（Cd）、锂（Li）	钒（V）、硅（Si）
龚守会（2008）		锰（Mn）、铁（Fe）
罗韵文（2008）		锰（Mn）、铁（Fe）
GELLEIN（2008）	铜（Cu）、锌（Zn）、铁（Fe）、钙（Ca）、铷（Rb）、硒（Se）	汞（Hg）、镍（Ni）、钇（Y）
张巍（2010）		铜（Cu）、硒（Se）
AHMED（2010）	锌（Zn）、铁（Fe）、钴（Co）、硫（S）、硒（Se）、镉（Cd）	铜（Cu）、铅（Pb）、锰（Mn）、铝（Al）、钾（K）、钼（Mo）、钠（Na）、磷（P）、钒（V）、钙（Ca）、汞（Hg）、镁（Mg）、镍（Ni）
周佩洋（2011）		锰（Mn）、铁（Fe）
ZHAO（2013）	铜（Cu）、锌（Zn）	硒（Se）、铁（Fe）
侯焕喜（2014）	铜（Cu）、锌（Zn）	铅（Pb）

张巍等研究了不同病情或不同病程PD和血管性帕金森综合征（VP）患者的血清4种元素水平，观察到两组患者Cu、Se含量均显著高于健康的对照组，但病情不同患者元素含量变化不同：PD Ⅰ、Ⅱ期患者Cu、Se、Zn显著高于对照组，Ⅲ、Ⅳ期患者Cu、Pb升高而Zn、Se降低。不同病程VP患者亦有类似情况：病程<5年者Cu、

Se、Zn显著高于对照组，而病程＞5年者Cu、Zn明显低于对照组（表10–18）。

表10–18　PD和VP患者的血清微量元素水平　（单位：μg/L）

比较对象	组别	铜（Cu）	硒（Se）	锌（Zn）	铅（Pb）
不同患者	对照组（n=10）	703	88	1274	96
	VP（n=20）	911*	104*	1175	88
	PD（n=17）	1020*	113*	1379	92
不同病程VP	对照组（n=10）	703	88	1274	96
	＜5年（n=12）	1172*	116*	1497*	94
	＞5年（n=8）	579*	90	1002*	86
不同病情PD	对照组（n=10）	703	88	1274	96
	Ⅰ—Ⅱ期（n=8）	1098*	109*	1504*	89
	Ⅲ—Ⅳ（n=9）	905*	70*	998	110*

注："*"表示与对照组比较，但有显著差异。

AHMED等用ICP—AES和ICP—MS法测定了45例早期未治疗PD患者和42名配对健康人血清中31种元素含量，结果发现，PD患者组有19种元素含量发生了显著变化，其中Al、Cu、K、Mn、Mo、Na、P、V、Ca、Hg、Mg、Ni、Pb显著增高，Co、Fe、S、Se、Zn、Cd显著降低（表10–19）。此外，还有9种元素相互作用模式（关联程度）和10种元素比值发生了显著变化，前者包括（Cu，Mo）、（P，Mn）、（P，Pb）、（P，Al）、（Se，Cu）、（Se，Co）、（Se，S）、（Zn，Pb）和（Zn，Fe），后者主要涉及Al、Cu、Fe、Mn、Zn（表10–20）。PD患者中出现的这些变化为PD的早期诊断提供了实际的可能性。

表10–19　PD患者发生显著变化的血清元素　（单位：μg/dL）

元素	对照组（n=42）	患者组（n=45）	变化
铝（Al）	0.190	0.320	↑↑
铜（Cu）	83	98	↑↑
钾（K）	14 200	16 300	↑↑
锰（Mn）	0.061	0.076	↑↑
钼（Mo）	0.090	0.190	↑↑
钠（Na）	309 000	321 000	↑↑
磷（P）	10 800	14 700	↑↑
钒（V）	0.005	0.009	↑↑

续表

元素	对照组（n=42）	患者组（n=45）	变化
钙（Ca）	8450	10 650	↑
汞（Hg）	0.136	0.199	↑
镁（Mg）	1750	2009	↑
镍（Ni）	0.034	0.044	↑
铅（Pb）	0.048	0.069	↑
钴（Co）	0.020	0.014	↓↓
铁（Fe）	123	110	↓↓
硫（S）	0.116	0.104	↓↓
硒（Se）	17.00	1.800	↓↓
锌（Zn）	59	43	↓↓
镉（Cd）	0.012	0.007	↓

注：↑↑——与对照组比较显著升高，$P<0.01$；↑——$P<0.05$；↓↓——与对照组比较显著降低，$P<0.01$；↓——$P<0.05$。

表 10-20　PD 患者的血清元素比例失衡

元素x	元素y	健康人元素比	患者元素比
铝（Al）	铜（Cu）	0.002 2	0.003 2
	铁（Fe）	0.001 3	0.002 8
	锰（Mn）	3.245 0	4.210 0
	锌（Zn）	0.003 0	0.007 0
铜（Cu）	铁（Fe）	0.597 0	0.864 0
	锰（Mn）	1459	1289
	锌（Zn）	1.360 0	2.270 0
铁（Fe）	锰（Mn）	2442	1492
	锌（Zn）	2.292 0	2.637 0
锰（Mn）	锌（Zn）	0.000 9	0.001 7

注：①元素比=元素x/元素y；②除Cu/Mn、Fe/Mn显著降低外，其余均显著增高。

HEDGE等测定了不同病情PD患者血清中12种元素含量，结果表明，与相应对照组比较，早期PD和严重PD患者Al、S均显著降低，K、Mg、P、Cu均显著升高。在严重PD患者中，还观察到Fe、Zn也显著降低。

2. 头发微量元素水平

不同作者测定了PD患者头发中的33种元素含量，与相应对照组比较，发现有24种元素含量发生了显著变化（表10-21）。检测的元素包括Al、B、Ba、Bi、Ca、Cd、Ce、Co、Cr、Cu、Fe、Ga、Ge、La、Li、Mg、Mn、Mo、Nb、Ni、P、Pb、Rb、Sb、Sc、Sn、Sr、Th、Ti、V、Y、Zn、Zr，有显著变化的元素为Ba、Ca、Cd、Ce、Cu、Fe、Ge、La、Li、Mg、Mn、Mo、Nb、Ni、P、Pb、Se、Sn、Sr、Ti、V、Y、Zn、Zr。检验结果表明，PD患者头发Fe、Mn、Cu含量显著降低，Ge、P、Y、Mo含量显著增高，其他大多数元素含量也显著降低，但Zn含量测定结果则有矛盾结果。

表10-21　PD患者发生显著变化的头发微量元素

元素	潘宝英（1991）	乔爱香（2000）	梁琼芳（2003）	FORTE（2005）	陈祥友（2008）
钡（Ba）		↓			↓
钙（Ca）				↘	↓
镉（Cd）		↓			↓
铈（Ce）		↓			
铜（Cu）	↓		↓		↓
铁（Fe）	↓	↓	↓	↓	↓
锗（Ge）		↑			↑
镧（La）		↓			
锂（Li）		↓			
镁（Mg）				↘	↓
锰（Mn）	↓	↓	↓		↓
钼（Mo）					↑
铌（Nb）					↓
镍（Ni）					↓
磷（P）		↑			↑
铅（Pb）					↓
硒（Se）		↓			
锡（Sn）					↓
锶（Sr）					↓
钛（Ti）		↓			↓

续表

元素	潘宝英（1991）	乔爱香（2000）	梁琼芳（2003）	FORTE（2005）	陈祥友（2008）
钒（V）		↓			↓
钇（Y）					↑
锌（Zn）	↓	↑	↓		↑
锆（Zr）		↓			↓

注：①作者为第一作者。②↑——显著升高，↓——显著降低，↘——降低。

梁琼芳等将60例PD患者按Webster评方标准分为轻、中、重三类，同时又按全国锥体处系统疾病讨论会制定的标准划分为Ⅰ型—震颤型、Ⅱ型—少动和强直型、Ⅲ型—震颤（或少动）和强直伴痴呆型、Ⅳ型—震颤（或少动）和强直不伴痴呆型四型。测定头发中微量元素含量后发现，患者Cu、Zn、Fe、Mn均明显低于对照组（$P<0.01$），且Zn、Fe含量随病情加重而升高，Mn含量则逐渐降低（表10-22）。

表10-22　不同病情PD患者的头发元素水平　　（单位：mg/kg）

组别	铜（Cu）	锌（Zn）	铁（Fe）	锰（Mn）	铬（Cr）
对照组（n=54）	10.20	184	34.67	3.32	1.38
PD组（n=60）	8.03**	153**	28.25**	1.38**	1.73
轻（n=3）	8.58*	145**	22.85**	1.66	1.16
中（n=36）	7.78**	151**	28.64*	1.47*	1.99*
重（n=11）	8.20**	173	34.91	1.01	1.66
Ⅰ（n=17）	7.90**	156*	27.04	1.71	1.52
Ⅱ（n=15）	8.11**	149**	26.10*	1.58	2.03
Ⅲ（n=13）	7.93**	175	31.18	0.93*	1.89
Ⅳ（n=15）	8.09**	142**	29.51	1.25	1.50

注：与对照组比较：$^{*}P<0.05$，$^{**}P<0.01$。

陈祥友测定了已确诊的90例PD患者头发中35种元素含量并与配对的正常人比较，结果发现患者的Ca、Mg、Fe、Cu、Ni、Mn、Sr、Ti、V、Ba、Nb、Pb、Sn、Cd、Zr等15种元素含量较正常人低少，而Zn、Ge、Mo、P、Y等5种元素含量较正常人高（表10-23）。此外，还发现与上述元素含量变化相反的特例，这些患者的头发Ba、Cu、Mn、Sr、Mg、Ca、Sn、Nb或Pb含量显著升高，还有些患者则是Ni、Cr、Ce、La或Ga含量显著升高。

表10-23　PD患者的头发微量元素水平　（单位：mg/kg）

元素	患者组（*n*=90）	对照组（*n*=90）	*P*
钡（Ba）	0.694	1.940	0.002
铋（Bi）	0.183	0.148	
镉（Cd）	0.032	0.052	0.05
钴（Co）	0.033	0.035	
铬（Cr）	0.261	0.266	
铜（Cu）	8.560	10.240	0.001
锗（Ge）	0.458	0.279	0.001
锂（Li）	0.021	0.028	
锰（Mn）	0.314	0.568	0.001
钼（Mo）	0.102	0.065	0.001
镍（Ni）	0.207	0.318	0.002
磷（P）	173.000	163.000	0.05
铅（Pb）	1.630	2.600	0.001
锑（Sb）	0.127	0.133	
锡（Sn）	0.103	0.165	0.05
锶（Sr）	0.964	2.948	0.001
钛（Ti）	0.466	0.630	0.01
钒（V）	0.041	0.072	0.001
锌（Zn）	171.000	143.000	0.001
锆（Zr）	0.014	0.020	0.05
铈（Ce）	0.101	0.106	
镓（Ga）	0.153	0.134	
镧（La）	0.036	0.040	
铌（Nb）	0.031	0.080	0.005
钪（Sc）	0.006	0.008	
钍（Th）	0.090	0.102	
铁（Fe）	15.590	21.180	0.002
镁（Mg）	49.430	69.880	0.05
钙（Ca）	549.000	792.000	0.002

续表

元素	患者组（n=90）	对照组（n=90）	P
硼（B）	0.170	0.210	
铝（Al）	9.730	11.140	
钇（Y）	0.020	0.002	0.01

注：仅列出有显著差异的P。

3. 全血微量元素水平

不同作者测定了PD患者全血中的15种元素含量，与相应对照组比较，发现患者有8种元素含量发生了显著变化（表10-24）。测量的元素包括Al、Be、Ca、Cd、Co、Cr、Cu、Fe、Hg、Mg、Mn、Ni、Pb、V、Zn，含量发生显著变化的元素为Al、Ca、Fe、Mg、Mn、Pb、V、Zn。

表10-24　PD患者发生显著变化的全血微量元素

元素	BOCCA（2004）	FORTE（2004）	TETSUHITO（2010）
铝（Al）		↓	
钙（Ca）		↑	
铁（Fe）		↑	↑
镁（Mg）			↑
锰（Mn）			↑
铅（Pb）	↑		
钒（V）	↑		
锌（Zn）		↑	

注：↑——显著升高；↓——显著降低。

4. 尿液和脑脊液微量元素水平

不同作者测定了尿液和脑脊液中20种元素含量，与相应对照组比较，发现患者有11种元素含量发生了显著变化（表10-25）。测量的元素包括Al、Be、Ca、Cd、Co、Cr、Cu、Fe、Hg、K、Mg、Mn、Na、Ni、P、Pb、S、Si、V、Zn，含量发生显著变化的元素为Al、Ca、Cd、Co、Cr、Fe、Hg、Mn、Pb、Si、V。从表10-25可见，PD患者体液中有些元素的变化规律是一致的，如Al、Ca、Hg，有些元素则有相反的变化趋势，如Fe、Pb，说明PD时存在体内元素的再分布。

表10-25　PD患者体液中的元素含量变化

元素	尿	脑脊液	血清	全血
铝（Al）	↓	↓	↓	↓
钙（Ca）	↑		↑	↑
镉（Cd）		↓	↓	
钴（Co）		↓		
铬（Cr）		↓		
铜（Cu）			↓	
铁（Fe）	↑	↓		↑
汞（Hg）		↓	↓	
镁（Mg）			↓	
锰（Mn）		↘		↘
铅（Pb）	↑	↓	↓	↑
钒（V）	↑			↑
锌（Zn）	↑			↑
硅（Si）	↑			

注：资料来源于BOCCA（2004），FORTE（2004）。↑——显著升高，↓——显著降低，↘——降低。

5. 不同病种微量元素水平

比较同一研究团队采用相似配对方法和相同测量技术所得结果，可以获得不同病种的特征性元素的信息。

陈祥友用ICP–AES法测定90例PD、122例AD和296例脑卒中患者头发中35种元素含量，与各自相应配对（同性别、相同或相近年龄）正常人比较，发现3组患者各有20、13和18种元素含量异常（表10-26）。三类疾病的共同特征是Ba、Sr、Ca含量显著降低，Mo、Ge含量显著升高。PD独有的特征性元素是Ti、Cd、Zr显著降低，Zn、Y、P显著升高；AD独有的特征性元素是Co、Cr显著降低；脑卒中独有的特征性元素是Mn、Sb、Ga、La、Sc、Ce、Th、Bi显著升高。此外还可发现，PD患者的头发Mn、Fe、V、Pb含量变化与脑卒中患者恰好相反：前者降低，后者增高。

表10–26　不同疾病患者与健康人头发元素含量差异

元素	PD	AD	脑卒中	元素	PD	AD	脑卒中
锶（Sr）	—	—	—	锌（Zn）	+		
铜（Cu）	—	—		钼（Mo）	+	+	+
镍（Ni）	—	—		锗（Ge）	+	+	+
钡（Ba）	—	—	—	钇（Y）	+		
锰（Mn）	—	—	+	磷（P）	+		
铁（Fe）	—		+	钴（Co）		—	
钒（V）	—		+	铝（Li）		—	—
铅（Pb）	—		+	铬（Cr）		—	
钙（Ca）	—	—	—	锑（Sb）			+
钛（Ti）	—			镓（Ga）			+
镁（Mg）	—		—	镧（La）			+
铌（Nb）	—	—		钪（Sc）			+
锡（Sn）	—	—		铈（Ce）			+
镉（Cd）	—			钍（Th）			+
锆（Zr）	—			铋（Bi）			+

注："—"表示显著降低，"+"表示显著增加，PD——帕金森病，AD——阿尔茨海默病。

ALIMONTI等采用多种方法测定了71例PD、53例AD和60例多发性硬化症（MS）患者血清中26种元素含量，与124名居住在相同地区的健康人比较，发现3组患者各有7、5和11种元素含量异常（表10–27）。三类疾病的共同特征是Fe、Zn和抗氧化能力（SAC）显著降低、氧化状态（SOS）显著升高。PD独有的特征性元素是V含量显著升高和Li含量显著降低；AD的特征性元素是Sn显著升高；MS独有的特征性元素是Be、Cd、Ni、Sb、W、Zr显著升高。此外还可发现，PD患者的Cd含量变化与MS相反，Si含量变化则相同。

表10–27　不同疾病患者与健康人血清元素含量差异

元素	PD	AD	MS	元素	PD	AD	MS
铍（Be）		+	+	硅（Si）	+	+	+
钙（Ca）		+	+	锡（Sn）		+	+
镉（Cd）	—	—	+	钒（V）	+		+

续表

元素	PD	AD	MS	元素	PD	AD	MS
钴（Co）	—	—		钨（W）			+
铁（Fe）	—	—	—	锌（Zn）	—	—	—
锂（Li）	—			锆（Zr）			+
镍（Ni）			+	SOS	+	+	+
锑（Sb）			+	SAC	—	—	—

注："—"表示显著降低，"+"表示显著增加；PD——帕金森病，AD——阿尔茨海默病，MS——多发性硬化症；SOS——氧化状态，SAC——抗氧化能力。

四、帕金森病患者的脑内元素异常

PD的主要病理特征是黑质多巴胺能神经元变性和缺失、黑质色素变淡、线粒体内错误折叠蛋白（主要是α–核突触蛋白）的异常聚集，以及路易小体的形成。许多微量元素参与了PD的这些病理过程。脑金属成像技术的发展为研究脑内元素分布及探讨病理机制提供了常规定量分析工具。

1. 脑中的铁

越来越多的研究证实，PD患者脑内的铁稳态遭到了破坏，铁在黑质部位存在选择性累积，而在用MPTP制备的PD小鼠模型和6–OHDA制备的PD小鼠模型中，黑质铁含量也明显高于对照组（表10–28）。科学家们还发现，甚至在PD早期即可观察到铁含量在黑质区增高；铁离子的聚集可作为反映PD病程进展的一种影像指标。

表10–28　报道脑铁累积的部分文献

第一作者（年）	期刊	卷（期）：页码
DEXTER（1989）	J Neurochem	52：1830–1836
RIEDEVER（1989）	J Neurochem	52：515–520
DEXTER（1993）	Adv Neurol	60：273–281
ROUAULT（2001）	Nat Genet Ex	28：299–300
XIE（2003）	Expp Neurol	182：483–489
GOTZ（2004）	Ann NY Acad Sci	100：193–208
WANG（2004）	Neurochem Res	29：2239–2243

续表

第一作者（年）	期刊	卷（期）：页码
GAL（2005）	J Neurochem	95：79–88
HARDY（2005）	J Magn Reson Imaging	21：118–127
BERG（2006）	Mov Disord	21：1299–1310
JIANG（2006）	Neurochem	49：605–609
JIANG（2007）	Neurochem Int	51（1）：32–36
WANG（2007）	Eur J Neurosci	25（9）：2766–2772
UVERSKY（2007）	J Neurochem	103：17–37
GERLACH（2008）	Parkinsonism Relat Disord	14（S2）：S185–188
XH（2008）	Neurochem Int	52（6）：1044–1051
BRAR	Arch Neurol	66（3）：371–374
SONG（2010）	Free Radic Biol Med	48（2）：332–341
WANG（2013）	Biochem Biophys Acta	1832（5）：618–625

我国科学家对铁离子在黑质区的特异性聚集及相关机制展开了系列研究，发现黑质铁选择性聚集的原因可能与铁转入蛋白二价金属离子转运体（DMT1）的表达增加和膜铁转出蛋白（FP1）、膜铁转出蛋白辅助蛋白（HP）的表达降低有关：氧化应激激活胞浆中的铁调节蛋白（IRP1）与铁反应元件（IRE），两者相互作用增加DMT1的表达，导致细胞摄铁功能增强以及细胞内的铁累积；IRPs的激活使FP1和HP的表达降低，细胞的铁转出功能下降，细胞内出现铁聚集，这又进一步加重氧化应激，导致多巴胺能神经元的死亡。

和青的研究结果也表明，铁可导致α-核突触蛋白（α-syn）的聚集，进而导致细胞功能的破坏。其机制归纳为：铁降低细胞线粒体跨膜电位差$\Delta\psi_m$、产生过多的活性氧成分Ros，产生细胞毒性，诱导细胞凋亡；铁也可通过下调核转录因子Nrf2和血红素加氧酶HO-1mRNA表达水平引起细胞内α-syn的聚集，聚集的α-syn又进一步加重Nrf2和HO-1mRNA水平的下调而实现自身的进一步聚集，从而形成一个恶性循环，最终导致细胞死亡（图10-1）。

2. 脑中的铜

研究发现，PD患者脑脊液中的铜水平比对照组高，其游离铜含量甚至可用作该病的生物化学标志物，但在与PD病理学相关的脑区，如豆状核或黑质中，铜水平

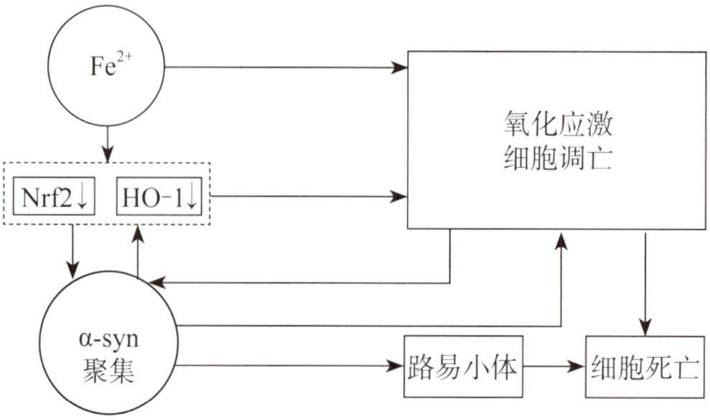

图10-1　Fe-α-syn聚集在PD中的作用

却是降低的（表10-29）。PD患者的铜结合蛋白，如铜蓝蛋白（CP）、超氧化物歧化酶（Cu/Zn-SOD），以及金属硫蛋白（MT）水平也低于对照组。在PD患者的诸多铜转运体中，目前已知黑质中铜转运体1（CTR1）是降低的，ATP酶亚族ATP 7 B突变也与PD有关。

表10-29　PD患者的脑铜异常

第一作者（年）	期刊	卷（期）：页码	结果
PALL（1987）	LANCET	2（8553）：238-241	Cu ↑
DEXTER（1989）	J Neurochem	52（6）：1830-1836	Cu ↓ Fe ↑
RIEDERER（1989）	J Neurochem	52（2）：515-520	Cu ↓ Fe ↑
LOEFFLER（1996）	Brain Res	738（2）：265-274	Cu ↓
BOLL（1999）	Neurosci Let	265（3）：155-158	CP ↓
IHARA（1999）	J Neurol Sci	170（2）：90-95	Cu/Zn-SOD ↓
TORSDOTTER（1999）	Pharmacol Toxicol	85（5）：239-243	Cu/Zn-SOD ↓
SECHI（2007）	Parkinsonism Rel Disord	32（2）：122-125	ATP7B变异
BOLL（2008）	NeurochemRes	33（9）：1717-1723	Cu ↑
BOLL（2008）	Neurochem Res	33（9）：1717-1723	CP ↓
DHANASEKARAN（2008）	Neurochem Res	33（6）：980-984	MT1 ↓
HOZUMI（2011）	J Neurol Sci	303（1-2）：95-99	Cu ↑
JIN（2011）	Brain	134（1）：50-58	CP ↓
AYTON（2013）	Ann Neurol	77（4）：554-559	CP ↓ Cu ↓ Fe ↑
DAVIES（2013）	Movement Disorders	28（1）：	CTR1 ↓

注：①CP——铜蓝蛋白，CTR1——铜转运体1，SOD——超氧化物歧化酶，ATP 7 B——ATP酶亚族，MT 1——金属硫蛋白1。②脑脊液中铜含量升高。

在铜与PD的关系中，以下两点值得注意。一是铜蓝蛋白CP的降低与铁的累积密切相关。例如，2013年AYTON等从死亡的PD患者黑质中不仅观察到铜低铁高的事实，而且发现亚铁氧化酶活性的严重降低。他们还发现，CP不足的小鼠神经细胞大量死亡，而注入CP可部分预防黑质中铁的增高及由MPTP诱发的多巴胺能神经元细胞死亡。二是金属硫蛋白可能出现补偿性表达增加。在脑中，金属硫蛋白MTⅠ和MTⅡ在神经胶质细胞中表达，而MTⅢ表达在神经元中，MTⅣ表达在不同的上皮中。

PD患者尸体研究表明，黑质和皮层胶质细胞MTⅠ表达增加，而在MPTP诱发锥体外损伤的龋齿动物中，则观察到MTⅠ表达的降低。

铜的不足或过量都与α-syn聚集相关联。

3. α-核突触蛋白

α-核突触蛋白（α-syn），在正常生理条件下，是一种中枢神经系统突触前膜末端表达的可溶性小分子蛋白质，黑质、纹状体等脑区的线粒体上富集着大量的α-syn，基因或环境的改变，可使其可溶性发生变化，而后出现路易小体（Lewy bodies）和路易神经突（Lewy neurite），最终导致多巴胺能神经元受损。细胞外的α-syn不仅能促进路易小体的形成，是产生路易小体的“种子”和主要成分，同时也能诱导胶质细胞的激活，促进神经炎性的发生，从而进一步加剧神经元的损伤。

在健康人和PD患者的体液中也存在α-syn。研究发现，PD患者的血清、脑脊液和其他体液中的α-syn水平均高于健康对照组。有人研究证明，在各种血液成分中，外周血中99%以上的α-syn集中在红细胞中。李芳菲等的研究表明，红细胞α-syn寡聚体以及红细胞α-syn寡聚体/总蛋白比值可作为鉴别突触核蛋白病与非突触核蛋白病的指标，而后者有望成为诊断PD的外周生物学指标。此前，2006年El-AGNAF等也证明，血浆α-syn可用作PD的生物标记物。

α-syn蛋白是一种铜结合蛋白，每个单体含有2个铜结合部位，因此α-syn对铜有很高的亲和性，并能有效地引起原纤维形成和类似蛋白质沉积。Cu-α-syn复合体能诱发铜的氧化还原性质的改变，而Cu-α-syn本身就具有亚铁还原酶的活性，因而又进一步加重PD的氧化应激。另外，PD患者铜水平降低又伴随着铜蓝蛋白水平降低和铁水平升高，也导致α-syn聚集和细胞功能的破坏（图10-2）。

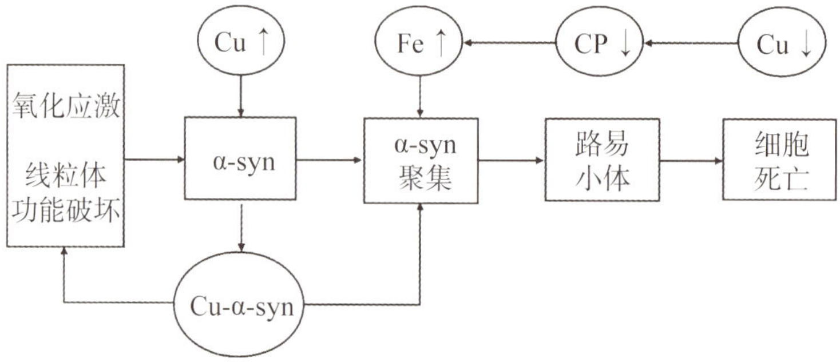

图10-2　Cu-α-syn聚集在PD中的作用

4. 脑金属成像

随着微量元素与神经退行性疾病关系研究的深入发展，在20世纪时，研究脑内元素分布的成像技术也获得了迅速提高，一项利用LA-ICP-MS技术建立起来的脑金属成像技术（Brain Met imaging Technigue）已应用在许多脑研究中（图10-3）。与过去研究脑内微量元素的技术［如同步辐射X射线荧光分析（SR X RF）］很难获得可靠定量数据不同，脑金属成像技术代表一种具有高空间分辨率、定量成像与金属组学研究相结合的常规分析工具。脑金属成像技术（利用LA-ICP-MS）与其他多种分子

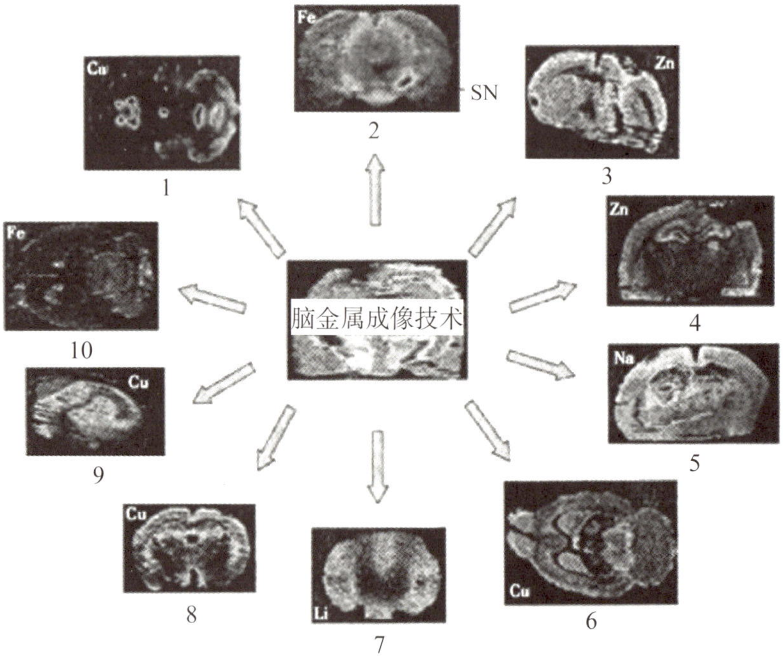

图10-3　脑金属成像技术的应用领域

从顶左顺时针方向：1.AD鼠脑Cu影像；2.PD鼠脑Fe影像；3.肿瘤鼠脑Zn影像；
4.中风鼠脑Zn影像；5.血肿鼠脑冠状切片Na影像；6.正常鼠脑水平切片Cu分布；7.抑郁鼠脑Li分布；
8.老年鼠脑Cu影像；9.癫痫患者海马Cu影像；10.亨廷顿舞蹈病鼠脑水平切片Fe分布

成像技术（如MRT、PET、SPET、免疫染色法、分子质谱法等）相结合，还可构成金属蛋白显微镜（metallo protein mi croscope）。脑金属成像技术积累的研究成果可为未来生物医学研究及临床影像诊断带来光明的前景。

脑金属成像技术可用于研究生物组织切片的许多元素分布，其中包括所谓的必需金属（K、Na、Ca、Mg、Mn、Fe、Cu、Zn、Li等）、有毒金属（Pb、Cd、Hg、U、Th等）、非金属（C、P、S、Cl、I等）和类金属（As、Se等）。

在PD的亚急性MPTP小鼠模型研究中，MATNSCH等应用LA-ICP-MS技术分析了最后一次注射MPTP后2h、7d和28d的鼠脑纹状体和黑质的冠状切片，观察到2h和7d时的脑室周区和枢椎筋膜铜含量显著降低，28d时恢复或补偿，其中嘴侧室周区的增加最为明显（+40%），在皮质中则稍微降低（-10%）。铁含量在脚间核中显著增加（+40%），但黑质中未见升高（表10-30）。这一结果与铜对室周和主质有不同的调节作用及铁的组化学定位结果一致，也与MPTP在鼠脑中优先结合的区域相一致，不仅证明了脑金属成像技术在生命科学中的常规应用价值，也肯定了铜在PD病理学中的作用。2008年SALAZAR等在急性MPTPPD模型研究中，证实了铁在PD病理学中的作用：2d时腹侧中脑铁增高29%，7d时降低18%，而在21d时增加10%。

表10-30　用脑金属成像技术测定的PD模型小鼠大脑元素分布（单位：mg/kg，湿质量计）

元素	部位	对照组	MPTP2h	MPTP7d	MPTP28d	Pa	Pb
铁（Fe）	脚间核	4.5	5.3	6.2	6.2	—	0.025
铜（Cu）	室周	8.9	7.0	7.9	12.3	0.008	—
	水管	5.0	4.2	5.9	5.8	—	—
	腹侧FD	4.6	3.3	5.2	4.5	0.001	0.005
	背侧FD	2.2	1.9	2.4	2.2	0.031	0.07
	海马下脚前部	2.6	2.2	2.6	2.3	—	—
锌（Zn）	CA3/齿状回	25.6	22.3	25.3	27.0	0.038	0.07
	背侧FD	9.5	8.9	9.3	9.3	—	—
	梨状皮质	8.3	9.4	8.6	9.3	—	—
锰（Mn）	红核	0.36	0.32	0.35	0.36	—	—
黑质TH^+细胞数		9459	6293	5227	5148	＜0.001	* * *
纹状体多巴胺质量分数/($mg \cdot g^{-1}$)		22.5	5.4	7.8	14.3	＜0.001	* * * *

注：①Pa——单变量方差分析，Pb——前两组（对照+2h）与后两组（2d+28d）比较；②FD——枢椎筋膜，lascia dentata，TH^+——酪氨酸羟化酶染色阳性；③* * *——对照组显著高于其他各组（P＜0.000 006），2h组明显高于28d组（P=0.04），黑质TH^+细胞数不可逆转；④* *

**——对照组显著高于其他各组（$P<0.0004$），28d组明显高于2h和7d组（$P<0.002$）；⑤Zn和Mn在最初稍微降低后即回到对照组水平，C、P、S未见显著变化。

五、帕金森病的微量元素诊断法

一般来说，帕金森病发病1—2年后，大多数患者的症状和体征都比较典型，但"临床诊断"（根据四大临床主征确立的诊断）并非真正的确诊，其准确率只有约85%，亦即被临床诊断为"PD"的患者中有15%左右的患者不是真正的"帕金森病"。近年来的研究表明，PD的微量元素诊断有望成为常规临床诊断或其辅助诊断手段。

ZHAO等测定了中国华东地区238例PD患者的血浆Se、Cu、Zn、Fe含量，与302名健康正常人比较，PD患者Se、Fe水平显著升高，Cu、Zn水平显著降低，关联分析提示，降低Se、Fe可减小PD危险性，而低Zn可能是PD的危险因素（表10-31）。采用血浆Se、Fe、Zn、Cu含量和年龄、性别因素可对样品属性做出预报，对PD的预报准确率为（80.97 ± 1.34）%。

表10-31　血浆微量元素与PD的关系

元素	Q_1	Q_2	Q_3	Q_4	P
Se质量浓度	＜83	83—106	107—130.75	＞130.75	
OR	0.218	0.252	0.431	1	0.055
Fe质量浓度	＜1063	1063—1413	1414—1888	＞1888	
OR	0.348	0.386	0.509	1	0.040
Cu质量浓度	＜862	862—1038	1039—1192	＞1192	
OR	1.560	1.336	0.830	1	0.250
Zn质量浓度	＜825	825—1100	1101—1375	＞1375	
OR	40.728	7.067	2.698	1	0.040

注：①元素质量浓度：单位μg/L；②分析例数：患者238例，正常人302名。

AHMED等测定了印度泰米尔纳德SRM医学院收集的45例早期PD患者和42名年龄、性别匹配的健康人血清中31种元素含量。方差分析表明，患者组和对照组之间共有19种元素含量存在显著差异。利用87个样品中19种元素作偏最小二乘方判别分析（PLS—DA），发现两组样品可清晰地区别开来（图10-4）。负荷系数图表明，Al、Cu、Fe、Mn和Zn是区分未治疗PD患者和正常人的标记物元素（图10-5），其中Al可能是触发P而导致PD血清元素稳态障碍的关键因素（图10-6）。在87个样品中，随机选择64个样品（PD33例，正常31例）7个变量5种元素含量和年龄、性别）作人工神经网络（ANN）训练，以阈值x=0.54作标准：$x \geq 0.55$定为PD患者，$x \leq 0.54$为正常人，对其余23个样品作诊断判别试验，结果特异度达100%，灵敏度达91%，分类成功率达95%，比现代临床诊断更准确。

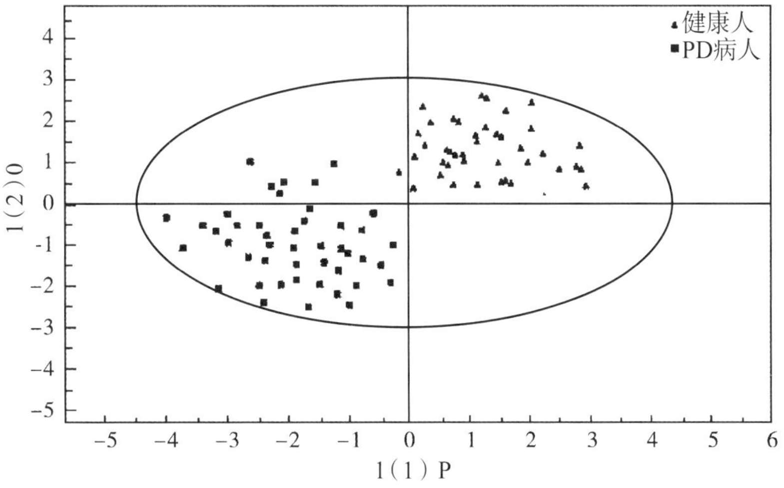

图10-4　PD患者和正常的血清元素PLS—DA图

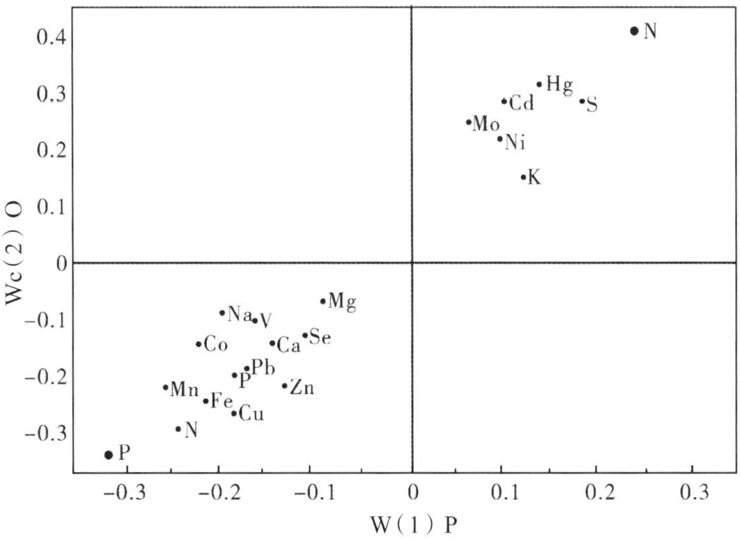

图10-5　区分PD患者和正常人的血清标志物

• P—PD患者分布区　• N—正常人分布区

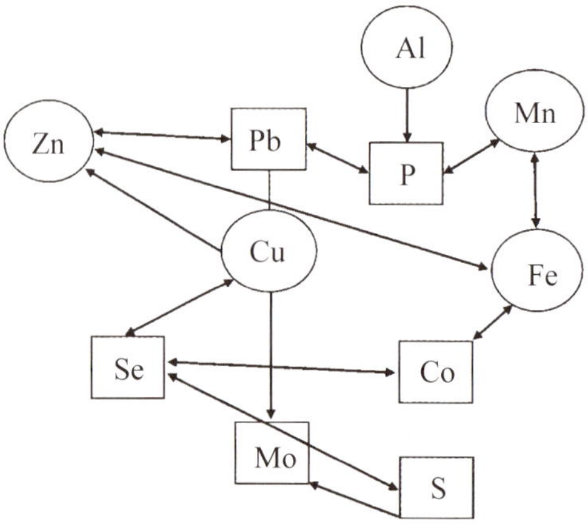

图10-6　PD的脑外生物标志物——血清元素

⬭ 标志性元素　　☐ PD发生显著变化的相关元素

ALIMONTI等测定了意大利罗马地区阿尔茨海默病（AD，53例）、帕金森病（PD，71例），多发性硬化症（MS，60例）患者和健康人（对照组124例）血清中26种元素含量及氧化应激参数（SOS）和抗氧化能力（SAC）。统计分析发现，各类患者均有与对照健康人呈显著差异的元素（表10-27），对Ca、Fe、Si、Sn、V、Zn、Zr、年龄、SOS所作的前向判别分析（FDA）产生了3个重要的判别函数（表10-32），其中DF_1以高浓度Zr、SOS、Ca及低浓度Fe、Zn为特征，是区分MS患者和其他患者的主要贡献因素；DF_2以低浓度Zr为特征，尤其与年龄的关系最为密切，是区分AD和PD患者与MS患者的主要贡献因素；DF_3以高浓度V、Si和低浓度Sn为特征，是区分AD和PD的主要贡献因素（图10-7）。FDA对各组样品的判别正确率从96.2%(AD)到76.0%(PD)，4组分类的总准确率为85.7%(表10-33)。

表10-32　AD、PD、MS和健康人的血清判别参数

	DF_1	DF_2	DF_3
矩阵结构系数[a]			
锆（Zr）	0.478[b]	-0.347	—
铁（Fe）	-0.396[b]	—	—
锌（Zn）	-0.352[b]	—	—
氧化应急参数（SOS）	0.352[b]	—	—
钙（Ca）	0.315[b]	—	—
年龄	—	0.965[b]	—
钒（V）	—	—	0.632[b]
锡（Sn）	0.441	—	-0.614[b]
硅（Si）	0.320	—	0.469[b]

续表

	DF_1	DF_2	DF_3
贡献率/%	48.500	40.800	10.700
特征值	2.072	1.740	0.457
典型相关系数	0.821	0.797	0.560

注：a——仅列出系数>0.30的元素；b——每一变量与任何判别函数之间的最大绝对关联；"—"——系数<0.30。

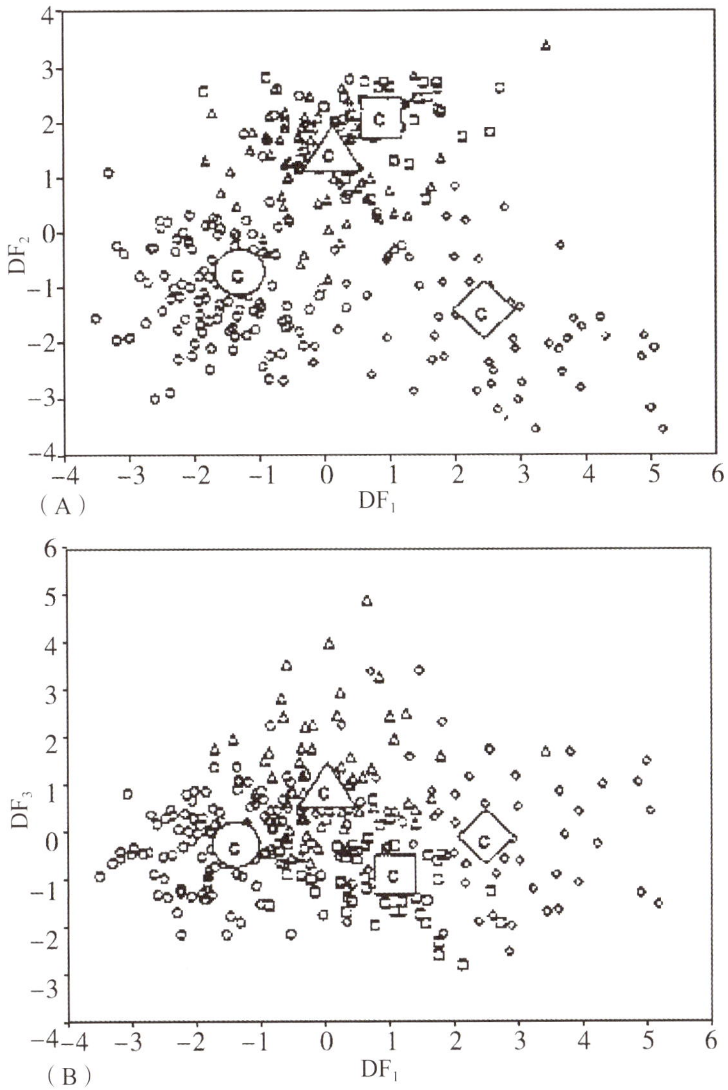

图10-7　血清元素FDA分类结果散点图

A——F_1 vs F_2，B——F_1 vs F_3

○——健康对照，□——AD，△——PD，◇——MS，C——质心

表10-33　血清元素FDA分类正确率

	健康人	AD	PD	MS	合计
人数					
健康人	111	3	9	1	124
AD	0	51	2	0	53
PD	8	8	54	1	71
MS	6	1	5	48	60
百分数					
健康人	89.5	2.4	7.3	0.8	100
AD	0	96.2	3.8	0	100
PD	11.3	11.3	76.0	1.4	100
MS	10.0	1.7	8.3	80.0	100

注：4组判别总准确率为85.7%。

ANNA等测定了前述4类人（AD60例、PD71例、MS60例和健康人109例）全血中26种元素含量，选择Ca、Co、Cu、Fe、Ni、Pb、Zr等7种元素作多元判别分析（MDA），得到的总准确率为70.3%，其中PD的判别正确率为74.6%（表10-34），PD患者以高含量Co、Ni和低含量Ca、Fe为特征（表10-35）。

表10-34　全血元素MDA分类正确率

	健康人	AD	PD	MS	合计
人数					
健康人	105	1	0	3	109
AD	21	25	1	13	60
PD	11	4	53	3	71
MS	22	10	0	28	60
百分数					
健康人	96.3	0.9	0	2.8	100.0
AD	35.0	41.7	1.7	21.7	100.1
PD	15.5	5.6	74.6	4.2	99.9
MS	36.7	16.7	0	46.7	100.0

注：4组判别的总准确率为70.3%。

从表10-32和表10-35可见，PD的血清特征元素谱和全血特征元素谱是不同的，对疾病的判别正确率也不相同，虽然在4组判别中对PD的效果比较接近。

表10-35　AD、PD、MS和健康人的全血判别函数

元素	DF1	DF2	DF3
镍（Ni）	0.680*	—	—
钙（Ca）	−0.544*	—	—
铁（Fe）	−0.425*	—	—
铜（Cu）	—	0.713*	—
锆（Zr）	—	0.346*	—
铅（Pb）	—	—	0.787*
钴（Co）	0.435	—	−0.519*
贡献率/%	65.9	27.8	6.2
特征值	1.694	0.715	0.160
典型相关系数	0.793	0.646	0.372

注：①仅列出系数$y>0.30$的元素；②“*”表示最大绝对关联。

六、帕金森病的防治

目前的PD治疗手段主要是药物治疗和手术治疗，细胞治疗和基因治疗仍处于初级阶段。在药物治疗中，针对微量元素为治疗靶点的研究和试验已成为研制PD候选药物的热点。

1. 降低铁聚集

PD患者的一个重要特征是脑内相关部位存在铁的累积（表10-28），实验研究也表明，铁剂或高铁饮食能诱发黑质多巴胺能神经元变性或多巴胺神经元的选择性损伤。

我国科学家针对以铁为治疗靶点的研究获得了肯定的结果。如谢俊霞课题组发现，杨梅黄酮能螯合细胞内的铁，降低氧化应激，从而有效拮抗6-OHDA对多巴胺能神经元的毒性作用，增加纹状体多巴胺及其代谢产物的含量；姜黄素可逆转6-OHDA及细胞内高铁造成的活性氧族（ROS）增加，减轻氧化应激及高铁对细胞造成的损伤；人参皂苷Rg1可通过对铁的螯合作用保护多巴胺能神经元不受损害。2010

年陈忻等、2011年宋扬文等也分别发现，黄芩苷可抑制鱼藤酮PD模型大鼠对铁的累积及可对黑质注射三氯化铁所造成的脑损伤起保护作用。

2. 铜相关治疗

铜在PD中的作用是矛盾的。某些证据，显示PD患者脑内铜水平增高，而其他结果则相反。有些研究还表明，在PD发生过程中早期脑内某些部位铜水平下降而后期则表现过载。有人认为，总的来说，PD缺铜比铜过载更有可能，因而补铜可能是治疗PD的一种可供选择的方法。

2009年，RUBIO－OSARMO等采用纹状体内注射MPP^+诱发的PD模型小鼠发现，在损伤前24h投用硫酸铜处理可防止纹状体内蛋白质硝化、酪氨酸羟化酶表达减少和多巴胺水平降低。2013年，该课题组采用类似方法发现，铜处理可增加铜蓝蛋白表达并防止MPP^+诱发铜蓝蛋白亚铁氧化酶活性损失及伴随的脂质过氧化增加。此外，还可使纹状体和中脑的铁水平稍微降低。

2012年，HUNG等在4种不同的PD模型动物中发现，缺氧成像剂（hypoxia imaging agent）Cu(Ⅱ)具有神经保护作用，其机制包括抑制α－syn硝化和纤维化。该铜化合物还表明具有保护多巴胺神经元、保持运动功能和降低智力衰退的作用。

ROZAS等对MPP^+模型大鼠所做的研究表明，EGB761（一种银杏树提取物）可以逆转MPP^+诱导的纹状体铜缺乏和调节其他脑区的铜稳态；阻断MPP^+的神经毒作用。

2010年HENKIN等认为，嗅觉功能异常患者经反复颅侧磁刺激（γTMS）后，血浆、红细胞和唾液铜水平增加，表明γTMS能通过改变PD患者铜稳态平衡升高血清多巴胺水平，改善运动功能和味、嗅觉功能。

考虑到PD患者存在铜水平增高的可能性，有人采用铜螯合疗法治疗包括PD在内的某些神经退行性疾病，然而结果表明，铜螯合不能对MPTP损伤起保护作用，在二乙基氨磺酸盐（Diethyldithiocarbamate）的情况下还增强神经毒性。因而采用此类治疗策略时应谨慎。

3. 铝螯合治疗

铝被认为是具有神经毒性的元素，在诸多神经退行性疾病，如AD、PD、MS等患者尸体脑中均检出异常高量的铝（表10-36），PD患者的血清铝含量也较正常人高。尽管铝作为这些疾病的必要发病因素尚存在争议，但研究表明，铝能促进这些疾病的发展，铝和某些其他过渡金属（如Fe、Cu、Zn、Mn）在PD发病中具有病因学的重要性。

表10-36 PD脑中的铝沉积举例

第一作者（年）	文献
CRAPPER（1973）	Science，180：151
PERL（1980）	Science，208：287
PERL（1982）	Science，217：1053
GOOD（1992）	BrainRes，593：343
GORELL（2004）	J Neurol Sci，217（2）：219

减轻铝负荷的药物包括去铁胺、羟基吡啶酮、儿茶酚类、肌醇或其衍生物等铝的螯合剂。去铁胺与铝螯合的稳定常数为10^{23}，能从血、骨及其他组织中将铝夺取，被认为是运用化学反应原理治疗疾病的成功范例之一，但它价格昂贵，有较多副作用，且必须静脉注射。3-羟基吡啶酮化合物在生理pH条件下与铝螯合的稳定常数为10^{24}，其铝螯合物既溶于水又溶于脂，已用于临床作铝的解毒药物，与去铁胺相比，副作用小，价格低廉，可口服。针对减轻铝负荷的螯合药物还有1，3，5-三脱羟基-1，3，5三（二甲氨基）顺肌醇，1，3，5-三氨基-1，3，5-三脱羟基顺肌醇、儿茶酚类及其衍生物、羟基吡喃酮类。

目前，西医治疗PD一般采用多巴胺类药物，如苄丝肼-左旋多巴（美多巴）、盐酸苯海索（安坦）等，这类药物虽并非着眼于除去脑中的铝，但多巴胺及其具有最好疗效的左旋多巴均能与铝配位，铝与乙酰胆碱酯酶也有相互作用。

4. 元素医学食疗

由PD患者的微量元素水平变化可知，PD患者存在多种微量元素的平衡失调，例如，血清中至少有23种元素含量异常，头发中至少有24种元素含量异常。因此，调节患者的体内元素平衡（多元素平衡，而不仅仅是个别元素的平衡）是PD治疗的重要策略原则。陈祥友以富含微量元素的耄乐系列产品治疗30例PD患者，返回治疗结果的有21例，其中男性15例，女性6例，男性平均年龄为67.6岁，女性平均年龄62.3岁。21例中治愈11例（占53.0%），显效9例（占47.0%），这表明PD是可以治愈的，并不是不治之症。耄乐系列产品由纯天然药用性食物制成的蜜糕、口服液、仙酒、佐料组成，经检测，耄乐产品中均含24种以上无机元素，18种水解氨基酸，并富含其他多种营养素。

七、小结

（1）PD是世界公认的第二大神经系统变性疾病。我国55岁以上人群PD患病率达0.95%，目前患者数已超过245万人。

（2）PD的病因至今仍不清楚，一般认为与老化、环境和遗传三大因素相关，其中微量元素稳态失衡可能起着关键作用。

（3）PD的主要病理特征与脑内金属的局部累积或缺失有关，脑金属成像的发展和研究成果或将为PD病因探索及影像诊断带来希望。

（4）血清或全血微量元素组学研究可将PD样本与其他神经退行性疾病患者和健康人样本明显区分，测定脑外微量元素水平有望成为PD预警、鉴别或诊断的新工具。

参考文献

[1] 管阳太.专家诊治帕金森病［M］. 上海：上海科学技术出版社，2012：1-92.

[2] 张丽娟，邵海涛，王跃秀，等.帕金森病研究进展［J］. 生命科学，2014，26(6)：560-570.

[3] 刘颖.中国林县人群帕金森病流行病学研究［D］. 中国医科大学2012年博士学位论文，2012.

[4] MACI，SUL，XIEJJ，et al.The Prevalence and incidence of parkinson's disease in China：a systematic review and Meta-analysis［J］. JNeurol Transm，2014，121：123-134.

[5] ZHANGZX，ROMANGC，WUCB，et al.Parkinson's disease in China：Prevalence in Beijing，Xian，and Shanghai［J］. Lancet，2005，365：595-597.

[6] 周玢，洪震，黄茂盛，等.上海城乡帕金森病患病率研究［J］. 脑与神经疾病杂志，2001，9(6)：330-332.

[7] 乔胥，屈秋民，韩建峰，等.西安地区老年人帕金森病患病率调查［J］. 中国神经免疫学和神经病学杂志，2001，8(2)：79.

[8] 刘燕，张晓莺，何瑛，等.2008—2009年新疆喀什地区55岁以上人群帕金森病患病率调查［J］. 中华神经科杂志，2010，43(12)：863-865.

[9] TANLCS，VENKETASUBREMANIANN，HONGCY，et al.Prevalence of pakinson's disease in Singapore：Chinese vs Malays vs Indians［J］. Neurology，2004，62：1999-2004.

[10] 中国人民解放军神经病流调组.中国帕金森病患病及发病调查［J］. 中华流行病学杂志，1991(6)：363-365.

[11] 国务院人口普查办公室，国家统计局人口和就业统计局. 中国2010年人口普查资料：上册［M］. 北京：中国统计出版社，2012：265-267.

[12] 谭现花，王莱政，滕文涛，等.帕金森病的危险因素及其通径分析［J］. 中国临床康复，

2006, 10(34): 25-27.
[13] 柏雪，胡风云.原发性帕金森病患者危险因素的病例对照研究[J]. 中华老年医学杂志, 2014, 33(9): 941-943.
[14] 叶芳，易刚，萧军.中国人群帕金森病危险因素及保护因素的Meta分析[J]. 临床神经病学杂志, 2014(2): 111-115.
[15] 高振坤, 崔岩, 王建夺.帕金森症致病机制分析及预警基因筛查研究进展[J]. 现代预防医学, 2012, 39(4): 961-964.
[16] 张丽娟，邵海涛，王跃秀，等.帕金森病研究进展[J]. 生命科学, 2014, 26(6): 560-570.
[17] 楼跃，肖勤，陈生弟.帕金森疲劳的相关因素研究[J]. 老年医学与保健, 2012, 18(2): 76-79.
[18] 赵鹏，朱红灿，李玉生，等.帕金森病患者认知功能障碍的发生率及影响因素[J]. 郑州大学学报：医学版, 2014, 49(6): 869-872.
[19] 孟莉，王彦永，李艳敏，等.帕金森病的非运动症状及其影响因素[J]. 临床神经病学杂志, 2014, 27(4): 248-250.
[20] 杨雪霞，李鹏.帕金森病非运动症状患者的临床特征及影响因素[J]. 中国老年学杂志, 2013, 33: 1260-1262.
[21] 马建军，李学，杨红旗，等.早期未治疗帕金森病患者非运动症状的特点[J]. 中华老年医学杂志, 2015, 34(1): 35-39.
[22] 秦俊法.微量元素与阿尔茨海默病[J]. 广东微量元素科学, 2015, 22(1): 1-17.
[23] 张巍，雷振霖，陈海波，等.血管性帕金森综合征和帕金森病患者血中微量元素的变化[J]. 中国卒中杂志, 2010, 5(1): 37-41.
[24] AHMEDSSSJSANTOSHW.Metallomic profiling and linkage map analysis of early parkinson's disease: A new insight to aluminum marker for the possible diagnosis[J]. Plos One, 2010, 5(6): 11252.
[25] HEDGEML, SHNMUGAVELUP, VENGAMMAB, et al.Serum trace element level and the complexity of inter—element relations in the patients with parkinson's disease[J]. JTra ElemBiol, 2004, 18(2): 163-171.
[26] 梁琼芳，陈小薇，洪嘉铭，等.帕金森病与头发微量元素关系的研究[J]. 中国医师杂志, 2003(增刊): 223-225.
[27] 陈祥友.90例帕金森氏综合征与正常人头发35种元素检验结果比较[J]. 世界元素医学, 2008, 15(4): 6-10.
[28] ALIMONTIA, RISTORIG, GIUBILEIF, et al.Serum chemical elements and oxidative status in Alzheimer's disease, Parkinson's disease and multiple sclerosis[J]. Neurotoxicology, 2007, 28:

450-456.

［29］和青.铁导致 α-突触核蛋白聚集在帕金森病中的作用研究［D］. 青岛大学2010硕士学位论文，2010.

［30］MONTESS，RIVERA-MANCIAS，DIAZ-RUIZA，et al.Copper and Copper proteins in parkinson's disease［J］. Oxidative Medicine and Cellular Uongevity，2014，Volume，2014，1014：147251.

［31］李芳菲，郜丽妍，李鑫，等.红细胞 α-突触核蛋白寡聚体作为帕金森病生物标记物研究［J］. 中国老年心血管病杂志，2015，17（2）：161-163.

［32］BECKERJS，MATUSCHA，BECKERJS，et al.Mass spectrometic imaging（MSI）of metals using advanced Brain Met technigues for biomedical research［J］. Int J Mass Spectrometry，2011，307（1/3）：3-15.

［33］MATUSCHA，DEPBOYLUC，PALMC，et al.Cerebral bioimaging of Cu，Fe，Zn and Mn in the MPTP mouse model of parkinson's disease using laser ablation inductively coupled plasma mass spectrometry（La-ICP-MS）［J］. JAm Soc Mass Spectrom，2010，21：161-171.

［34］ZHAO H W，LINJ，WANGXB，et al.Assessing plasma levels of selenium，copper，iron and Zinc in patients of parkinson's disease［J］. Plos One，2013，8（12）：83060.

［35］ANNAP，SONIAB，CRISTINAD，et al.Discriminant analysis to study trace elements in biomonitering：anapplication on neurodegenerative disease［J］. AnnIst SuperSanita，2005，41（2）：223-228.

［36］章福平，毕树平.铝在阿尔茨海默病和帕金森病及透析病人发病中的毒性及减轻铝负荷的药物研究进展［J］. 无机化学学报，2000，16（3）：395-402.

［37］陈祥友.帕金森综合征食疗［J］. 世界元素医学，2012，19（3/4）：47-50.

第十一章

微量元素与脑卒中

摘要：脑卒中是目前中国最重要的公共卫生问题，正以其高发病率、高病死率对我国造成巨大的社会、经济困难。从脑卒中的流行病学特征、脑卒中发病的危险因素、脑卒中患者的微量元素失衡及微量元素检测的临床意义四个方面阐述了微量元素与脑卒中的关系。

一、中国的脑卒中现状

脑卒中（stroke）是急性脑血管疾病的一种，俗称中风，也称脑血管意外或脑出血，起因于脑部血液循环障碍，以脑组织缺血及出血性损伤症状为主要临床表现。脑卒中已成为世界范围内第二大常见死因和首位致残原因，也是目前我国最严重的公共卫生问题。本章论述脑卒中的流行病学特征及其与微量元素的关系。

2010年统计，我国脑卒中的年龄标化发病率已超过336/10万，位列全球第一。2020年中国≥40岁居民脑卒中总体年龄标准化患病率为2.6%，发病率为505.2/10万人年，病死率为343.4/10万人年。用秘塔搜索现在资料，中国每年大约有240万人新发脑卒中。目前，中国的脑卒中患病总人数超过2800万。每年因脑卒中死亡的人数约为150万至154万。脑卒中发病急、病情进展迅速，可导致肢体瘫痪、语言障碍、吞咽困难、认知障碍、精神抑郁等，严重影响患者生活质量，给家庭和社会造成巨大负担。

1. 中国大陆地区

近30年内，我国对脑卒中的流行病学进行了大量的研究，结果表明，其发病率在（66—1130）/10万，患病率在（203—2308）/10万，死亡率在（44—370）/10万（表11-1）。

表11-1　中国大陆脑卒中流行状况　（单位：1/10万）

地区	发病率	死亡率	患病率	资料来源
北京	370	281	1285	张薇（2014）
黑龙江哈尔滨	441	370	1249	

续表

地区	发病率	死亡率	患病率	资料来源
宁夏银川	352	187	824	
湖南长沙	232	80	846	
广东广州	162	80	576	
上海	157	164	614	
四川成都	136	59	456	
全国6城市	219	116	719	
21省（市）22个农村	185	142	394	
全国29个省（市）	116	81	250	吴兆苏（2003）
全国16个省（市）	216	75	—	
四川德阳	66	—	—	吴卫东（2002）
江苏南京	—	—	1310	殷晓梅（2003）
上海	155	—	—	吕宁（2002）
广西南宁	166	—	—	郭琳芳（2006）
辽宁阜新	153	116	—	孙兆青（2008）
陕西汉中	153	116	—	许胜林（2003）
辽宁沈阳	1130	—	—	刘瑜（2008）
河北石家庄	—	—	2308	喻文雅（2010）
西藏拉萨	—	—	203	赵玉华（2011）
内蒙古包头	216	44	—	王利丽（2014）
平均	257 ± 238	137 ± 91	849 ± 576	

其中，规模较大的研究主要包括由北京心肺血管疾病研究所——安贞医院主持的为期10年（1984—1993）的中国MONICA研究和全军脑血管病流行病学协作组1987年开展的回顾性调查。MONICA研究包括全国16省（市）330万25—74岁人群，结果急性脑卒中事件的平均年龄标化发病率男性为270/10万，女性161/10万；平均年龄标化病死率男性为89/10万，女性61/10万；平均年龄标化死亡率男性为33%，女性38%(表11-2)。

表11-2　中国16省（市）25—74岁人群脑卒中流行状况（中国MONICA研究）

省（市）	发病率		死亡率		病死率	
	男	女	男	女	男	女
黑龙江	646	368	129	89	20	24
吉林	508	256	104	68	20	26
广东	330	167	94	44	28	26
辽宁	276	137	113	68	41	49
北京	274	196	91	72	33	36
河南	254	191	140	105	55	54
河北	236	161	101	81	43	48
内蒙古	217	169	77	58	35	34
山东	210	134	65	59	31	44
福建	174	71	112	43	64	60
新疆	174	198	41	51	23	26
上海	150	117	72	53	48	45
四川	133	80	72	46	54	57
江西	102	74	46	32	45	43
江苏	95	55	50	33	52	60
安徽	63	45	43	30	68	66
平均	270	161	89	61	33	38

注：①单位：发病率和死亡率——1/10万，病死率——%；②标化：按世界人口标化；③研究时间：1987—1993年；④山东、福建、江西、河南、广东仅有1987—1989年资料；内蒙古仅有1987—1991年资料。

回顾性调查包括全国29个省（市）580万全年龄组人群，结果平均年龄标化发病率和死亡率分别为116/10万和81/10万，平均年龄标化患病率为2.5‰（表11-3）。

上述两个全国性研究结果表明，中国大陆脑卒中的发病率、死亡率有3个显著的特点，即存在明显的地理分布差异，有北方高于南方的趋势（表11-1和表11-2）；男性普遍高于女性（表11-2）；随年龄增加而明显升高，并与年龄呈指数关系（表11-4）。

表11-3 29个省（市）平均年龄标化发病率和病死率、标化患病率

省（市）	发病率	死亡率	患病率
西藏	450.4	370.1	1.9
吉林	234.4	145.0	6.6
黑龙江	202.7	118.1	5.4
辽宁	191.3	96.2	4.5
河北	190.1	90.6	5.5
上海	144.8	138.6	1.7
湖南	141.1	86.2	2.9
宁夏	139.4	97.2	2.9
湖北	119.9	77.6	2.5
北京	116.9	86.8	4.4
甘肃	116.5	75.2	2.4
安徽	110.8	80.7	1.5
内蒙古	107.6	44.7	3.5
河南	107.6	61.8	2.8
天津	105.2	105.0	4.5
山东	105.1	64.1	2.8
江苏	105.1	104.1	2.2
青海	104.1	87.3	2.1
陕西	100.4	92.6	2.6
福建	99.1	85.4	1.4
新疆	97.1	59.6	2.5
江西	91.3	63.5	1.4
四川	85.3	68.1	1.1
云南	83.6	60.6	1.4
贵州	75.5	57.3	1.3
山西	75.4	50.9	1.8
广西	73.5	51.8	1.2
浙江	71.3	66.8	1.1
广东	53.2	45.2	1.1
平均	115.6	81.3	2.5

注：①单位：发病率和死亡率——1/10万，患病率——‰；②标化：按世界人口标化；③研究时间：1987年。

表11-4　中国居民脑卒中发病率和死亡率的年龄分布　　（单位：1/10万）

年龄分组	发病率①	死亡率②
0—	0.00	4.8
5—	0.00	0.3
10—	0.40	0.3
15—	0.83	0.8
20—	2.44	1.5
25—	1.47	2.3
30—	4.46	4.5
35—	11.30	10.6
40—	25.09	26.6
45—	73.23	46.5
50—	167.43	97.7
55—	292.71	177.6
60—	527.63	295.3
65—	754.30	553.3
70—	1074.18	1038.4
75—	1064.70	1761.6
80—	1218.37	3001.5
85岁以上	1257.27	4051.4
平均	109.78	117.2

注：①发病率数据取自1987年全国29省（市）调查结果，调查5 790 864人，发生脑卒中6367例；②死亡率数据取自2004—2005年全国第3次死因回顾抽样调查结果，调查142 660 482人，脑卒中死亡167 147人。

2. 中国海岛地区

对中国沿海岛屿居民所做的调查表明，中国海岛地区的脑卒中患病率在6.0‰—60.0‰，发病率在（20—590）/10万，死亡率在（13—230）/10万。WU等对中国海岛居民脑卒中流行状况作了系统综合，通过多种数据库共检索到812篇报告（1980—2013年），最终纳入20项研究，其中涉及患病率、发病率和死亡率的文献分别为9篇、7篇和7篇。Meta分析结果，中国岛民的年龄调整患病率为6.17‰（95% CI=4.56-7.78），年龄调整发病率为120.42/10万（95% CI=26.17-214.67），粗死亡率为12.88/10万—229.00/10万（表11-5）。一般来说，海岛居民脑卒中的患病率和发病率也随年龄增大而增加（图11-1、图11-2）。从表11-5也可见，全年龄人群患病率最低（5.95‰），其次是25⁺人群（11.7‰），65⁺人群最高（59.6‰）。

表11-5　中国岛民死亡率

报告者（年）	地区	年龄范围	粗率	年龄调整率
患病率（%）				
PAN（1984）	台湾	40^+	14.00	4.83
WANG（1986）	浙江普陀	35～59	6.30	1.87
HU（1989）	台湾	36^+	16.40	5.76
LEE（1995）	台湾	65^+	59.60	5.77
FUH（1996）	台湾金门	50^+	24.50	4.87
HUANG（1997）	台湾	全年龄	5.95	6.56
LEE（2000）	台湾台北	35^+	21.90	9.12
LIN（2002）	台湾	35^+	19.3	9.21
YE（2011）	浙江象山	25^+	11.70	6.69
平均			20.0 ± 16.2	6.17（4.56—7.78）
发病率/（1/10万）				
HU（1992）	台湾	36^+	330.00	136.41
ZHOU（1998）	浙江舟山	25—74	31.33	16.98
FUH（2000）	台湾金门	50^+	527.00	105.12
LEE（2000）	台湾台北	35^+	590.00	245.76
LIU（2002）	浙江普陀	全年龄	20.73	—
WANG（2007）	广东台山	全年龄	95.85	—
MIU（2010）	上海崇明	全年龄	268.00	—
平均			266.1 ± 231.	120.42（26.20—214.70）
死亡率/（1/10万）				
HU（1986）	台湾	全年龄	80.25	—
SU（1992）	台湾	全年龄	72.25	—
LIU（2002）	浙江普陀	全年龄	12.88	—
ZOU（2008）	山东长岛	全年龄	152.83	—
SONG（2008）	浙江象山	全年龄	128.54	—
MIU（2010）	上海崇明	全年龄	229.00	—

续表

报告者（年）	地区	年龄范围	粗率	年龄调整率
HU（2011）	广东台山	全年龄	74.17	—
HU（2011）	广东台山	全年龄	136.22	—
平均			110.7 ± 65.5	

注：35⁺表示35岁以上人群，余类同。

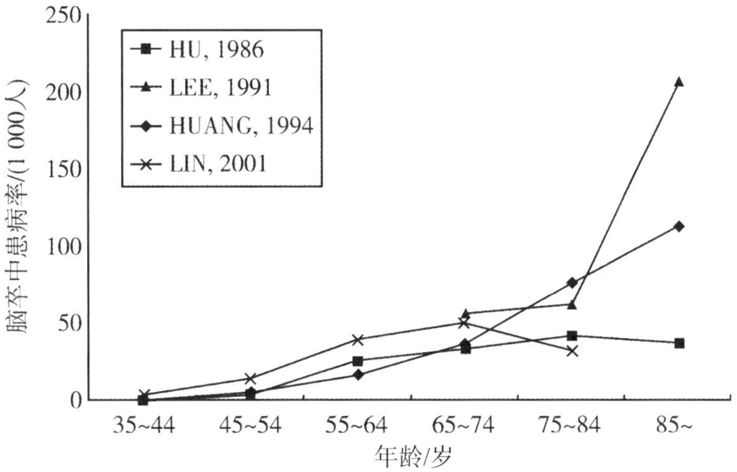

图11-1　中国台湾地区脑卒中患病率的年龄分布

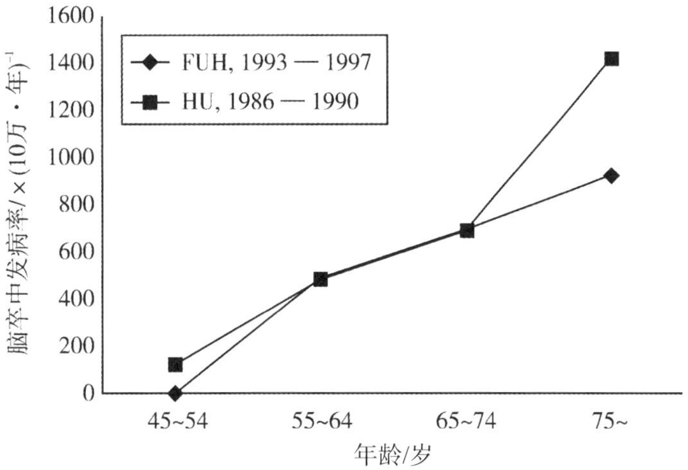

图11-2　中国台湾地区脑卒中发病率的年龄分布

3. 中国与欧美国家的比较

21世纪以来，欧美国家的流行病学调查结果表明，脑卒中患病率（粗率）在7%—26‰，发病率在（114—350）/10万，死亡率在（30-61）/10万。ZHANG等对欧洲德、法、意、英、西班牙5国及美国脑卒中流行状况进行了文献综述，共纳入了23篇研究报告。在2004—2009年发布的报告表明，欧美国家脑卒中患病率平均为19.0‰，发病率平均为186.8/10万，死亡率平均为44.3/10万（表11-6）。

表11-6 欧美国家脑卒中的流行状况

报告者（年）	国家	调查年份	粗率
患病率/‰			19.0 ± 6.3
HIPPISLEY（2004）	英	2003	7
CDC（2007）	美	2005	26
BHF（2007）	英	2003	20
		2005—2006	25
		2005—2006	15
		2006	20
		2006—2007	17
CDC（2008）	美	2008	26
D'ALLESSANDRO（2009）	意	2004	14.7
发病率/（1/10万）			186.8 ± 77.1
ROTHWELL（2005）	英	2002—2005	161
FERNANDEZ（2008）	西	2004	220
FHMS（2008）	德	2008	350
BIJOT（2009）	法	2000—2006	113.5
CORSO（2009）	意	2004—2005	223
YEGE（2009）	西	2005	141
ALALO（2009）	西	1998—2003	160
BHF（2009）	英	2003	126
死亡率（1/10万）			44.3 ± 9.6
WHO（2002）	意		61
WHO（2004）	法		33
WHO（2004）	西		47
OECD（2005）	西		44

续表

报告者（年）	国家	调查年份	粗率
OECD（2005）	美		34
OECD（2006）	法		30
OECD（2006）	德		41
OECD（2006）	意		47
OECD（2006）	英		49
WHO（2006）	英		57
WHO（2006）	德		44

注：①BHF——British Heart Founddation；②OECD——Organigation for Economic Cooperation and Development；③WHO——World Health Organigation；④CDC——Center for Disease Control；⑤FHMS—Federal Health Monitoring System。

与欧美国家相比较，中国居民脑卒中的发病率、死亡率较高，而大陆地区居民脑卒中患病率则较低（表11-7）。

表11-7　中国和欧美国家脑卒中流行率比较　　（单位：1/10万）

国家	发病率	死亡率	患病率
意大利	223	54	1470
英国	143.5	50	1730
美国		34	2600
法国	113.5	31.5	
德国	350	42.5	
西班牙	173.3	45.5	
欧美国家	186	44	1900
中国大陆	257	137	849
中国海岛	266	111	1996

注：欧美国家为意、英、美、法、德、西六国的平均值，中国海岛包括台湾及大陆沿海若干岛屿。

4. 脑卒中分型构成比

脑卒中主要有两种类型，即缺血性脑卒中和出血性脑卒中，前者包括短暂性脑缺血发作和脑梗死（脑血栓和脑栓塞），后者包括脑出血和蛛网膜下隙（腔）出血。

在一些发达国家，高达（67.3-80.5）%的脑卒中归因于缺血性脑卒中，（7.3-26.6）%为出血性脑卒中，（2.0-14.5）%为其他类型脑卒中。我国的总体调查结果也表明，缺血性脑卒中发病率高于出血性脑卒中，其平均值分别为69.8%和28.9%，难分型脑卒中发病率平均为1.3%。

在中国MONICA研究（1984—1993）中，共获得38 471例脑卒中，其中有49%的病例用CT或MRI进行了分型诊断，结果缺血性、出血性和未分型的脑卒中构成比分别为（10-64）%、（25-64）%和（0-65）%，其平均值分别为44.5%、43.8%和11.9%（表11-8），这表明在1993年前，中国的两个主要类型脑卒中构成比大致相同。

表11-8　中国MONICA研究各监测区人群脑卒中分型构成比　（单位：%）

监测区	出血型	缺血型	未分型
福建	64	28	8
上海	64	35	4
四川	59	26	15
江西	51	45	4
新疆	51	49	0
山东	49	50	1
内蒙古	47	52	1
辽宁	42	58	1
河北	40	60	0
河南	38	38	24
北京	37	61	2
黑龙江	35	63	2
吉林	34	64	2
广东	34	61	5
安徽	31	12	57
江苏	25	10	65
平均	43.8 ± 11.8	44.5 ± 17.9	11.9 ± 20.2

脑卒中的准确分型很大程度依赖于有效的辅助诊断手段，随着做CT或MRI检查比例的增加，分型的数据也更加可靠。王文化等对北京市1988—1999年出血性脑卒

中和梗死型脑卒中发病率分别计算时发现，出血性脑卒中的发病率在下降，而缺血性脑卒中则呈明显的上升趋势，年平均增长率分别为−2.0%和5.9%（表11-9）。

表11-9　1988—1999年北京25—74岁人群脑出血和脑血栓事件发病率（单位：1/10万）

监测年份	脑出血	脑血栓
1988	69.4	167.4
1989	68.5	169.2
1990	90.3	195.2
1991	92.7	181.9
1992	66.9	224.0
1993	81.4	232.5
1994	77.7	243.2
1995	61.0	261.8
1996	62.3	233.6
1997	68.8	269.2
1998	65.3	318.7
1999	63.8	320.1
年平均增长率/%	−2.0	5.9

还有人根据中国急性脑血管事件登记进行统计，在过去20年中，出血性和缺血性脑卒中发病率分别下降了1.7%和增加了8.7%（WANG等，2006）。另一方面，杨期东等在长沙、北京和上海三个城市社区30万人群进行的调查中，对5年（1996—2000）内首次发生脑卒中的2570例患者进行分型诊断，结果出血性、缺血性及难分型卒中的比例分别为37.1%、62.3%和0.6%；刘瑛娜等对浙江杭州市西湖区2010—2012年诊断的脑卒中患者进行统计分析，也发现缺血性脑卒中的发病率高于出血性脑卒中。总之，21世纪以来发表的研究报告大多表明，缺血性脑卒中的发生率高于出血性脑卒中（表11-10）。

表11-10　中国脑卒中分型构成比（2002—2014）　　（单位：%）

报告者（年）	城市	出血性	缺血性	难分型
杨期东（2002）	北京	22.5	76.9	0.6
	湖南长沙	50.1	49.8	0.1

续表

报告者（年）	城市	出血性	缺血性	难分型
杨期东（2002）	上海	33.5	65.7	0.8
吴　陈（2002）	四川德阳	47.5	31.3	21.2
饶宜光（2007）	广东深圳	32.2	67.2	0.6
刘　瑜（2008）	辽宁沈阳	18.3	81.7	0.0
喻文雅（2010）	河北石家庄	16.4	83.6	0.0
赵玉华（2011）	西藏拉萨	41.2	58.8	0.0
王利丽（2014）	内蒙古包头	13.5	61.7	24.8
刘瑛娜（2014）	浙江杭州	24.1	75.9	0.0
平均		28.9	69.8	1.3

5. 复发和死亡

根据临床资料统计，病愈后的脑卒中患者在第1年内的复发率为25%—30%，第2年的复发率为20%—23%，第3年的复发率为17%—20%，第4年和第5年的复发率分别为15%—18%和5%—9%；脑卒中后存活的患者，60%—80%有不同程度的残疾，严重影响正常生活。

脑卒中复发率，不同研究者得到的结果不尽相同，例如：李云鹏等报道，上海松江地区2005年新发脑卒中945例，到2007年年末，3年内脑卒中复发96例，复发率为10.2%；李昕等报道，河南郑州大学附二医院2004/5—2006/7，300例住院首次脑卒中患者的1年总体复发率为13.5%，其中脑梗死复发率为11.2%，脑出血复发率为17.3%；冯社军等报道，四川大学华西医院前瞻性随访研究的1年总复发率为11.2%，其中脑梗死的复发率为10.5%，脑出血的复发率为12.7%。在缺血性脑卒中，不同亚型的患者复发率也不同，部分前循环梗死（PACI）的复发率（18.0%）明显高于腔隙性梗死（LACI）的复发率（4.4%），完全前循环梗死（TACI）的复发率（11.5%）与后循环梗死（POCI）的复发率（9.1%）较接近。

另一方面，刘军等报道，北京地区1984—2000年的脑卒中平均复发率为30.1%，其中男性31.7%，女性26.9%；谭英（2012）报告，徐州地区2008—2009年缺血性脑卒中的1年复发率为31.2%（589例中复发184例）；陈鹏（2014）报告，宁夏地区2011—2012年缺血性脑卒中总复发率为19.7%（401例中复发79例）。

脑卒中复发事件有逐年增长的趋势。据统计，北京地区从1984年到2000年，脑卒中复发事件占脑卒中总事件的比例（脑卒中复发率）男性平均每年增加1.6%，女性平均每年增加0.6%，合计增加1.3%。缺血性脑卒中的人群复发率则增加7.6%（表11-11）。

表11-11　北京地区1984—2000年脑卒中复发变化趋势

年份	人群复发率（1/10万）		脑卒中复发率/%
	缺血性脑卒中	出血性脑卒中	
1984	48.30	36.91	33.6
1985	48.17	32.12	32.2
1986	46.89	29.31	27.6
1987	46.51	30.52	27.6
1988	38.37	23.46	23.0
1989	51.58	26.48	29.6
1990	53.86	31.30	28.2
1991	51.40	27.65	29.3
1992	49.86	20.08	24.9
1993	57.61	20.54	28.9
1994	83.75	17.77	24.8
1995	81.71	26.17	28.4
1996	86.36	21.21	29.4
1997	109.86	27.99	33.2
1998	134.99	30.12	35.7
1999	133.01	26.68	37.7
2000	122.29	21.06	37.9
年平均增长/%	7.6	–1.9	1.3
P	0.000	0.045	0.076

脑卒中的复发率高，生存率则较低。2014年武汉滨等报告，浙江脑卒中患者的1—4年生存率分别为72.04%、68.92%、66.27%和64.29%；2005年李海欣等天津脑卒中患者的1年和3年生存率分别为79.86%和65.46%；陕西西安脑卒中患者的1—3年生存率分别为91.9%、89.4%和85.3%。这表明，脑卒中患者自患病之日起1年内将有8%—28%的人死去。

脑卒中复发率除与脑卒中类型有关外，还与年龄有关，上海松江区的研究表明，脑卒中的发病率与年龄呈正相关，但复发率以55—69岁年龄段为最高，45岁以下无复发病例（表11-12）。

表11-12　上海不同年龄人群脑卒中复发率

年龄段	发病率		复发率	
	发病例数	发病率（1/10万）	复发例数	复发率/%
＜35	2	1.02	0	0.00
35—	6	14.04	0	0.00
40—	11	20.48	0	0.00
45—	29	65.42	1	3.42
50—	46	91.36	4	8.70
55—	69	189.12	10	14.49
60—	56	207.99	11	19.64
65—	92	476.66	20	21.74
70—	163	756.59	14	8.59
75—	156	1146.22	15	9.62
80—	188	2094.71	13	6.91
85—	127	2975.63	8	6.30
合计	945	182.34	96	10.16

注：945例患者3年内复发96例，其中复发1次者78例。

脑卒中病死率有明显的地区差异。例如：中国MONICA研究16省（市）25—74岁人群脑卒中急性期（发病后28d内）的病死率男性为33%，女性为38%；男性病死率在黑龙江、吉林地区最低（20%），安徽最高（68%）；女性病死率在黑龙江（24%）及吉林、广东、上海（26%）较低，在安徽（66%）及福建、江苏（60%）较高。

脑卒中死亡率也与脑卒中类型有关。前面已经指出，缺血性脑卒中的发病率高于出血性脑卒中，但脑卒中死亡率却是出血性脑卒中高于缺血性脑卒中。一个典型的例子：对中国三个城市的研究发现，缺血性、出血性和难分型卒中的发病率分别为65.3%、34.2%和0.5%；而在5年内死亡的病例中，缺血性、出血性和难分型的构成比则为38.7%、60.6%和0.7%。在急性期，出血性脑卒中死亡的比例为缺血性脑卒中的1.78倍，而在24h内死亡的比例前者更为后者的4.08倍（表11-13）。

表11-13　不同时间内脑卒中病死率比较　（单位：%）

死亡时间	北京	长沙	上海	合计
出血性脑卒中				
＜1d	24.2	27.0	20.7	24.9
1—28d	37.7	37.6	47.3	39.8
＞28d	35.9	34.0	32.0	34.0
不确定	2.2	1.4	0.0	1.3
缺血性脑卒中				
＜1d	6.5	7.0	4.8	6.1
1—28d	22.0	26.6	45.8	30.3
＞28d	69.9	65.7	49.4	62.7
不确定	1.6	0.7	0.0	0.9

全国31省（市）的最新监测数据也表明，出血性脑卒中的死亡率最高，其次为缺血性脑卒中，出血性、缺血性和未分型脑卒中的粗死亡率分别为74.7/10万、33.9/10万和11.3/10万。

二、脑卒中的危险因素

脑卒中的危险因素包括不可干预因素（如年龄、性别、种族等）、可干预因素（如生活方式、高血压、糖代谢异常、血脂异常、心脏病等）和遗传因素（如家族史、基因多态性等），这些因素的单独作用或相互作用影响着脑卒中的发病和进展。不同地区、不同类型的脑卒中危险因素及归因危险度也有差异。

1. 不可干预因素

中国人群和欧美人群的综合研究结果均表明，脑卒中发病率有随年龄增加逐渐增高的趋势，男性的发病率一般高于女性。刘敬霞等于2009—2011年对宁夏地区410例脑卒中患者所作调查还表明，汉族患者的比例高于回族及其他少数民族患者（表11-14）。

表11-14 宁夏地区脑卒中不可干预危险因素构成比

因素		脑梗死（n=304）		脑出血（n=106）	
		例数	比例	例数	比例
性别	男	214	70.39	82	77.36
	女	90	29.61**	24	22.64**
民族	汉	229	75.33	55	67.07
	回	52	17.10△△	20	24.39△△
	其他民族	23	7.57△△	7	8.54△△

注：①与男性比较：**$P<0.01$；②与汉族比较：△△$P<0.01$。

阿克博塔·阿历戈代等对2009年缺血性脑卒中文献作了系统评述，共纳入10篇研究报告，涉及436 904例患者，其中7篇为随机对照研究、2篇代表性研究、1篇纵向研究，男性229 667例，女性207 237例。结果发现，男性发病年龄比女性早5.2岁（$P<0.001$），并发现男性和女性的危险因素也不一样：男性的主要危险因素为饮酒（P=0.04）、吸烟（$P<0.001$）和高血脂（P=0.02）；女性的主要危险因素为高血压（$P<0.001$）和房颤（P=0.04）。

2. 可干预危险因素

（1）发病的危险因素。2014年，有3篇中文文献分别对中国人群、亚洲人群和西方人群的脑卒中发病危险因素进行了系统分析。

高东旗等对2003/1—2012/6国内发表的文献进行检索，共查到213篇，最终纳入8篇病例对照研究，累计病例5466例，对照10 473例，包括10个危险因素。通过筛选有8个因素进入综合评估模型（表11-15）。根据各危险因素四格表资料计算出的归因危险度百分比依次为：原发性高血压病69.16%，糖尿病14.52%，高脂血症10.18%，家族史8.92%，心脏7.45%，吸烟5.87%，饮酒5.33%，动脉硬化1.91%。

周亮等检索了2013年9月前亚洲各国（中、印度、印尼、韩、新、马、泰、菲、越）和中国台湾地区人群脑卒中发病风险文献，共获1290篇资料，最终纳入28篇，其中7个队列研究，21个病例对照研究，包含17个危险因素。总样本量68 012例，有6篇涉及缺血性脑卒中，4篇出血性脑卒中，18篇2种类型脑卒中。通过数据筛选，有10个危险因素进入Logistic综合评估模型。

周亮等对发表于1989—2012年，来自英、俄、澳、德、芬、美、加、丹、瑞典等西方人群脑卒中循证数据的分析结果表明，在14个危险因素中有8个进入Logistic综合评估模型（表11-16）。在本次评估中，最终纳入15篇文献其中10篇为队列研究，5篇为病例对照研究，共观察119 200个样本。15篇中有3篇针对缺血性脑卒中，12篇包括缺血性和出血性两类脑卒中。

（2）复发的危险因素。从表11-15和表11-16可见，中国人群、亚洲人群和西方国家人群有共同的脑卒中发病危险因素。这些不仅是脑卒中的首发危险因素，也是脑卒中的复发危险因素。例如，李昕等的研究表明，脑卒中患者房颤、糖尿病、高脂血症、高血压和吸烟是脑卒中复发的独立危险因素其1年复发危险度（OR）分别为11.40、5.30、4.90、3.45和3.05；冯社军等的研究表明，脑卒中的复发因素按相关强度排列分别为房颤、高脂血症、脑卒中家族史、高血压、吸烟（表11-17）。

表11-15　中国人群脑卒中发病危险因素Meta分析结果

因素	文献数	OR（95%CI）
原发性高血压病	8	5.75（4.34，7.62）*
糖尿病	3	2.70（2.02，3.60）*
高脂血症	4	1.24（1.01，1.52）*
动脉粥样硬化	2	1.32（1.01，1.73）*
心脏病	2	1.21（1.02，1.43）*
吸烟	7	1.68（1.11，2.56）*
家族史	5	1.58（1.14，2.19）*
饮酒	3	1.59（1.32，1.93）*
肥胖	3	1.24（0.98，1.58）
性别	2	1.64（0.42，6.40）

表11-16　亚洲人群和西方人群脑卒中发病危险因素（OR值）

因素	亚洲人群	西方人群
BMI ≥ 25 kg/M^2	1.67	1.19*
SBP ≥ 140/mmHg	5.29*	1.55*
TC ≥ 6.00/（nmol · L^{-1}）	1.99*	
高血压	3.97*	2.20*
糖尿病	1.82*	1.99*
高血脂	1.27	
冠心病	2.10*	1.40*
房颤	2.40	1.51*

续表

因素	亚洲人群	西方人群
脑卒中家族史	2.64*	
吸烟	1.69*	2.05*
长期饮酒	1.37*	
高盐饮食	1.95*	
生活紧张	2.69	
心绞痛		1.88
短暂性脑缺血发作	2.22	1.67
左心房肥大		2.09
长期运动	0.60*	

注：①表中仅列出有显著差异的因素；②有“*”者为进入脑卒中综合评估模型的因素：亚洲人群有10项，西方人群有8项，后者还包括SBP120—140mmHg。

表11–17　脑卒中患者的1年复发危险因素分析结果

因素	李昕		冯社军	
	OR	*P*	OR	*P*
房颤	11.40	0.000	15.93	0.000
糖尿病	5.30	0.003		
高脂血症	4.90	0.001	3.37	0.000
高血压	3.45	0.018	2.08	0.000
吸烟	3.09	0.015	1.68	0.008
卒中家族史			2.70	0.002

（3）两类脑卒中危险因素比较。缺血性脑卒中和出血性脑卒中有不同的发病机制，它们的危险因素也略有差异。

刘敬霞等在调查宁夏地区410例脑卒中危险因素构成比时发现，脑梗死患者的高脂血症、房颤的比例明显高于脑出血患者，而后者酗酒的比例则显著高于前者。高血压、糖尿病、血流变异常是共同的危险因素。

金意等对2003—2005年通宁市6家医院收集的406例脑卒中患者所作的统计表明，年龄、吸烟、高脂血症对缺血性脑卒中发病的危险性更大，高血压、高血糖对出血性脑卒中发病的危险度高于缺血性脑卒中。

李立新等对2005/1—2007/12河南新乡市612例门诊和住院脑卒中患者进行Logistic回归分析，结果相对于出血性脑卒中，与缺血性脑卒中显著相关的因素依次为：房颤、肥胖、高甘油三酯、脑卒中史、脉压增大、年龄>60岁和高尿酸。

由上不难看出，高脂血症、房颤、肥胖是缺血性脑卒中的最主要危险因素，而高血压、高血糖、酗酒是出血性脑卒中的最主要危险因素（表11-18）。

表11-18　缺血性脑卒中和出血性脑卒中危险因素比较（OR值）

因素	金意（2008）	李立新（2010）	刘敬霞（2012）
性别	1.038		
脑卒中家族史	0.750		
吸烟	1.185***		1.214
饮酒	0.944		0.576*
高血压	0.860***	0.689***	0.974
高血糖	0.725***		0.937
高甘油三酯	1.283***	2.364**	1.988*
血流变异常			1.097
年龄>60岁		1.322*	
久坐			2.543*
房颤		3.564**	3.209*
高尿酸		1.315*	
肥胖		3.452***	1.260
脉压增大		1.512*	
脑卒中史		1.978**	
高胆固醇	1.195*		

注：①OR值为缺血性脑卒中相对于出血性脑卒中的频率比或由Logistic回归分析决定的优势比；②* $P<0.05$，** $P<0.01$，*** $P<0.001$。

3. 遗传因素

大量研究表明，遗传因素在脑卒中的发生、发展、结局和预后等方面发挥着不可忽视的作用。

（1）家系研究。国外KNOTTNERUS等（2011）在病例对照研究中发现，脑卒中家族史是腔隙性脑卒中的独立危险因素，多因素分析表明，其与双亲家族史、父亲或母亲家族史有着较强的关联，比值比（OR值）分别达6.49、4.00和5.40。2012年，EGUCHI等对日本22 763名男性和30 928名女性平均随访15.9年发现，若双亲有脑卒中病史，子代的脑卒中死亡风险将升高，多因素调整后的相对风险HR=1.25，归因危险度PAF=4.8%。

国内张林峰等于1992—1994年对全国12组人群15 131例对象进行10.8年随访研究，发现在发生脑卒中事件的370例中，与父母双方均无脑卒中史者（“均无”）比较，父母一方有脑卒中史者（“仅一方有”）和父母双方均有脑卒中史者（“均有”）的相对危险度分别为1.83和4.01；在控制了年龄和性别后，相对危险度分别为1.74和3.61，而在进一步控制吸烟、饮酒、胆固醇、收缩压、空腹血糖、体质量指数等因素后，相对危险度分别为1.34和2.50。由此得出结论：父母有脑卒中史者具有发生脑卒中的较高危险性，父母双方均有脑卒中史者脑卒中发病危险的增加尤为显著。而且发现，无论是男性或女性，脑卒中事件发生率按照“均无”“仅一方有”和“均有”的顺序逐次升高（表11-19）。

表11-19　父母脑卒中史与脑卒中事件发生率　　（单位：1/10万人年）

父母脑卒中史	男	女	合计
“均无”	26.7	15.5	20.5
“仅一方有”	42.4*	31.4**	36.8**
“均有”	59.3	94.4**	78.8**

注：与“均无”组比较：*$P<0.05$，**$P<0.01$。

（2）遗传基因。脑卒中存在明显的遗传性，它包括多种基因和多个生理系统（表11-20）。有些基因涉及不同类型的脑卒中，有些基因在不同种族、不同地域的人群中发挥不同的作用。例如：刘建平等追索1994/7—2005/7发表的MTHFR基因与中国汉族人群脑卒中关系的文献，共检索到33篇，最终纳入17篇病例对照研究。Meta分析结果表明，以野生型CC基因型为参照，携带TT、CT基因型个体发生脑卒中的危险性分别为2.26和1.56，发生缺血性脑卒中的危险性分别为2.54和1.68，发生出血性脑卒中的危险性分别为2.26和1.44（表11-21）。

表11-20　缺血性脑卒中的遗传易感基因

系统	基因	染色体多态性
肾素－血管紧张素	ACE	I/O
	AGT	M 235 T

续表

系统	基因	染色体多态性
血液凝固系统	FV	R 506 N
	FVⅡ	R 353 N
	FVⅢ	Va 134 Leu
	PT	G 20210 A
	PAI—1	4G/5G
	GPⅡb/Ⅲa	P1 A2
高半胱氨酸代谢物	MTHFR	C 677 T
内皮—氧化氮氧化物	eNOS	Glu 298 Asp
脂类代谢物	APOE	APOE e2/e3/e4
	APOB	Met 54 Leu
	LPL	A 291 G
	RON1	Glu 192 Arg

表11–21　MTHFR基因多态性与脑卒中的关系

多态性	OR	95%CI
脑卒中		
TT/CC	2.26	1.79—2.86
CT/CC	1.56	1.31—1.87
TT+CT/CC	1.80	1.52—2.13
缺血性脑卒中		
TT/CC	2.54	1.83—3.51
CT/CC	1.68	1.35—2.10
TT+CT/CC	1.84	1.49—2.27
出血性脑卒中		
TT/CC	2.26	1.59—3.20
CT/CC	1.44	1.06—1.95
TT+CT/CC	1.71	1.28—2.27

注：①累计病例1369，累计对照例数1452；②以野生型CC基因型为参照；③TT+CT——携带至少1个突变基因型的个体；TT或CT——携带TT或CT突变基因型的个体。

ARIYARATNAM等（2007）对涉及8个基因32 500人进行的Meta分析发现，APOE基因（OR=2.18）、ACE（I/O）多态性（OR=1.90）与非欧洲血统人群缺血性脑卒中有关，而FV Leiden Arg 506 Gin（OR=1.33）、MTHFR C 677 T（OR=1.33）、PT G 20210 A（OR=1.44）和ACE（I/O）多态性与欧洲人群缺血性脑卒中相关联。

吕雅娟等探讨了中国汉族人群CBS基因T 833 C、844 ins 68多态性与缺血性脑卒中发病的相关性，最终纳入8篇相关文献。结果发现CBST 833 C基因多态性可能与山东缺血性脑卒中相关：在4篇研究CBS T 833 C基因多态性的文献中，山东亚组携带CT+CC基因型个体（以TT型基因为参照）的OR为5.09（95% CI=2.63—9.53，$P < 0.000\ 01$），而非山东亚组中，携带CT+CC个体的OR为0.95（95%CI=0.60—1.50，P=0.82）。对4篇研究CBS 844 ins 68基因型多态性的文献分析结果表明，该基因多态性与中国汉族人群缺血性脑卒中发病不相关：OR=1.20，95%CI=0.72-1.99，P=0.49。

三、脑卒中患者的体内微量元素失衡

微量元素失衡是许多脑部疾病，特别是神经退行性疾病的重要危险因素，也是许多心脑血管疾病的重要危险因素，因此微量元素与脑卒中的关系一直受到人们的重视和关注。

1. 脑卒中与微量元素失衡

在血液、头发样品测定过的几十种元素中，已发现脑卒中（包括脑出血、脑卒中）患者体内有多达24种元素处于不平衡状态中（表11-22），这些元素是K、Na、Ca、Mg、V、Cr、Mn、Fe、Cu、Zn、Se、Ba、Bi、Ge、Ga、Mo、Li、Sr、Sc、Pb、Sb、Ce、La、Th。例如：解新荣等选择乌鲁木齐、湛江、沈阳3个监测点，采用多级抽样法根据积分标准选出脑卒中高危个体，然后测定其血清和头发中的K、Na、Ca、Mg、Zn、Cu、Fe、Mn共8种元素含量。结果表明，发中Mg、Zn、Mn及血清中Na与脑卒中发病呈正相关，血清中K、Ca及头发中K与脑卒中发病呈负关联。

表11-22　脑卒中患者的微量元素失衡

样品	作者（年）	显著降低的元素	显著升高的元素
血清	何玉萍（1995）	锌（Zn）、铁（Fe）	铜（Cu）、镁（Mg）
	解新荣（2003）	钾（K）、钙（Ca）	钠（Na）
	侯东亮（2003）	钙（Ca）、镁（Mg）	
头发	张大忠（1990）	铬（Cr）、硒（Se）	锰（Mn）

续表

样品	作者（年）	显著降低的元素	显著升高的元素
头发	解新荣（2003）	钾（K）	锰（Mn）、锌（Zn）、镁（Mg）
	李新华（1999）	铜（Cu）、锰（Mn）、硒（Se）、钒（V）、铬（Cr）、钙（Ca）、镁（Mg）	锌（Zn）、钠（Na）
	陈友祥（2008）	钡（Ba）、锂（Li）、锶（Sr）、镁（Mg）、钙（Ca）	铋（Bi）、锗（Ge）、锰（Mn）、钼（Mo）、铅（Pb）、锑（Sb）、钒（V）、镧（La）、铈（Ce）、镓（Ga）、铁（Fe）、钪（Sc）、钍（Th）

张大忠等测定脑出血、脑血栓和脑血管硬化症患者头发和组织中Cr、Se、Mn、Cu、Fe、Zn共6种元素含量，发现这3种脑血管患者无论是毛发或组织样品，其Cr、Se含量均显著低于正常对照组，中动脉中的Mn含量比正常人高30多倍。

陈祥友等检测脑卒中患者头发中35种元素含量，与1∶1相同性别、年龄相近正常人比较，发现患者头发中有18种元素含量异常，其中Ba、Sr、Li、Ca、Mg显著低少，Fe、Ge、Mn、Pb、Sb、Ga、La、Sc、Ce、Mo、Bi、Th、V等显著升高（表11-23）。

表11-23　脑卒中患者的头发元素谱特征（*n*=296，1∶1）

元素	中风患者	正常人	*t*	*P*
钡（Ba）	1.372	1.961	−6.078	＜0.001
铋（Bi）	0.177	0.151	2.132	＜0.05
镉（Cd）	0.045	0.049		
钴（Co）	0.034	0.040		
铬（Cr）	0.306	0.267		
铜（Cu）	10.140	10.190		
锗（Ge）	0.520	0.270	8.787	＜0.001
锂（Li）	0.024	0.033	−3.449	＜0.001
锰（Mn）	0.872	0.516	5.034	＜0.001
钼（Mo）	0.114	0.061	9.612	＜0.001
镍（Ni）	0.333	0.322		
磷（P）	160	163		
铅（Pb）	4.010	2.320	5.537	＜0.001
锑（Sb）	0.219	0.122	5.455	＜0.001
锡（Sn）	0.156	0.180		
锶（Sr）	2.135	3.539	−6.795	＜0.001

续表

元素	中风患者	正常人	t	P
钛（Ti）	0.720	0.608		
钒（V）	0.089	0.070	2.269	＜0.05
锌（Zn）	152.5	152.3		
锆（Zr）	0.031	0.025		
铈（Ce）	0.228	0.095	7.746	＜0.001
镓（Ga）	0.213	0.146	7.746	＜0.001
镧（La）	0.074	0.038	3.685	＜0.001
铌（Nb）	0.058	0.068		
钪（Sc）	0.008	0.006	4.244	＜0.001
钍（Th）	0.179	0.091	5.384	＜0.001
铁（Fe）	28.900	19.700	5.047	＜0.001
镁（Mg）	56.800	74.000	−2.903	＜0.005
钙（Ca）	639	919	−6.258	＜0.001

2. 出血性脑卒中与微量元素失衡

在血液、头发、脑脊液样品测定的几十种元素中，已发现出血性脑卒中（包括脑出血、蛛网膜下隙出血）患者体内有13种元素处于不平衡状态（表11–24）。这些元素是Na、K、Mg、V、Cr、Mn、Fe、Cu、Zn、Se、Pb、Al、Cd。

表11–24　出血性脑卒中患者的微量元素失衡

样品	作者（年）	显著降低的元素	显著升高的元素
血清	方思羽（1993）	锌（Zn）、硒（Se）、铬（Cr）	
	黄润（1994）	铜（Cu）	锌（Zn）、铁（Fe）、镉（Cd）
	哈巴西（1997）	铁（Fe）、镉（Cd）	锌（Zn）、铜（Cu）、铅（Pb）、铝（Al）
头发	谭绍然（1993）	铜（Cu）、硒（Se）、钒（V）、铬（Cr）、钙（Ca）、镁（Mg）	钠（Na）
	周清朝（1997）	锰（Mn）、硒（Se）、铬（Cr）、锌（Zn）、镁（Mg）	铜（Cu）
全血	孙秀卿（1994）	锌（Zn）、硒（Se）、铬（Cr）、镁（Mg）	铜（Cu）
红细胞	方思羽（1993）	锌（Zn）、硒（Se）、铬（Cr）	铜（Cu）、锰（Mn）

续表

样品	作者（年）	显著降低的元素	显著升高的元素
脑脊液	方思羽（1994）	锌（Zn）、硒（Se）、铬（Cr）、铁（Fe）、镁（Mg）	铜（Cu）
	王继立（1996）	镁（Mg）	铜（Cu）、锌（Zn）、铁（Fe）
	关俊文（2003）	锌（Zn）、铁（Fe）、镁（Mg）、钙（Ca）	
	孙瑞霞（2008）	铜（Cu）	锌（Zn）、铁（Fe）、镉（Cd）

值得注意的是，不同亚型的元素异常略有不同。例如，方思羽等测定了脑出血患者和蛛网膜下腔出血（SAH）患者血浆、红细胞和脑脊液中的Cu、Zn、Se、Cr、Mn含量，结果发现，与非神经系统外科患者（对照组）相比较，这两类患者脑脊液中的Zn、Se、Cr、Fe、Mg含量均明显低于对照组，Cu含量均明显高于对照组；血浆中两类患者的Zn、Se、Cr含量均明显低于对照组，但SAH患者Mn含量显著升高，而脑出血患者未见异常；两类患者红细胞中Zn、Se、Cr含量均明显低于对照组，Cu、Mn含量均明显高于对照组，但脑出血患者与SAH患者Cu、Mn含量升高的程度不一样：前者Cu升得比后者高，后者Mn升得比前者高（表11-25）。

表11-25　出血性脑卒中患者不同样品元素含量变化之比较

样品	元素	脑出血	蛛网膜下腔出血
脑脊液	铜（Cu）	1.99**	1.78**
	锌（Zn）	0.65**	0.69**
	硒（Se）	0.67**	0.76**
	铬（Cr）	0.82*	0.77**
	镁（Mg）	0.68**	0.71**
	铁（Fe）	0.75*	0.78*
血浆	铜（Cu）	0.99	1.04
	锌（Zn）	0.42**	0.27**
	硒（Se）	0.32**	0.38**
	铬（Cr）	0.83*	0.82*
	锰（Mn）	0.93	1.60**
红细胞	铜（Cu）	1.33**	1.19*
	锌（Zn）	0.62**	0.68**
	硒（Se）	0.40**	0.25**
	铬（Cr）	0.87*	0.85*
	锰（Mn）	1.26**	2.07**

注：①表中数据为疾病组平均值与对照平均值的比值；②与对照组比较，$^*P<0.05$，$^{**}P<0.01$。

另一个值得注意之点是，出血性脑卒中患者的元素含量异常与缺血性脑卒中有共同点，也有不同之处。例如，脑梗死和脑出血患者脑脊液中Fe、Cu含量均升高，Mg含量均降低，但前者Zn低，后者Zn高，后者Fe含量比前者更高；脑梗死和脑出血患者头发Cr、Se、Zn、Mg含量均降低，但前者Fe显著降低，Mn显著升高，前者Cr含量比后者更低，后者Mn含量显著降低；脑梗死和脑出血患者血清Fe含量显著降低，Al含量显著升高，但前者Cd含量显著升高，后者Cd含量显著降低，Pb、Cu含量显著升高（表11-26）。

表11-26　脑梗死和脑出血患者的元素含量异常

样品	作者（年）	共同点	不同点
脑脊液	王继立（1996）	↑—铜（Cu）	A—锌（Zn）↓
		↓—镁（Mg）	B—锌（Zn）↑铁（Fe）↑
	孙瑞霞（2006）	↑—锌（Zn）、铁（Fe）、镉（Cd）	A—
		↓—铜（Cu）	B—
头发	谭绍熙（1993）	↑—	A—
		↓—硒（Se）、铬（Cr）、钒（V）、钙（Ca）、镁（Mg）	B—铜（Cu）↓钠（Na）↑
	周清朝（1997）	↑—	A—铁（Fe）↓铜（Cu）↓锰（Mn）↑
		↓—硒（Se）、铬（Cr）、锌（Zn）、镁（Mg）	B—铜（Cu）↑锰（Mn）↓
血清	哈巴西（1997）	↑—铝（Al）	A—镉（Cd）↑
		↓—铁（Fe）	B—镉（Cd）↓铅（Pb）↑铜（Cu）↑
全血	孙秀卿（1994）	↑—铜（Cu）	A—
		↓—硒（Se）、铬（Cr）、锌（Zn）、镁（Mg）	B—铜（Cu）更高、锌（Zn）更低

注：①与对照比较，↑——显著升高，↓——显著降低；②A——脑梗死患者，B——脑出血患者。

3. 缺血性脑卒中与微量元素失衡

在血液、头发、脑脊液样品测定的几十种元素中，已发现缺血性脑卒中（包括脑梗死和短暂性脑缺血发作）患者体内有20种元素处于不平衡状态（表11-27），这些元素是Ca、Mg、V、Cr、Mn、Fe、Cu、Zn、Co、Ni、Se、Mo、Ge、Sr、B、Ba、Sb、Al、Pb、Cd。

表11-27　缺血性脑卒中患者的微量元素失衡

作者（年）	显著降低的元素	显著升高的元素
血清		
王春霞（1995）	铜（Cu）、硒（Se）、铬（Cr）	锌（Zn）
杨　宏（1995）	铜（Cu）、锌（Zn）、铁（Fe）、镁（Mg）	
孙勤枢（1996）	锌（Zn）	铅（Pb）、镉（Cd）、铜（Cu）(急性期)
孙勤枢（1996）	铜（Cu）	铅（Pb）、镉（Cd）、锌（Zn）(恢复期)
李少文（1996）		锌（Zn）、锰（Mn）、钼（Mo）
罗玉敏（1996）	锌（Zn）、硒（Se）	铜（Cu）
蒋淑梅（1997）	锌（Zn）、铜（Cu）、锰（Mn）、铬（Cr）、钙（Ca）	
哈巴西（1997）	铁（Fe）、镉（Cd）	铝（Al）
李　洁（1997）	锌（Zn）	铜（Cu）、锰（Mn）、镍（Ni）、铅（Pb）、铁（Fe）、镁（Mg）
张忠雷（1998）	锌（Zn）、硒（Se）、钙（Ca）、镁（Mg）	锰（Mn）
鲁铭新（1998）	锌（Zn）、硒（Se）、钙（Ca）、镁（Mg）、铬（Cr）	镉（Cd）
张新江（1999）	锌（Zn）、铁（Fe）	铜（Cu）
李　聘（1999）	钙（Ca）、镁（Mg）	
狄　晴（2001）	镁（Mg）	钙（Ca）
陈垂兴（2001）	锌（Zn）、铁（Fe）	铜（Cu）
齐晓飞（2001）	锌（Zn）、镁（Mg）	
裘学辉（2003）	锌（Zn）、铜（Cu）	钙（Ca）
夏　昱（2004）	镁（Mg）	铜（Cu）、锌（Zn）
郑文旭（2005）	锌（Zn）	锰（Mn）、铜（Cu）

续表

作者（年）	显著降低的元素	显著升高的元素
薛慎伍（2007）	锌（Zn）、镁（Mg）、铜（Cu）、铅（Pb）	钙（Ca）、铁（Fe）、铬（Cr）
头发		
张大忠（1990）	硒（Se）、铬（Cr）	锰（Mn）
谭绍熙（1993）	硒（Se）、铬（Cr）、钒（V）、钙（Ca）、镁（Mg）	
周清朝（1996）	硒（Se）、铬（Cr）、锌（Zn）、铁（Fe）、铜（Cu）、镁（Mg）	锰（Mn）
李宗智（1997）	铬（Cr）、锰（Mn）、铜（Cu）、钙（Ca）、镁（Mg）	
郭玉兰（1998）	镁（Mg）	
高晓梅（1999）	硒（Se）、铜（Cu）、钙（Ca）、镁（Mg）	锌（Zn）
郑文旭（2005）	锌（Zn）、铜（Cu）	锰（Mn）
脑脊液		
黄舜绍（1995）		铜（Cu）、锌（Zn）、钙（Ca）
王继立（1996）	锌（Zn）、镁（Mg）	铜（Cu）
夏　昱（2004）	镁（Mg）	铜（Cu）、锌（Zn）
孙瑞霞（2008）	铜（Cu）	锌（Zn）、铁（Fe）、镉（Cd）
全血		
刘亢丁（1993）	锌（Zn）、铬（Cr）、铁（Fe）、钒（V）、锶（Sr）、硼（B）、钡（Ba）、铅（Pb）	钙（Ca）、镁（Mg）、铝（Al）
孙秀卿（1994）	锌（Zn）、硒（Se）、铬（Cr）、镁（Mg）	铜（Cu）
秦克秀（2009）	锌（Zn）、（V）、铬（Cr）、钴（Co）、锗（Ge）、钼（Mo）、镉（Cd）、锑（Sb）、镍（Sr）、砷（As）	

注：作者为第一作者，余表亦同。

在不同作者的报道中，对于同类样品，大多数结果是一致的，但也有少数存在不一致甚至矛盾的结果，这种现象除别的因素外，或许也与病理过程、病情严重程度、急性或慢性发作等有一定的关联。

孙勤枢等测定了213例脑梗死患者和89名正常人血清中Fe、Cu、Zn、Mn、Pb、Cd共6种元素含量，结果发现，发病后不同时间内Pb、Cd含量稳定升高，Fe、Mn几乎不变；急性期（5d内）Cu/Zn比值显著升高，但随时间延长逐渐降低；恢复期（31—60d）及脑梗后遗症Cu含量及Cu/Zn比值显著降低（表11-28）。

表11-28　不同病程脑梗死患者的血清元素浓度变化　（单位：μmol/L）

组别（例）	铜（Cu）	锌（Zn）	铅（Pb）	镉（Cd）	铁（Fe）	锰（Mn）
对照组（89）	13.32	16.66	0.40	23.09	17.00	52.24
急性1（106）	19.83**	11.62**	0.63**	35.77**	18.80	54.97
急性2（74）	17.31*	18.19	0.63**	35.32**	16.47	54.24
恢复1（31）	10.85	23.39**	0.58**	36.65*	17.55	57.15
恢复2（53）	12.76*	22.48*	0.58**	34.87**	16.29	54.06
后遗症（33）	12.12*	28.04**	0.58**	35.32**	17.55	53.68

注：①Cd、Mn的浓度单位为nmol/L；②分组：急性1——发作后5d内，急性2——发作后6—15d，恢复1——发作后16—30d，恢复2——发作后31—60d；③与对照组比较，*$P<0.05$，**$P<0.01$，***$P<0.001$。

郑文旭等研究了脑梗死患者血清Fe、Cu、Zn、Mn含量与梗死面积及神经功能缺损的关系，将梗死面积分为小梗死（$<5cm^2$）、中梗死（$5—15cm^2$）和大梗死（$>15cm^2$），又根据改良的爱丁堡与斯堪的纳维亚神经功能缺损程度评分分为轻度损伤（0—15分）、中度损伤（16—30分）和重度损伤（31—45分）。结果表明，脑梗死面积越大，血清Mn、Cu含量就越高，Cu-Zn SOD水平就越低；神经功能评分越高，血清Mn、Cu、总SOD、丙二醛水平就越高，Cu-Zn SOD水平就越低（表11-29）。

表11-29　不同损伤脑梗死患者的血清元素质量浓度变化　（单位：mg/L）

分组（例）		锰（Mn）	锌（Zn）	铜（Cu）	Cu-Zn SOD	丙二醛	总SOD
梗死面积	大（24）	0.053	0.826	1.455	38.27	23.64	127.90
	中（32）	0.040	1.005	1.255	49.24	16.57	115.82
	小（28）	0.029	1.135	1.133	55.34	11.25	100.88
P		<0.01	<0.001	<0.01	<0.01	<0.01	<0.001
损伤程度	轻（26）	0.028	1.123	1.145	54.62	11.28	102.46

续表

分组（例）	锰（Mn）	锌（Zn）	铜（Cu）	Cu—Zn SOD	丙二醛	总SOD
中（28）	0.042	1.009	1.258	49.65	16.63	113.89
重（30）	0.052	0.861	1.431	38.90	23.60	129.09
P	＜0.01	＜0.001	＜0.05	＜0.01	＜0.01	＜0.001

注：分组细节见正文。

秦克秀等观察了急、慢性心脑血管病患者全血中的微量元素改变，他们测定了27例急性脑梗死、急性心肌梗死和急性高血压脑出血患者（急性组）、27例明确诊断的冠心病患者（慢性组）和32例健康正常人（对照组）全血中18种元素含量，结果发现，与正常人比较，两类患者V、Cr、Co、Cu、Zn、Ge、As、Sr、Mo、Cd、Sb含量均显著降低，急性患者除Cu、Zn外，其余元素有更显著的下降（表11-30）。

表11-30　急慢性心脑血管病患者的全血元素质量浓度比较　（单位：mg/L）

元素	对照组（n=32）	急性组（n=27）	慢性组（n=27）
钒（V）	0.028	0.006**	0.009*
铬（Cr）	0.283	0.118***	0.142**
锰（Mn）	0.194	0.178	0.144
钴（Co）	0.089	0.004**	0.026*
铜（Cu）	4.460	4.055	3.594*
锌（Zn）	11.855	9.892***	8.962**
镓（Ga）	0.068	0.014	0.024
锗（Ge）	0.592	0.186***	0.228*
砷（As）	0.049	0.004**	0.015
铷（Rb）	5.636	4.655	4.751
锶（Sr）	0.082	0.011**	0.030
钼（Mo）	0.107	0.053***	0.073*
镉（Cd）	0.014	0.004**	0.003*
锑（Sb）	0.008	0.001**	0.003*
钡（Ba）	0.369	0.328	0.355
汞（Hg）	0.017	0.006	0.001
铅（Pb）	0.070	0.071	0.067
铋（Bi）	0.000 5	0.000 4	0.0004

注：与对照组比较，*P＜0.05，**P＜0.01，***P＜0.001。

四、微量元素在脑卒中诊断中的意义

微量元素在健康与疾病中起着举足轻重的作用，分析脑卒中患者体内的微量元素状况可以了解患者的微量元素平衡状态，可以确定脑卒中的特征性标志物，可以辅助诊断疾病，可以判别相关因子的作用大小或贡献，可以提供治疗策略和护理措施的参考依据。

1. 危险因素和保护因素

李新华等按1∶1配对50例脑血管病（脑血栓、脑出血）患者作病理对照研究，他们测定了头发中9种元素含量，发现Cu、Mn、Se、V、Cr、Ca、Mg共7种元素低于对照组，而Zn、Na高于对照组。多因素Logistic回归模型分析显示，Cu、Cr、Mg、Se、V对脑血管病有保护作用，而Zn、Na是危险因素。由标准化回归系统可以看出，危险因素的作用大小依次为Na、Zn，保护因素的作用大小依次为Cr、V、Mg（表11-31）。

表11-31　脑血管病的头发元素的logistic回归模型

元素	β	标化β	P
钒（V）	−32.367	2.375	<0.05
铬（Cr）	−2.317	3.938	<0.01
钙（Ca）	−0.010	1.935	>0.05
镁（Mg）	−0.004	2.101	<0.05
钠（Na）	0.020	2.907	<0.01
锌（Zn）	0.044	2.729	<0.01

2. 临床意义

张玉芝测定了72例脑梗死患者血清中13种元素（Sr、Ni、Co、Cr、Fe、Mn、Mo、Cd、Cu、Zn、Ca、Mg、Se）含量，与46例健康人相对照，发现患者组Zn、Mg、Ca、Mo、Se显著降低，Sr、Mn、Cu显著升高。作者采用两种方法评估了血清微量元素对脑梗死的临床意义。

（1）判别分析。应用Fisher法进行判别，经回代选出Sr-Mn和Mg-Se判别式。

Sr-Mn判别：利用判别式$x_2=(0.198\ 1-1.236\ 4x_1)/3.827\ 8$进行回代，对照组全部在临界值之下，脑梗死组有3例低于临界值，判别正确率为95.8%，但此3例在Mg-Se判别中被列为“脑梗死”。

Mg-Se判别：利用判别式$x_2=(1.330\ 5-0.044\ 3x_1)/5.8673$进行回代，脑梗死组有

1例低于临界值，判别正确率为98.6%，但此例在Sr-Mn判别中又被判为“脑梗死”。故作者认为，该两类判别式结合使用，可使脑梗死判别正确率几乎为100%。

（2）比值分析。选择呈高度负相关的元素对作比值分析，发现两组的Sr/Se、Mn/Se、Cu/Zn比值存在显著差异，特别是Sr/Se、Mn/Se比值对脑梗死判别更有临床价值。

Sr/Se比值：脑梗死组为1.103 4，对照组为0.269 9。经组内回代，脑梗死组均大于0.60，对照组全低于0.60，故此临界值可将正常人和脑梗死患者完全区别开来。

Mn/Se比值：脑梗死组为0.922 4，对照组为0.308 3。经组内回代，脑梗死组仅1例为0.360 7，其余均大于0.52，对照组全部低于0.52。判别正确率为98.6%。

3. 辅助诊断

蒋淑梅等测定了40例脑栓塞患者和健康人血清中8种元素（Cu、Zn、Fe、Ca、Mg、Mn、Cr、Sr）含量，根据网络计算的两组元素相对偏离度大小选取Cu、Mn、Ca、Cr共4种元素作特征量。将40个样本随机分为学习集（30个）和预测集（10个）。对学习集作人工神经网络分析，选定$OP_i=0.5$作判别标准：$OP_i > 0.5$为脑栓塞患者，$OP_i < 0.5$则为健康人。由此建立的脑栓塞神经网络识别系统对预测集进行预测，其识别率为100%，与临床诊断结果完全一致（表11-32）。

表11-32　脑栓塞的人工神经网络识别

样品号	神经网络预报者	判别结果	实际诊断结果
3	0.014 7	1	健康人
8	0.011 4	1	健康人
17	0.995 2	2	脑栓塞
18	0.996 0	2	脑栓塞
23	0.984 9	2	脑栓塞
25	0.976 7	2	脑栓塞
29	0.981 7	2	脑栓塞
30	0.993 0	2	脑栓塞
32	0.985 8	2	脑栓塞
35	0.740 3	2	脑栓塞

注：临界值为0.5；识别正确率为100%。

4. 贡献率

孙勤枢等在对213例脑梗死患者和69名正常人的血清微量元素研究中，观察到患者Pb、Cd含量显著升高、Cu/Zn比值随时间而变。选择资料齐全的40例恢复期（发作30d后）患者和40例正常人作判别分析。建立的判别方程为：

$$y=1.3844\,x_1(\text{Pb})+0.0647\,x_2(\text{Cd})-0.1865\,x_3(\text{Cu/Zn})$$

按此方程，患者组平均值y=0.3184，对照组平均值y=0.117 0，据此确定临界判别值y_c=0.217 7：$y>y_c$为患者，$y<y_c$为正常人。对患者组数据回代结果全部大于0.217 7，而对正常人组数据回代结果有37例低于0.2177（即有3人判错）。由此可见，本法的诊断符合率为96.25%，其中Pb的贡献率为19.5%，Cd的贡献率为41.3%，Cu/Zn比值的贡献率为39.2%。

5. 影像学研究

许多脑病在临床症状出现以前，某些病变部位就可能已经发生微量元素含量异常。检测病变部位的特征元素变化就有可能达到诊断或辅助诊断疾病的目的，脑部微量元素影像研究还可为研制诊断疾病的靶向影像剂提供依据。

脑卒中模型动物研究发现，脑卒中动物脑组织中许多元素的含量和分布与正常脑组织中有很大不同。德国于利希（Julich）Becker实验室利用Brain Met技术研究了Watson光致血栓中风模型大鼠的大脑金属影像学。他们用 La—ICP—MS（Laser Ablation Inductively Coupled Plasma Mass Spectrometry）检测了脑卒中大鼠脑冠状切片中的多种元素，结果观察到梗死区周围分界区Cu、Fe、Zn、Ni和Ti含量显著增高，而在丘脑中Mn和Ti也异常富集（图11-3）。

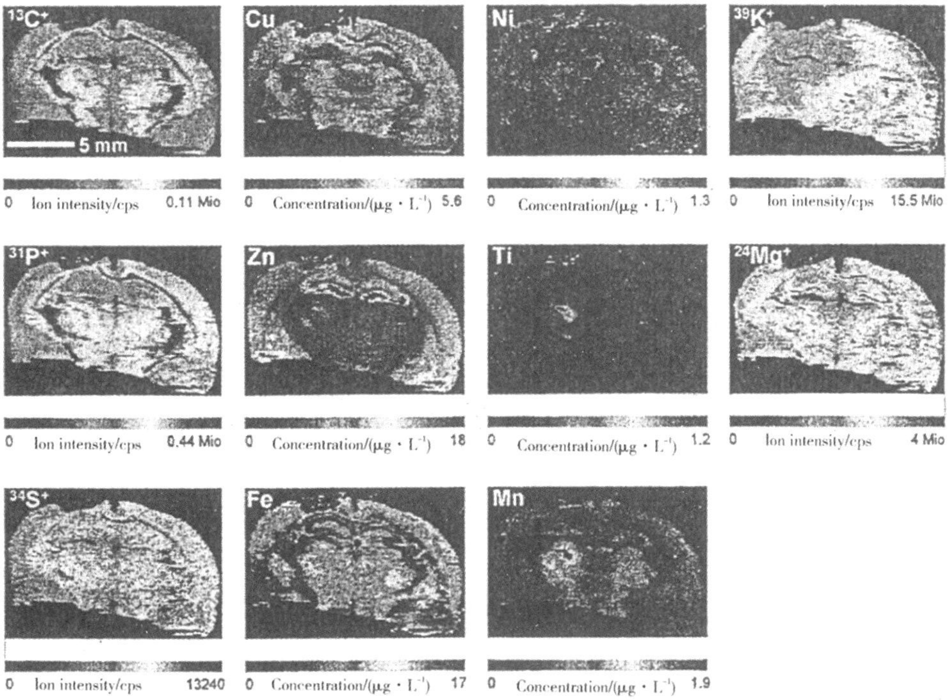

图11-3　Watson脑卒中模型大鼠脑血栓分界区金属影像图

脑左上边梗死分界区富集Cu、Fe、Zn、Ni、Ti，丘脑中浓集Mn和Ti

五、小结

（1）脑卒中是我国目前最重要的公共卫生问题之一。中国居民脑卒中的平均患病率为849/10万，平均发病率为257/10万，平均死亡率为137/10万，发病率和死亡率均高于欧美国家。在两种主要类型中，缺血性脑卒中发病率高于出血性脑卒中，而后者的死亡率高于前者。

（2）不同类型的脑卒中有共同的危险因素，但高脂血症、房颤、肥胖可能是缺血性脑卒中的最主要危险因素，而高血压、高血糖（糖尿病）、酗酒可能是出血性脑卒中的最主要危险因素。

（3）脑卒中的1年总体复发率大致在10%—30%。脑卒中发病的危险因素也是脑卒中复发的危险因素。脑卒中复发和死亡与脑卒中的类型和年龄有关。

（4）脑卒中患者存在微量元素稳态障碍，目前已发现至少有24种元素处于不平衡状态。检测微量元素水平可为脑卒中的判别和诊断提供辅助依据。

（5）应当重视脑卒中的微量元素组学研究和大脑微量元素影像学研究。

参考文献

[1] 孙佳艺，巢宝华，徐新娟，等.中国三甲医院高血压患者脑卒中十年发病风险的流行病学研究［J］. 中国高血压杂志，2014，22（10）：964-968.

[2] 吴兆苏，姚崇华，赵冬，等. 我国人群脑卒中发病率、死亡率的流行病学研究［J］，中华流行病学杂志，2003，24（3）：236-239.

[3] XUEGB，YUBX，WANGWZ，et al. Epidemiology of stroke in urban and rural areas of the people's Republic of China：Ananalysis of stroke in cidence rates in 1986［J］. TMedCollPLA，1992，7（1）：7-16.

[4] 姜勇，李晓燕，胡楠，等. 2004—2005年中国居民脑血管病死亡流行病学特征［J］，中华预防医学杂志，2010，44（4）：293-297.

[5] WUXM，ZHUB，FULY，et al. Prevalence，incidence，and mortality of stroke in the chinese island populations：Asystematicre view［J］. PlosOne，2013，8（11）：78629.

[6] ZHANGYN，CHAPMANAM，PLESTEDM，et al. The incidence，prevalence and mortallty of stroke in france，germany，italy，spain，the UK，and the US：A literature review［J］. StrokeResearchandTreatment，2012，436125：11.

[7] 刘瑛娜，詹一，章华米，等. 出血性和缺血性脑卒中发病情况分析［J］. 心脑血管病防治，2014，14（3）：228-239.

[8] 王文化，赵冬，吴桂贤，等. 北京市1984—1999年人群脑卒中发病率变化趋势分析［J］. 中

华流行病学杂志, 2001, 22: 269-272.

[9] 杨期东, 周艳密, 王文志, 等. 中国三个城市社区人群脑卒中发病类型的分布特征［J］. 中华医学杂志, 2002, 82(13): 875-878.

[10] 杨期东, 周艳密, 王文志, 等. 中国三个城市社区人群脑卒中死亡及其类型分布特征［J］. 中华老年心脑血管病杂志, 2003, 5(1): 39-42.

[11] 徐运, 孙克华. 脑病与4G疗法［M］. 上海: 第二军医大学出版社, 2006: 13-30.

[12] 李云鹏, 哈楠, 柳胜生, 等. 上海市945例脑卒中患者三年复发及死亡情况［J］. 中国慢性病预防与控制, 2008, 16(5): 512-513.

[13] 李昕, 郭艳萍, 郑蔚. 脑卒中复发的危险因素分析［J］. 中国实用神经疾病杂志, 2010, 13(17): 27-28.

[14] 冯社军, 刘鸣, 李卫征, 等. 脑卒中患者复发及其影响因素研究［J］. 南方医科大学学报, 2009, 29(5): 983-985.

[15] 刘军, 赵冬, 王薇, 等. 北京地区1984—2000年35—74岁人群复发性脑卒中事件发病趋势［J］. 中华流行病学杂志, 2007, 28(5): 437-440.

[16] 刘敬霞, 李建生, 牛阳, 等. 宁夏地区脑卒中危险因素构成状况及发病特点研究［J］. 辽宁中医杂志, 2012, 39(8): 1485-1487.

[17] 阿克博塔·阿历戈代, 阿尔帕提·阿不力提步, 杨新玲, 等. 性别差异与卒中关系的系统评价［J］. 新疆医科大学学报, 2013, 36(12): 1782-1787.

[18] 高东旗, 张洪达, 李宏, 等. 中国人群脑卒中发病危险因素Meta分析［J］. 解放军医药杂志, 2014, 26(5): 58-61.

[19] 周亮, 程迪祥, 张彦琦, 等. 脑卒中发病风险logistic回归综合评价模型研究—基于亚洲人群研究数据［J］. 重庆医科大学学报, 2014, 39(4): 446-450.

[20] 周亮, 程迪祥, 刘岭, 等. 基于西方人群循证数据的脑卒中发病风险的系统分析［J］. 第三军医大学学报, 2014, 36(8): 825-829.

[21] 金意, 鞠忠, 乔大伟, 等. 缺血性和出血性脑卒中危险因素对比分析［J］. 中国公共卫生, 2008, 24(3): 285-287.

[22] 李立新, 李琳琳. 缺血性和出血性脑卒中危险因素分析［J］. 郑州大学学报: 医学版, 2010, 45(2): 313-315.

[23] 王雪茵, 胡永华. 脑卒中病因流行病学的家系研究［J］. 中华流行病学杂志, 2013, 34(6): 647-649.

[24] 张林峰, 武阳本, 李莹, 等. 中国人群父母脑卒中史与脑卒中发病关系的前瞻性研究［J］. 中华流行病学杂志, 2007, 28(11): 1060-1063.

[25] 杨天鹏. Meta分析在脑卒中基因多态性研究中的应用进展［J］. 中国康复医学杂志, 2006,

21(10): 944-946.

[26] 刘建平，程锦泉，彭绩，等. 中国汉族人群MTHFR基因多态性与脑卒中易感性关系的Meta分析［J］. 疾病控制杂志，2007，11(1)：30-32.

[27] 吕雅丽，李俊枝，米明仁，等. CBS基因多态性与中国人缺血性脑卒中的关系的Meta分析［J］. 中国循证医学杂志，2010，10(6)：674-677.

[28] 解新荣，陈一氢，陈洪鑫，等. 不同地区脑卒中高危人群血清和头发微量元素的测定分析［J］. 中国临床康复，2003，7(25)：3515-3517.

[29] 张大忠，邰明松，陈素清，等. 微量元素与脑血管疾病相互关系的研究［J］. 四川大学学报：自然科学版，1990，27(4)：457-462.

[30] 陈祥友，孙嘉淮，陈建达，等. 脑卒中患者与正常人各296例头发35种元素检验结果比较［J］. 世界元素医学，2008，15(3)：1-5.

[31] 方思羽，王桂珍，曹学兵，等. 出血性卒中患者脑脊液微量元素和抗氧化酶含量的研究［J］. 临床神经病学杂志，1994，7(2)：85-87.

[32] 方思羽，吴阳春，曹学兵，等. 出血性卒中患者血液微量元素和抗氧化酶含量的改变［J］. 中国神经精神杂志，1993，19(4)：218-230.

[33] 孙勤枢，朱军，陈钟道，等. 脑梗死患者血清中微量元素Cu、Pb、Cd、Zn、Fe、Mn分析［J］. 济宁医学院学报，1996，19(2)：16-18.

[34] 郑文旭，和军. 脑梗死患者血清微量元素与梗死面积及神经功能缺损［J］. 中国临床康复，2005，9(21)：101-103.

[35] 秦克秀，俞凤. 急性心脑血管病患者体内微量元素的改变及临床意义［J］. 临床医学工程，2009，16(2)：1-2.

[36] 李新华，谭绍熙. 脑血管病微量元素研究的条件logistic回归分析［J］. 实用预防医学，1999，6(5)：336-338.

[37] 张玉芝. 脑梗死病人血清微量元素测定分析及临床意义［J］. 重庆医学，2002，31(9)：817-818.

[38] 蒋淑梅，柯以侃，叶彦，等. 脑栓塞患者血清中微量元素的AAS测定及人工神经网络分析［J］. 北京化工大学学报：自然科学版，1999，26(3)：70-72.

[39] BECKERJS，METUSCHA，BECKERJS，et al. Mass Spectro-metric Imaging（MSI）of metals using advanced Brain Met techinques for biomedical research［J］. IntJ Mass Spectrom，2011，307：3-1

第十二章

微量元素与癫痫

摘要：癫痫是神经系统疾病中仅次于脑血管病的第二大病症。我国目前约有900万癫痫患者，每年新发35万人，给个人、家庭和社会带来了严重的负面影响。从癫痫流行病学、危险因素、微量元素失衡、微量元素再分布及微量元素脑影像学五个方面阐述了微量元素与癫痫的关系。

一、中国的癫痫现状

癫痫是一种由多种因素引起的脑部慢性疾病，其特征是大脑神经元突发性超同步异常放电，造成大脑功能短暂失调。癫痫是一种综合征，具有突发性、一过性、重复性的特点，是神经系统疾病中仅次于脑血管疾病的第二大顽症，它可发生于不同年龄的男、女性中，以中年人居多，也有相当比例的儿童。这种慢性疾病会给个人、家庭和社会带来严重的负面影响，无论是发达国家还是发展中国家，癫痫已成为一个重要的公共卫生问题，WHO已将其列为全球重点防治的神经精神系统疾病之一，并从2000年开始开展了全球抗癫痫运动。然而它的发病机制至今尚未完全阐明，确定诊断及治疗均有一定难度。

自1981年以来，我国进行了多次跨省大规模癫痫流行病学调查，如1986年李世绰等对中国六城市居民癫痫流行病学的调查、1989年杨霞春等对中国22省（市、区）农村及民族地区癫痫流行病学的调查、2002年王文志等对中国五省农村人群癫痫流行病学的抽样调查。同时，各省市有关部门或单位也组织了大型入户癫痫流行病学调查，如四川42万人口癫痫发病情况调查、湖南湘乡80万农村人口、青海省10万人群、吉林3县31万人口、山东高密市85万人、甘肃8县253万人口等癫痫流行情况调查。这些调查结果为早期、正确掌握全国癫痫流行现状和流行特征提供了重要依据。

1. 流行状况

根据收集到的32篇文献数据统计，涉及中国28个省（市、区）712万人群调查结果，中国癫痫的平均患病率为4.75‰，平均发病率为23.79/10万·年（表12-1）。从年份分布看，2000年前的患病率和发病率分别为2.39‰和25.48/10万·年，2001年后的患病率和发病率分别为5.41‰和23.34/10万·年。其中1年活动性癫痫患病率平均为3.9‰，活动性癫痫患病率占总患病率的比例为75.6%（表12–2）。

与国外调查结果（表12–3）比较，中国癫痫总患病率和活动性癫痫患病率均处于相对较低水平：中国分别为4.75‰和3.9‰，国外分别为12.8‰和8.2‰。

表12–1　中国人群的癫痫患病率和发病率

报告者（年）	地区	调查人数	患病率/‰	发病率/（1/10万）
李世绰（1986）	中国6城市	63 195	4.40	35.0
杨霞春（1989）	中国22省	246 812	3.67	24.3
王　华（1994）	湘西3县	43 330	1.20	
张爱华（1997）	湖南湘乡	806 254	1.69	12.6
达贵文（1997）	西藏拉萨	31 423	2.42	30.0
黎发本（1997）	青海西宁	101 582	1.43	
洪　霞（2000）	浙江天台	88 515	1.90	
秦东香（2001）	河南焦作	12 457	4.70	32.1
王文志（2002）	中国5省	55 616	7.00	28.8
杜彦辉（2002）	宁夏吴忠	11 630	8.51	25.8
王德生（2002）	黑龙江东宁	10 151	7.98	29.6
黄茂盛（2002）	上海金山	48 628	3.11	
魏　赓（2004）	西藏4市	6968	6.75	
DING（2004）	上海	10 777	6.03	
周　永（2007）	四川	426 789	4.80	35.0
任　惠（2007）	云南基诺族	4465	3.58	22.4
黄　颖（2008）	宁夏青铜峡	8316	8.30	26.8
唐艳湘（2008）	云南佤族	10 597	1.80	18.9
WANG（2008）	中国5省	51 644	6.20	
WU（2008）	安徽	898 007	0.52	
ZHAO（2008）	西藏	14 822	2.50	
王太平（2009）	山西泽州	20 558	5.85	4.4
孟红梅（2010）	吉林3市（县）	310 402	3.94	22.6
ZHAO（2010）	西藏	7669	23.47	
赵迎春（2011）	上海松江	106 573	4.81	

续表

报告者（年）	地区	调查人数	患病率/‰	发病率/（1/10万）
皮小蓉（2012）	湖南岳阳	32 059	4.46	28.2
李秀香（2012）	河北承德	20 138	6.85	26.9
宋洪波（2012）	山东高密	850 900	1.24*	4.9
LIU（2012）	西藏	6969	7.18	
常　琳（2013）	江苏南京	19 860	1.70	25
李　铿（2014）	甘肃8县	2 533 569	2.62*	
郭铭花（2014）	山东17城市	251 492	1.33	18.7
总计	中国28省（市区）	7 122 167	4.75	23.8
2000年前		1 381 111	2.39	25.5
2001年后		5 741 056	5.41	23.3

注：①报告者为第一作者，下同；②有“*”者为按活动性癫痫患病率占65%换算；③数据取自中国知网、万方数据库相关文献；④癫痫患病率范围为（0.52—23.47）‰，发病率范围为（4.4—35.0）/10万。

表12-2　中国人群活动性癫痫患病率及占比

报告者（年）	患病率/‰	占总患病率比例/%
秦东香（2001）	3.5	74.5
王文志（2002）	4.6	65.7
杜彦辉（2002）	6.7	78.7
任　惠（2007）	2.7	75.1
黄　颖（2008）	6.5	78.3
唐艳湘（2008）	1.5	83.3
王太平（2009）	3.9	65.8
皮小蓉（2012）	2.8	62.8
李秀香（2012）	5.7	83.2
常　琳（2013）	1.5	88.2
合计	3.9 ± 1.9	75.6 ± 8.5

表 12–3　不同收入水平国家癫痫患病率及占比

收入水平	国家	患病率/‰		活动性占比/%
		活动性	终身	
高收入	1英国（1983）	5.30	17.00	31.18
	英国（2000）	4.50	7.30	61.64
	2美国（1986）	6.80	10.40	65.38
	美国（1991）	6.80	8.20	82.93
	美国（2005）	10.40	19.40	53.61
	美国（2006）	15.90	20.10	52.82
	美国（2007）	5.10	5.90	86.44
	美国（2007）	7.80	13.30	58.65
	美国（2008）	10.50	17.80	59.66
	美国（2008）	10.50	19.20	54.69
	3芬兰（1986）	6.30	7.00	90.00
	4意大利（1996）	2.70	3.20	84.38
	意大利（2001）	3.30	4.50	73.33
	5挪威（2008）	6.70	22.90	29.26
	小计	7.33	13.29	63.15
中等收入	6厄瓜多尔（1985）	17.10	27.00	63.33
	厄瓜多尔（1992）	8.00	14.30	55.94
	7危地马拉（1996）	5.80	8.50	68.24
	8玻利维亚（1999）	11.30	12.50	90.40
	9巴西（2002）	12.40	18.60	66.67
	巴西（2002）	5.10	16.30	31.29
	巴西（2004）	13.30	18.60	71.51
	巴西（2007）	5.40	9.20	58.70
	10秘鲁（2005）	16.60	32.10	51.71
	11土耳其（2006）	8.50	12.30	69.11
	土耳其（2010）	5.30	6.50	81.54
	12哥伦比亚（2006）	10.10	11.30	89.38
	13阿根廷（2007）	3.80	6.20	61.29
	14克罗地亚（2011）	10.70	11.10	96.40

续表

收入水平	国家	患病率/‰		活动性占比/%
		活动性	终身	
中等收入	15格鲁吉亚（2012）	8.80	11.45	76.82
	小计	9.48	14.40	68.82
低收入	16印度（1998）	3.60	4.70	76.60
	印度（1998）	4.60	5.40	85.19
	印度（2000）	4.90	6.30	77.78
	印度（2010）	5.90	6.40	92.19
	17坦桑尼亚（1992）	10.20	11.40	89.47
	坦桑尼亚（2009）	8.60	11.20	76.79
	18巴基斯坦（1994）	10.20	11.90	85.71
	19冈比亚（2002）	4.30	4.90	87.76
	20洪都拉斯（2005）	15.40	23.30	66.09
	小计	7.52	9.50	81.95
	合计	8.22	12.83	69.84

注：①数据取自文献，略去了中国大陆及中国台湾地区数据；②每一项数据代表不同作者在不同年份对相关国家的调查结果；③编码代表国家。

2. 流行特征

调查表明，癫痫的患病率、发病率或病死率具有年龄差异、性别差异、地区差异及民族（或种族）差异。

（1）年龄差异。癫痫可发生于各种年龄组，但也有一定的分布特征。一般来说，中年人患病率和病死率较高，14岁以下人群平均值低于全人群平均值，患者数约占总患者数的四分之一（表12-4），0—20岁人群的患病率则高于14岁以下人群（表12-5）。

表12-4　中国0—14岁人群癫痫流行状况

报告者（年）	地区	患病率/‰	发病率/（$1/10^5$）	占比/%
杨霞春（1989）	中国22省	3.33	25.70	30.2
杨金升（1990）	陕西	0.84	13.80	
	甘肃	1.64	36.40	

续表

报告者（年）	地区	患病率/‰	发病率/（1/10⁵）	占比/%
杨金升（1990）	宁夏	0.99	25.30	
	青海	1.67	15.30	
	新疆	1.53	20.30	
刘兴华（1990）	陕西4地	0.98		25.7
单晓光（1992）	江苏南京徐州	5.10		
张爱华（1997）	湖南湘乡	1.13		16.80
黎发本（1997）	青海西宁江苏	1.57	27.10	31.70
张桁忠（2002）	江苏扬州	3.90	65.00	
张桁忠（2005）	江苏扬州	7.83	13.80	
李　铿（2014）	甘肃8县	1.64		
合计		2.47	31.40	26.1

注：若按文献平均值，14岁以下儿童癫痫的患病率和发病率则分别为2.98‰和38.9/（10万·年）。

表12-5　中国0—20岁人群癫痫流行状况

报告者（年）	地区	患病率/‰	发病率/（1/10⁵）	占比/%
刘兴华（1990）	陕西4地	0.97		37.5
陶　陶（1994）	贵州独山	3.6		55.0
黎发本（1997）	青海西宁	1.61	29.32	48.9
张爱华（1997）	湖南湘乡	1.21		25.4
王文志（2002）	中国5省	5.53		25.3
王德生（2002）	黑龙江东宁	4.14		14.8
陈桂生（2003）	宁夏吴忠	9.6		42.4
任　惠（2007）	云南	2.46		68.8
李　明（2010）	山东			47.7
赵迎春（2011）	上海松江	4.27		18.7
李秀香（2012）	河北承德			46.4
常　琳（2013）	江苏南京			70.6
李　铿（2014）	甘肃8县	1.98		
郭铭花（2014）	山东17市	1.32		
合计		3.34	29.3	41.8

现举例说明癫痫患病率和死亡率的年龄变化情况。

张爱华等报道，在湖南湘乡80万农村人口的调查中，发现1368例癫痫患者，平均患病率为1.70‰，其中以25—54岁人群患病率为最高（表12-6）。李铿等报道，在甘肃8县253万（实查2 533 539人）农村人口的调查中，查出4026例惊厥性癫痫患者，平均患病率为1.59‰，其中以10—44岁人群为最高（表12-6）。据国内调查，惊厥性癫痫占癫痫总数的58.5%—71.8%。

洪震在题为“癫痫流行病学研究”的专论中指出，中国农村地区癫痫的标化死亡比也随年龄而改变，平均标化死亡比（SMR）为3.85，而15—19岁、20—24岁和25—29岁年龄段的SMR则分别高达23.30、40.20和33.30，表明癫痫死亡在青年人群中极为严重（表12-7）。大量研究证据表明，癫痫可影响患者预期寿命，其病死率间接反映疾病严重程度。采用标化死亡比SMR比较癫痫患者与普通人群的死亡情况，能够更准确地反映疾病严重程度。国际上一项涵盖21项临床研究的Meta分析结果显示，癫痫患者的死亡风险是普通人群的1.20—9.30倍，亦即SMR=1.20—9.30。

表12-6 湖南和甘肃农村癫痫患病率的年龄

年龄/岁	湖南湘乡	甘肃8县
0—	0.44	0.52
5—	1.19	1.66
10—	1.76	2.74
15—	1.46	2.98
20—	1.83	1.76
25—	3.16	1.85
30—	2.8	2.04
35—	2.06	2.04
40—	2.14	1.99
45—	3.13	1.54
50—	1.54	1.08
55—	1.45	0.91
60—	0.87	0.79
65—	0.39	0.69
70—		0.53
75—95		0.11
合计	1.70	1.59

表12-7 中国农村地区癫痫标化死亡比的年龄分布

年龄/岁	标化死亡比
0—	0
5—	0
10—	0
15	23.30
20—	40.20
25—	33.30
30—	7.15
35—	2.32
40—	8.13
45—	6.49
50—	2.23
55—	3.47
60—	2.80
65—	1.80
70—	0.00
75—	2.85
80—	2.09
85—	1.90

注：以2004年中国人口构成标化。

（2）地区差异。不同地区的癫痫流行状况可有很大不同，农村与城市亦有差异。例如：杨霞春等报道，在1985年进行的全国22省（市、区）农村人群调查结果表明，癫痫患病率以陕西（6.7‰）、内蒙古（6.3‰）较高，以浙江（1.6‰）、吉林（1.4‰）为较低，较高与较低相差4.8倍；癫痫发病率相对较高的地区还有新疆、陕西、云南，较低的地区是福建、浙江、贵州、安徽（表12-8）。即使在同一省份内，不同县市间亦存在着一定差异（表12-9）。一般地说，农村的癫痫患病率要高于城市。

表12-8　中国22省（市、区）的癫痫患病率和发病率　（单位：$1/10^5$）

地区	患病率	发病率
陕西	669.80	59.98
内蒙古	637.12	12.50
湖南	516.87	26.13
河南	417.72	18.10
新疆	406.88	61.70
重庆	396.39	36.87
云南	387.36	52.82
宁夏	390.14	19.30
广西	339.26	26.78
山东	337.68	18.40
湖北	344.07	13.23
贵州	315.78	9.88
天津	299.56	18.16
四川	291.89	19.86
黑龙江	288.84	29.88
山西	284.38	18.35
广东	284.15	49.94
辽宁	280.56	19.37
安徽	271.53	9.70
福建	214.51	0
浙江	159.71	0
吉林	135.09	17.76
平均	366.27	24.31

表12-9　山东省17个地区的癫痫患病率　（单位：‰）

地区	城市	农村	平均
莱芜	1.65	2.29	2.14
泰安	2.06	1.63	1.79
聊城	1.34	1.7	1.59
日照	0.74	1.88	1.52
临沂	1.37	1.52	1.5
枣庄	1.32	1.56	1.5
济宁	1.33	1.5	1.46
荷泽	1.12	1.55	1.43
德州	1.24	1.44	1.36
滨州	1.2	1.24	1.23
潍坊	1.09	1.28	1.22
淄博	1.08	1.19	1.15
威海	1.14	1.1	1.12
东营	1.35	1.02	1.11
青岛	0.84	0.96	0.92
济南	0.71	1.02	0.91
烟台	0.73	0.84	0.81
平均	1.22	1.4	1.34

（3）民族差异。由于生存环境、生活习惯和遗传因素的不同，各民族间癫痫患病率也有一定差异。例如：杨霞春等报告，蒙古族癫痫患病率为6.73‰，朝鲜族为2.89‰。王华等报告，同住湘西的苗族癫痫患病率为1.58‰，侗族为0.47‰。表12-10为文献报道的中国16个民族的癫痫患病率。

表12-10　中国16个民族的癫痫患病率　（单位：‰）

民族	报告者（年）	地区	患病率
汉族	杨霞春（1989）	中国14省	3.6
	黎发本（1997）	青海	1.23
蒙古族	杨霞春（1989）	内蒙古	6.37
维吾尔族	杨霞春（1989）	新疆	4.07
白族	杨霞春（1989）	云南	3.87
布依族	杨霞春（1989）	贵州	3.16
壮族	杨霞春（1989）	广西	3.39

续表

民族	报告者（年）	地区	患病率
黎族	杨霞春（1989）	广东	2.84
朝鲜族	杨霞春（1989）	黑龙江	2.89
回族	杨霞春（1989）	宁夏	3.9
	陈桂生（2003）	宁夏	8.51
	黎发本（1997）	青海	1.56
土族	黎发本（1997）	青海	1.66
苗族	王　华（1994）	湖南	1.56
侗族	王　华（1994）	湖南	0.47
土家族	王　华（1994）	湖南	1.42
藏族	达贵文（1997）	西藏	2.42
基诺族	任　惠（2007）	云南	3.58
佤族	唐艳湘（2008）	云南	1.79

（4）性别差异。总体而言，中国男性癫痫患病率高于女性。例如，GU等对中国大陆地区癫痫患病率作Meta分析时发现，涉及23个省（市、区）、7 695 961人、38篇文献的总患病率为3.1‰，其中有19篇研究报告了不同性别的患者数和调查人数，计算结果显示，男性的平均患病率为3.83‰，女性为3.45‰，男女性的患病率比值为1.17（表12-11），总效应检验表明，差异有显著性（Z=2.94，P=0.003）。

表12-11　中国男女性癫痫患病率　（单位：‰）

报告者（年）	男	女	OR（95%CI）
XU（1980）	1.91	1.36	1.41（0.96，2.06）
ZANG（1986）	1.84	1.35	1.36（0.55，3.38）
HUANG（1986）	1.29	1.17	1.11（1.00，1.22）
YANG（1989）	3.87	3.46	1.12（0.98，1.28）
LIU（1990）	1.05	0.74	1.42（1.02，1.98）
TANG（1991）	0.32	0.25	1.27（0.92，1.73）
CHAN（1992）	3.95	5.56	0.71（0.42，1.20）
DA（1997）	2.32	2.51	0.93（0.59，1.45）
LI（1997）	0.95	0.55	1.73（0.91，3.29）
ZHAN（1999）	3.54	2.23	1.59（1.11，2.28）
HUANG（2002）	3.65	2.51	1.46（1.05，2.03）
WANG（2002）	6.19	7.76	0.80（0.65，0.97）

续表

报告者（年）	男	女	OR（95%CI）
ZHANG（2003）	7.45	4.04	1.85（0.69，4.94）
DING（2004）	5.19	6.87	0.75（0.46，1.23）
ZHAO（2008）	2.74	2.28	1.20（0.63，2.30）
HUANG（2008）	9.5	7.18	1.33（0.82，2.13）
LIU（2012）	6.27	8.09	0.77（0.44，1.35）
PI（2012）	5.31	3.51	1.51（1.08，2.13）
ZHAO（2011）	5.43	4.14	1.31（1.10，1.57）

3. 治疗缺口

各项资料显示，我国癫痫的治疗缺口较大。例如：郭铭花等2013年报道，活动性癫痫的治泞缺口在50.3%～93.4%；从未接受过抗癫痫药物治疗的癫痫患者占总患者的40.6%～52.2%；在接受过抗癫痫药物治疗的患者中，有24.2%～35.4%未接受正规治疗。洪震等在《神经流行病学》一书中提供的中国农村地区活动性癫痫的治疗缺口资料表明，不仅在欠发达地区，而且在经济较发达地区，癫痫的治疗缺口也依然很大（表12-12）。宋洪波等报道，山东省高密市惊厥型癫痫治疗缺口为36.7%。李秀香等报道河北承德地区的全部癫痫患者中，接受正规治疗者仅占23.2%，其余24.6%患者未治疗52.2%患者治疗不正规。中国抗癫痫协会在《临床诊疗指南·癫痫病分册（2023修订版）》中指出，我国活动性癫痫患者的治疗缺口达49.8%。据此估算，我国大约有300万活动性性癫痫病患者没有得到合理的治疗。

表12-12　中国部分省市农村地区癫痫治疗缺口

地区	患病率/‰	治疗缺口/%
黑龙江	5.32	65.3
江苏	5.22	77.4
河南	3.50	32.6
山西	3.65	61.8
宁夏	6.40	67.9
上海	3.84	70.7
四川		70.3

2022年5月27日，第75届世界卫生大会（World Health Assembly，WHA）甲委员会通过了《癫痫和其他神经系统疾病十年跨部门全球行动计划》（The intersectoral global action plan on epilepsy and other neurological disorders 2022—2031IGAP），开始在各国推动实施。此外，我国也参与促进世界卫生组织成立了“脑健康单元”。2023年第十六个“6·28国际癫痫关爱日主会场活动”对CAAC癫痫地图、中抗头条APP、中国癫痫数字表型1.0项目三项新闻发布，彰显中国抗癫痫事业已经进入新发展阶段，并深入贯彻新发展理念、构建新发展格局，推动中国抗癫痫事业发展进入一个全新的阶段。目前纳入“癫痫地图”的医疗机构共计294家，是经过行业评价的39家综合（三级）癫痫中心、150家癫痫中心（二级）和105家（一级）疯痫专科门诊。通过“地图”，既可查询各级癫痫中心的信息和专家团队信息，也可导航地址，满足广大患者治病就医需求。

4. 患者人数

中国到底有多少癫痫患者，众说纷纭，文献中引用较多的是“约有900万癫痫患者，每年约有40万新增患者”。这一数字主要是根据2000年开展的中国五省农村人群抽样调查结果推算的。2001年以来，又发表了许多地区的大规模流行病学调查结果，获得了更多更为合理的癫痫患病率和发病率资料。到2016年的估算表明，中国目前的癫痫患者人数在720—850万，每年新增癫痫患者为30万—40万（表12-13）。此外，根据14岁以下人群癫痫患病率和发病率数据，可以推算出中国到2016年0—14岁儿童中约有66万癫痫患者，每年新增约9万癫痫儿童，按儿童患病占比（26.1%）推算，中国癫痫儿童约为200万人。

截止到2023年，根据中国抗癫痫协会编著的《临床诊疗指南．癫痫病分册（2023修订版）》介绍，全球大约有五千万癫痫患者，每年新发患者超过400万，年发病率61.4/10万。国内流行病学资料显示，我国癫痫病的患病率（prevalence）在4/‰—7/‰。以最近某段时间（1年或2年）内仍有发作的癫痫例数与同期平均人口之比，我国活动性癫痫患病率为4.6/‰，年发病率在30/10万左右。据此估算，我国约有640万的活动性癫痫患者，同时每年有30万左右新发癫痫患者。

表12–13　中国癫痫患者人数估计

地区	患病率/‰	患者数/万	发病率/（1/10^5）	年发患者数/万
中国22省	3.67	489	24.3	32.4
中国23省	6.41	854		
中国5省	7.00	933	28.8	38.4
中国六城市	4.40	586	35.0	46.7
中国28省	5.41	721	23.3	31.1

注：①中国23省和本文患病率系2001年后数据；②患病（发病）人数按2010年全国总人口数推算。

二、癫痫的危险因素

癫痫的首次发病、复发以及转变为难治性癫痫均有一定的诱发因素，探讨、研究和评价癫痫发生的主要危险因素，可为癫痫病因的深入了解及预防决策提供依据。

1. 癫痫发病的危险因素

吴志英等采用1：1病例对照研究法对758例癫痫患者进行对照分析，发现家族中有癫痫、偏头痛、热性惊厥者和父母近亲结婚者，其癫痫患病风险高于对照者（$P<0.01$），OR值为2.4—18.0，95%CI大于1。

李明等以山东临沂市人民医院就诊的443例癫痫患者为病例组，以同期住院的334例非癫痫患者（排除神经系统疾病患者）为对照组进行病例对照研究，调查的23项相关因素中8项单因素分析差异有显著性意义，6项多因素分析差异有显著意义，其中癫痫家族史（OR=10.16，P=0.000 4）、热性惊厥（OR=6.34，P=0.000 2）、产伤（OR=5.38，P=0.005 7）、颅脑损伤（OR=3.29，P=0.000 3）是癫痫发病的危险因素，而年龄（OR=0.61，$P<0.000\ 1$）、顺产（OR=0.21，$P<0.000\ 1$）为其保护因素。

杨博文等全面收集了1980—2013年间发表的、与癫痫发病危险因素的所有病例对照研究中、英文文献，最终纳入17篇（其中中文5篇）进行Meta分析，研究对象共6641例，其中病例组3114例，对照组3527例。Meta分析结果显示，癫痫病家族史、颅脑损伤、热性惊厥、新生儿疾病、孕期危险因素与癫痫发病相关（表12-14），这些因素被认为是目前癫痫发病的主要危险因素。

表12-14　危险因素与癫痫关系的Meta分析结果

危险因素	文献数	OR（95%CI）	P
癫痫病家族史	9	5.11（3.19，8.20）	<0.000 01
颅脑损伤	9	4.14（3.63，4.73）	<0.000 01
热性惊厥	8	5.10（2.64，9.87）	<0.000 01
新生儿疾病	6	3.33（1.84，6.05）	<0.000 01
孕期危险因素	7	3.23（1.80，5.78）	<0.000 01

2. 癫痫复发的危险因素

根据发作情况，癫痫一般可分为全面性发作、部分性发作和不能分类的发作三大类，各地癫痫患者的构成比不尽相同。例如，山东临沂600例癫痫患者中，全面性发作占65.17%（391例）、部分性发作22.83%（137例）、不能分类发作12.00%（72例），而吉林1223例癫痫患者中全面性发作占76.29%、不能分类发作占0.34%（表12-15）。

表12-15　吉林和山东农村地区癫痫构成比　（单位：%）

类型	构成比	
	山东	吉林
全面性发作	65.2	76.94
强直阵挛发作		76.29
失神发作		0.65
部分性发作	22.8	22.72
单纯部分性		5.72
复杂部分性		8.91
单纯部分相继全面发作		0.57
复杂部分相继全面发作		7.52
不能分类发作	12.0	0.34

癫痫的复发与多种因素有关。例如，尚俊等对150例年龄6—70岁癫痫患者进行前瞻性观察，发现部分性发作、发作类型多样及发作频率＞1次/月是复发的危险因素（表12-16）。也有学者研究发现，阳性家族史、发病年龄、睡眠中发作、热性惊厥史、首次发作持续时间较长（＞10min）等可能也是癫痫复发的危险因素。

此外，治疗时机对新诊断癫痫患者的复发也有很大影响，例如，苏凌璎等根据治疗前发作次数将162例癫痫患者分为两组：即刻治疗组（≤2次）和延缓治疗组（＞2次），给予合理抗癫痫药治疗，至少观察两年，采用K-M统计分析比较两组患者治疗后至第1、2次复发的时间及治疗的不同随访时间点的累计复发率。结果发现，即刻治疗组（n=65）治疗后至第1、2次复发的时间均明显长于延缓治疗组（n=97），前者在不同随访时间点的复发率也均小于后者，在随访3、6个月时有显著差异（$P<0.01$），其结论是：≤2次发作后即刻治疗可降低癫痫患者早期的复发风险。

表12-16　影响癫痫复发的危险因素

观察指标	HR	P
男性	1.05	0.82
发作年龄≥13岁	1.67	0.76
症状性或隐源性癫痫	1.35	0.23
部分性发作	2.24	0.00

续表

观察指标	HR	*P*
多种发作类型	1.95	0.00
治疗前发作≥3次	1.52	0.06
治疗前发作频率>1次/月	2.23	0.00
睡眠中发作	1.33	0.18
治疗前脑电图癫痫样波异常	1.89	0.01
治疗后脑电图癫痫样波异常	1.66	0.07
非癫痫样波异常	2.11	0.03

注：单因素分析结果。

3. 难治性癫痫的危险因素

有人归纳，癫痫作为一种慢性病，其预后有三种类型：一是不经治疗自发痊愈（占20%—30%）；二是服药后痊愈（占20%—30%）；三是虽经持续治疗仍长期发作（占30%—40%）。第三类可称为或包括难治性癫痫。国外一项长期（30年）针对儿童癫痫患者的研究表明，只有13%的原发性全面性发作属难治性癫痫，而症状性全面发作和症状性部分发作患者中难治性癫痫分别占78%和49%，原发性部分性发作不属于难治性癫痫范围。国内张燕芳等收集156例诊断明确、治疗合理的癫痫患者平均随访5年（2-10年），观察到22例难治性癫痫，发生率为14.1%，单因素Logistic1回归分析显示，部分性发作、多种发作类型、病程中发作类型改变与难治性癫痫有关，而多因素分析表明，部分性发作和病程中发作类型改变是癫痫患者易发展为难治性癫痫的预测因子（表12-17）。

表12-17　难治性与非难治性癫痫的Logistic分析

分析	因素	OR（95%CI）	*P*
单因素分析	部分性发作	4.10（1.56，10.77）	0.004
	多种发作类型	3.30（1.29，8.45）	0.013
	发作类型改变	6.90（1.30，36.67）	0.020
多因素分析	部分性发作	4.13（1.54，11.08）	0.005
	发作类型改变	7.04（1.19，41.66）	0.031

注：难治性癫痫患者22例，非难治性癫痫患者134例。

4. 癫痫的遗传性

原发性癫痫与遗传因素有着密切的关系。对癫痫双胞胎患者的研究表明，同卵双胞胎患病一致率明显大于异卵双胞胎；癫痫危险因素调查显示，家族史是癫痫发生的高危人群；癫痫病的家系和散发患者样本分析发现，癫痫患者样本中存在大量的癫痫致病基因。

（1）家族患病率。癫痫的病例对照研究表明，病例组有癫痫家族史的比例比对照组高（表12-18）。许多文献报道，癫痫的家族患病率明显高于普通人群家族，普通人群的家族癫痫患病率为0.3%—0.9%；原发性癫痫的家族患病率为19.8%—35.0%，个别高达69.0%；继发性癫痫的阳性家族史患者占1.0%—4.5%。例如，吴志英等在病例对照研究中观察到，病例组（n=758）中有癫痫家族史者169人，占22.3%，而对照组（n=758）中有38人，占5.0%，两组之间有极显著的差异（OR=5.44，$P<0.01$）。李明的研究表明，不仅病例组家系（n=515）的癫痫患病率（5.8‰）显著高于对照组家系亲属（0.6‰），而且先证者亲属癫痫患病率随亲缘的疏远而逐渐升高（表12-19）。该研究还发现有家族史的患者有癫痫早发的倾向：有家族史的患者平均发病年龄为（16.43 ± 15.43）岁，而无家族史的患者平均发病年龄为（21.04 ± 14.73）岁，平均提早了4.6年发病。

表12-18　癫痫家族史与癫痫关系的Meta分析

报告者（年）	国家	人群	OR（95%CI）
杨金升（1990）	中国	儿童	11.72（5.10，26.92）
SAWHNEY（1999）	约旦	成人	2.10（1.10，4.01）
MATUJA（2001）	坦桑尼亚	成人	3.06（0.59，43.39）
DAOUD（2003）	约旦	儿童	7.75（3.46，17.36）
曾　军（2003）	中国	成人	5.50（1.22，24.79）
TRAN（2007）	老挝	成人	12.80（1.40，117.03）
李　明（2010）	中国	全人群	10.16（2.81，36.74）
ATTAMALIL（2011）	印度	儿童	4.00（1.96，8.16）
BHALLA（2012）	柬埔寨	成人	2.90（1.38，6.11）
合计			5.11（3.19，8.20）
总效应检验		Z=6.77，$P<0.000\ 01$	

表12-19　先证者家属亲缘与癫痫患病率　（单位：‰）

亲缘关系	亲属人数	患者数	患病率
一级亲属	2169	23	10.6
二级亲属	5200	26	5.0
三级亲属	6654	12	1.8
趋势检验	χ^2=29.088 9	P=0.000 0	

（2）遗传度。癫痫的发生有一定的遗传关系。但不同研究者报道的癫痫遗传度有很大的不同。例如，1994年吴志英等报道，西北五省的癫痫遗传度为（75.9±0.5）%。2008年马端报道，原发性癫痫的遗传度为57.4%。2010年李明报道，山东临沂癫痫先证者一级亲属遗传度为（23.02±5.21）%，二级亲属遗传度为（9.21±8.95）%，两者的加权遗传度为（17.46±26.87）%，这说明，在山东临沂的癫痫致病因素中，原发性癫痫的发生只有17.46%与遗传因素有关。

（3）致病基因。目前的研究提示，基因异常是40%以上癫痫患者的病因，有6种以上常见全身性癫痫的基因被克隆，141种以上单基因遗传性疾病有癫痫发作，1000种以上基因突变与癫痫发作的易感性有关。这些表达异常的基因分布在脑的发育、神经元变性、离子通道、能量代谢、神经环路重组等各个环节。近年来，通过癫痫家系和散发患者样本的连锁分析和关联分析，已发现大量的新生突变基因、人群易感性基因和基因拷贝数变化，其中很多癫痫疾病的相关基因已被定位克隆，如神经元离子通道基因中的KCNQ2、KCNQ3、KCNT1、KCNAl、SCN1A、CACNAlA等；神经元递质受体类基因中的CHRNA4、CHRNB2、GABRC2、GABRAl等；能量代谢类基因中的mt CSTB、mt—tRNA Lys等；其他基因如LGI1等。不同基因上的位点突变与特定的癫痫发生有关（表12-20）。

表12-20　癫痫的致病基因

基因分类	相关基因	突变基因名称	癫痫名称
神经元离子通道类	Na^+通道基因	SCN1A	SMEI或Dravet综合征
		SCN2A	BFNIS
	K^+通道基因	KCNQ2	BFNC
		KCNT1	ADNFLE
		KCNT1	MMPSI
	Ca^+通道基因	CACNAlA	EA2E
		CACNB4	JME

续表

基因分类	相关基因	突变基因名称	癫痫名称
神经元离子通道类	Cl^-通道基因	CLCN2	IGE
神经递质受体类	乙酰胆碱受体基因	CHRNA4	ADNFLE
		CHRFAM7A	IGE
	GABA受体基因	GABRG2	SMEI
			GEFS+3
		GABRAl	JME
	其他突触相关蛋白基因	STXBP1	癫痫性脑病
能量代谢类	能量代谢基因	mt—tRNA Lys	MERRF
		CSTB	EPMI
其他类	亮氨酸胶质瘤失活基因	LGI1	ADPEAF

注：SMEI——严重肌阵挛癫痫，BFNIS——良性家族性新生儿婴儿癫痫，BFNC——良性家族性新生儿痉挛，ADNFLE——常染色体显性遗传夜发性额叶癫痫，MMPSI——婴儿恶性迁移部分性发作癫痫，EA2E——乙型周期性共济失调伴癫痫综合征，JME——青少年肌阵挛性癫痫，IGE——特发性全身性癫痫发生，GEFS+3——全身性伴热性发作癫痫3型，MERRF——肌阵挛性发作伴破碎红纤维，EPMI——进行性肌阵挛，ADPEAF——常染色体显性遗传颞叶癫痫。

三、癫痫患者的微量元素失衡

20世纪的研究表明，癫痫患者体内存在微量元素含量异常；癫痫的发生、发展与微量元素失衡有关。

1. 体液和头发中显著变化的元素

与正常人或非癫痫患者对照组相比较，已发现癫痫患者组全血中至少有8种元素、血清中至少有8种元素、头发中至少有11种元素的含量发生了显著变化（表12-21）。

表12-21　癫痫患者体内发生显著变化的元素

样品类型	含量有显著变化的元素
全血	钙（Ca）、镁（Mg）、锰（Mn）、铁（Fe）、铜（Cu）、锌（Zn）、铅（Pb）、镉（Cd）
血清	钙（Ca）、镁（Mg）、锰（Mn）、铁（Fe）、铜（Cu）、锌（Zn）、铅（Pb）、铬（Cr）
头发	钙（Ca）、镁（Mg）、锰（Mn）、铁（Fe）、铜（Cu）、锌（Zn）、铅（Pb）、镉（Cd）、铬（Cr）、硒（Se）、锂（Li）
指甲	锰（Mn）

癫痫患者常伴有脑电图异常。有研究发现，脑电图异常与血液中Zn、Cu含量异常有关，而且随着异常程度的加重，Zn、Cu含量的变化亦加剧：脑电图高度异常者，血中Zn含量最低，Cu含量最高（表12-22）。

表12-22　癫痫患者血液中的元素与脑电图关系

报告者（年）	样品/元素	重度异常	中度异常	轻度异常
吴志英（1988）	血清/（μg%）			
	锌（Zn）	99.82***	100.38	123.77
	铜（Cu）	195.72	130.11	103.23
润袁敏（2014）	全血/（$\mu mol \cdot L^{-1}$）			
	锌（Zn）	66.2*	72.4	74.6
	铜（Cu）	24.5*	23.4	19.6

注：与轻度异常者比较：*$P<0.05$，***$P<0.001$。

2. 锌与癫痫

癫痫患者外周组织中的Zn含量变化，不同作者得到了不同结果（表12-23），不外乎出现3种趋势，即显著降低、显著升高和无显著变化。

脑内的Zn含量数据较少，根据动物模型资料，遗传性癫痫易感大鼠脑Zn含量显著低于遗传性癫痫抵抗大鼠，但在癫痫易感者中，发作的大鼠脑Zn含量却显著高于未发作大鼠。

表12-23　癫痫患者体内发生显著变化的元素

样品	报告者（年）	锌（Zn）	铜（Cu）	铁（Fe）	硒（Se）	锰（Mn）
全血	TANAKA（1978）					↓
	PARAVASILION（1979）					↓
	CARL（1986）					↓
	黄长抗（1995）	↓		↑		
	刘宗根（2000）	↓		↓		
	黄彩芝（2008）	↓				
	润袁敏（2014）	↓	↑			
血清	和光祖（1984）	↓				
	洪一飞（1985）	↓				
	吴志英（1988）	↓	↑			

续表

样品	报告者（年）	锌（Zn）	铜（Cu）	铁（Fe）	硒（Se）	锰（Mn）
血清	黄一镗（1988）		↑			
	芦惠民（1991）	↑		↑		
	陶庆玲（1991）	↓	↑		↑	
	周末芝（1994）	↓	↓			↓
	刘桂成（1995）	↓	↑			
	李生花（2006）	↓				
	陈永林（2010）	↓		↓		
	BRUNIA（1972）		↑			
	BARBEAU（1974）	↓				
	MORA（1977）			↓		
	PALM（1982）	↓				
	GHOSE（1983）	↑				
	CARL（1986）					↑
	WORTHER（1986）	↑				
	DASTUR（1987）			↓		
	DAVIDSON（1988）	↑				
	KUZUYA（1993）	↑				
	KUREKCI（1995）	↑				
	KOMAKI（1999）					↑
	LLHAN（2004）		↑			
	PRASAD（2014）	↓				
头发	陈秀娜（1987）	↑				↑
	来华安（1990）	↓	↑			↓
	唐盛孟（1991）	↓	↓			
	周清朝（1994）	↓	↑	↑	↑	
	吴　丹（1996）					↑
	李　花（2000）	↓	↓			
指甲	LLHAN（2004）					↑

注：↑——与对照组比较显著升高，↓——与对照组比较显著降低。

锌是脑中的一种应激物质。在脑内，锌有两种主要的存在形式（即有两个锌池），一种是与其他蛋白形成复合物，另一种是小泡内的游离锌（亦称可螯合锌）。脑内大约有80%的锌与金属蛋白结合，20%左右的锌存在于突触小泡中。脑内锌能神经元集中分布在整个大脑皮层以及海马、杏仁核和嗅球等边缘系统中，突触锌则与γ－氨基丁酸、甘氨酸和谷氨酸能神经元共定位。

锌在癫痫生理病理学中的主要作用包括：

①锌是一种抗氧化和抗炎症物质，可通过多种机制下调ROS（活性氧家族）；

②锌在细胞内外各种神经信号传导机制中发挥着多种作用，参与神经胶质细胞以及神经胶质细胞与神经元相互作用的诸多生理病理功能；

③锌影响着多种神经递质系统，突触锌与皮层的高级调节功能密切相关，是影响皮层可塑性的一种关键因素；

④锌在氧化诱导的神经元和胶质细胞死亡中起着关键作用，胞内锌离子释放可导致星形胶质细胞自噬和使摄取谷氨酸的能力受损。

大量关于脑先天性发育异常和癫痫敏感性增强的研究都强调了突触锌的重要性，这种脑先天性发育异常和癫痫敏感性增强都与营养性锌缺乏以及锌的螯合密切相关。另一方面，应用缺血和癫痫发作模型的研究结果又表明，突触后神经元的锌增多可以诱导神经元死亡。这些事实说明，锌在癫痫的发生和发展中具有复杂的作用。

20世纪研究的大多数动物实验研究显示，突触小泡锌具有预防惊厥或抗惊厥的作用，在一些人类试验中也证实了突触锌的抗惊厥作用（表12-24）。然而也有研究显示，锌离子螯合可减少杏仁核强电刺激诱发的癫痫活动。

表12-24　锌与癫痫关系的若干研究结果

报道者（年）	结果或结论
GOLDBERG（1982）	神经性癫痫与锌缺乏相关
FUKAHORI（1990）	小鼠饮食锌缺乏增强海人酸诱导癫痫发作的敏感性
FELLER（1991）	在酒精戒断基因模型中，突触锌缺乏增加癫痫发作敏感性
ERICKSON（1997）	MT-Ⅲ转基因小鼠能抵抗癫痫和突触后神经元损伤
COLE（2000）	ZnT3基因敲除小鼠对海人酸诱导癫痫发作的敏感性增强
LEE（2003）	ZnT3基因敲除小鼠海马神经元广泛死亡
TAKEDA（2003）	膳食锌缺乏增强海人酸诱导癫痫发作的敏感性
BLASCO（2004）	高亲和力螯合剂螯合大鼠锌离子可诱导海马苔藓细胞过度兴奋
FORESTI（2008）	锌离子螯合减少杏仁核强电刺激诱导的癫痫活动
LSMAIL（2008）	注射低亲和力螯合剂的大鼠和小鼠癫痫发作的敏感性增强

续表

报道者（年）	结果或结论
ELAAS（2009）	脑内直接注射锌离子延缓癫痫点燃模型动物的放电
QIAN（2011）	ZIP1和ZIP3双基因敲除降低红藻氨酸诱导癫痫小鼠海马CA1区神经元变性死亡
FISHER（1993）	锌的螯合与人类急性癫痫发作相关
FERRIER（1987）	锌的螯合延缓人类颞叶部分性癫痫发作
CARAZOS（1991）	癫痫发作后苔藓纤维出芽（富含小泡锌）导致癫痫发生和反复发作
MOLNAR（2001）	（同上结果）
TIMOFEEVA（2006）	癫痫发作后再生纤维中锌离子诱导癫痫反应

注：ZnT为SLC30A基因家族编码表达的锌转运体，ZIP为SLC39A基因家族编码的锌转运体，MT为金属硫蛋白家族。

3. 铜与癫痫

癫痫患者外周组织中的铜含量变化，不同作者也得出了不同的结果，但大多数研究者报告，癫痫患者的血铜含量是升高的。根据动物组织研究结果，遗传性癫痫易感者脑铜含量显著低于癫痫抵抗者，但发作的癫痫易感者脑铜显著高于非发作者。

2000年HORNING等通过实验证实，铜是一种能在生理浓度条件下（10—100μm）快速起作用的神经毒素。铜在癫痫中的病理生理学作用可归纳为以下几个方面：

①高浓度铜妨碍神经元L型钙通道，破坏钙的稳态平衡。L型钙离子通道是星形胶质细胞中钙离子内流的主要通道。

②铜离子对某些氨基酸（例如组氨酸）有高度的相亲性，铜可与蛋白质结合并改变它们的结构和功能。

③铜能通过产生自由基并最终导致脂质过氧化，间接增强神经毒性。活性氧族（ROS）被认为是某些神经退行性疾病的病理学基础。

4. 锰与癫痫

癫痫患者的头发、血液锰含量变化也呈矛盾的结果。根据动物组织研究结果，癫痫易感者脑锰含量是降低的，无论是发作的易感者或非发作的易感者，其脑锰平均值均低于癫痫抵抗者，但发作者高于非发作者。癫痫患者的指甲锰含量显著高于对照组（$P<0.008$）。

锰在癫痫中的病理生理学作用还不十分清楚。从日益增多的急性和慢性神经性疾病研究结果看，癫痫的发病无疑与ROS有关。20世纪90年代国外的研究提示，合成的超氧化物歧化酶/过氧化氢酶模拟物对各种神经性疾病的治疗具有潜在的作用。例如，锰卟啉（Mn TBAP）具有超氧化物歧化酶和过氧化氢酶活性；大环锰络合物具有超氧化物歧化酶活性；Salen-Mn络合物可以用来防止海人酸诱导的神经性疾病。另一种超氧化物歧化酶/过氧化氢酶模拟物EUK-143被发现可降低MPP^{+}（1-甲基-4-苯基-吡啶）和6-OHDA（6-羟基多巴胺）产生的氧化应激和神经毒性。魏瑞等用丙戊酸镁和锰剂治疗81例癫痫患者（治疗组）的近期控制率和有效率均显著高于单独用丙戊酸镁治疗的对照组（75例），前者分别为67%和96%，后者仅分别为11%和73%。

5. 硒与癫痫

癫痫患者外周组织的硒含量变化，不同作者也得出不同结果。SAGHAZADEH等进行的Meta分析显示，由10项研究15组数据得到的癫痫患者组（治疗和未治疗，n=503）与对照组（n=544）的血清硒含量标准平均差（SMD）为-0.294μg/dL，两者存在显著差异（表12-25）。138例未治疗癫痫患者与182例对照人群的平均差（SMD=-0.247μg/dL）也表明，癫痫患者的血硒水平显著降低（P=0.038）。Meta分析也显示，热性惊厥患者（n=171）的血清硒水平也显著低于对照组（n=164）：SMD=-0.977μg/dL，P=0.012。

硒是许多功能性抗氧化硒蛋白的组分，硒缺乏会导致谷氨酸诱发的毒性和某些病毒性感染，并损伤B细胞介导的免疫功能、促进脂质过氧化作用和改变某些神经递质的代谢率。许多研究表明，硒缺乏是阿尔茨海默病、帕金森病、老年人认知功能降低、协调障碍、运动障碍、心境障碍等病症的重要病理学因素，在癫痫的发生、发展中也起着重要作用，口服补充硒可降低难治性癫痫患者的发作次数。我国王禹等用昆明种小鼠做的实验研究也证明，补充硒可提高脑组织中的GPx活性和降低MDA含量，延迟发作时间，降低发作级别。

表12-25　癫痫患者与对照人群的血清硒标准平均差单位：μg/dL

病例对照研究	SMD	95%CI	权重因子
1	-1.08	-1.41，-0.74	8.26
2	-0.7	-1.08，-0.31	7.85
3	-0.73	-1.19，-0.28	7.30
4	-0.42	-1.08，0.21	5.87
5	0.45	-0.29，1.18	5.15
6	0.34	-0.25，0.93	6.21
7	-0.42	-1.04，0.19	6.04

续表

病例对照研究	SMD	95%CI	权重因子
8	−0.47	−1.06，0.13	6.14
9	−0.15	−0.67，0.38	6.72
10	0.19	−0.34，0.71	6.72
11	−0.78	−1.11，−0.40	8.07
12	−0.08	−0.60，0.44	6.78
13	−0.04	−0.65，0.57	6.07
14	−0.04	−0.56，0.48	6.78
15	0.1	−0.51，0.71	6.07
平均	−0.29	−0.54，−0.05	100.00

注：①癫痫患者（包括治疗和未治疗）503例，对照人群544人，SMD=−0.294μg/dL，P=0.018；②权重因子由随机效应分析得到。

四、癫痫患者的微量元素再分布

癫痫患者存在微量元素失衡。这种稳态失衡既可能是疾病造成的继发性结果（代谢因素），也可能是原发性因素引起的（遗传因素）。此外，药物治疗也是影响体内元素发生再分布的重要原因（药物因素）。

1. 代谢因素对微量元素分布的影响

基于多数研究者观察到癫痫患者全血中锰含量降低的现象，1984年PAPAVASILIOU等对此提出了一种解释，即癫痫患者血锰低是因为疾病发作时对能量需要量增加，从而导致锰从肝外组织（如血液）进入肝脏的再分布。按此假设，肝锰将随癫痫的发作而增高，而血、脑和其他组织的锰水平将降低。然而，CARL等对海人酸（Kainate）诱发的自发性发作大鼠进行的研究表明，各组织的总体锰水平均升高而并非单独肝锰水平升高（表12-26）。这至少部分反映出，经历发作的大鼠要求其他组织也有更多的能量供给以支撑这些代谢过程。HIRATE等用多示踪剂技术研究了癫痫小鼠脑中其他元素的分布。该研究以ddy小鼠及其癫痫模型小鼠在静脉注射Zn、Co、Se、Rb示踪剂后24h进行。结果表明，癫痫小鼠脑中的Zn、Co、Se含量可因发作的易感性增强而改变（表12-27）。由上可见，脑中微量元素的稳态失衡可以影响癫痫发作的易感性、发展或结局。

表 12–26　癫痫小鼠体内锰分布变化　　（单位：nmol/g）

分组	血	脑	肝	心	肾
发作小鼠	0.337	6.35	35.5*	2.62	18.1*
手术对照组	0.328	6.10	31.1	2.11	16.2
未处理对照组	0.390*	6.25	34.6	1.97	

注：与手术对照组比较，*$P<0.05$。

表 12–27　癫痫小鼠脑中微量元素分布变化

元素（示踪剂）	组织	A	B	C
Zn^{65}	海马	↑↑		
	大脑皮层	↑	↓↓	
	小脑	↑	↓↓	
	其余	↑	↓	
	肝	↑		↑
	血	↑↑	↓↓	
Co^{56}	海马	↑		
	大脑皮层	↑	↓	
	小脑	↑↑	↓↓	
	其余	↑	↓	
	肝	↑	↑	↑
	血	↑↑	↓↓	
Se^{75}	海马	↓	↑	
	大脑皮层	↓↓		↓
	小脑	↓		↓↓
	其余			
	肝			
	血	↓		↓
Rb^{83}	海马	↓		
	大脑皮层	↓	↓	↓↓
	小脑			
	其余			↓

续表

元素（示踪剂）	组织	A	B	C
Rb^{83}	肝			↓
	血			↓

注：①A——未处理组与ddy组比较，B——发作组与未处理组比较，C——发作组与ddy组比较；②↑↑（↓↓）——有非常显著差异（$P<0.01$），↑（↓）——有显著差异（$P<0.05$）；③其余——脑中其他部分。

2. 遗传因素对微量元素分布的影响

CARL等通过比较遗传性癫痫易感大鼠（GEPR）和遗传性癫痫抵抗大鼠（GERR）在发作启动前以及未发作大鼠（GEPR）和发作大鼠（GEPRE）各组织中Mn、Fe、Cu、Zn水平，探讨了遗传因素对癫痫发作过程中微量元素再分布的影响。结果表明：

①GEPRE组大鼠的食物摄取量和体质量增益明显低于GERR组大鼠，GEPR组大鼠与GERR组大鼠消耗大致相同的食物，但体质量增益明显减少。

②与GERR组大鼠比较，GEPR组大鼠组织中的微量元素水平发生了显著的变化：GEPR组大鼠脑Fe和肝Fe、肝Cu、脑Mn、心Mn水平明显低于PERR组大鼠。而与GEPR组大鼠比较，GEPRE组大鼠脑Cu、脑Zn、心Zn水平显著升高，全血Mn水平又显著降低。这一事实说明，对发作敏感的遗传因素以及发作本身都与微量元素含量变化有关。

③尽管GEPRE组大鼠的食物消耗量明显降低，但各组织中元素含量却普遍高于GERR组，说明食物消耗对微量元素水平一般无负面影响。

④GEPR组与GERR组比较，在17个微量元素含量平均值（4个微量元素×4个组织+血Mn）中，前者有8个值显著降低，其余9个没有显著差异的平均值中，前者有8个降低；而GEPRE组与GEPR组比较，GEPRE组有4个指标与GEPR组有显著差异（3个升高，1个降低），在没有显著差异的其余13个指标中，GEPRE组，9个有升高趋势，只有5个有降低趋势（表12-28）。这一事实说明，在这种模型中，GEPR和GERR之间的元素差异比GEPR和GEPRE之间的差异更大，亦即遗传因素对癫痫微量元素失衡的影响力比癫痫发作引起的代谢变化更大。

表12-28　癫痫易感因素对微量元素分布的影响

元素	项目	A	B	C
锰（Mn）	食物消费	（↓）	↓	↓
	体质量增益	↓	↓	↓

续表

元素	项目	A	B	C
锰（Mn）	全血	（↓）	↓	↓
	脑	↓	（↓）	（↑）
	肝	（↑）	（↓）	（↓）
	心	↓	↓	（↓）
	肾	（↓）	（↑）	（↑）
铜（Cu）	全血			
	脑	↓	（↑）	↑
	肝	↓	↓	（↓）
	心	（↓）	（↑）	（↑）
	肾	（↓）	（↑）	（↑）
锌（Zn）	全血			
	脑	↓	（↑）	↑
	肝	（↓）	（↓）	（↑）
	心	↓	（↑）	↑
	肾	（↓）	（↓）	（↑）
铁（Fe）	全血			
	脑	↓	↓	（↓）
	肝	↓	↓	（↑）
	心	（↓）	（↑）	（↑）
	肾	（↓）	（↓）	（↑）
有显著差异	↑	0	0	3
	↓	8	5	1
没有显著差异	（↑）	1	7	9
	（↓）	8	5	4

注：①分组：A——GEPR组与GERR组比较，B——GEPRE组与GERR组比较，C——GEPRE组与GEPR组比较；②意义：GEPR——遗传性癫痫易感大鼠（未发作），GERR——遗传性癫痫抵抗大鼠，GEPRE——暴露刺激物的癫痫易感大鼠（发作）；③↑或↓——显著升高或降低，（↑）或（↓）——升高或降低无显著差异；④数字表示升高或降低的个数。

3. 药物因素对微量元素分布的影响

许多研究发现，癫痫患者服用抗癫痫药治疗后会引起元素含量或相关酶活性及金属螯合作用的改变，一方面可以促进或恢复被破坏了元素稳态平衡，另一方面也可能带来不良副作用等负面影响。研究药物对微量元素的影响也为未来设计合理的治疗策略提供帮助。

SUDHIL等研究了6种抗癫痫药对癫痫患者血清中10种微量元素含量的影响。在这次横截面研究中，307例癫痫患者被分为3组：A组仅用常规抗癫痫药治疗（n=161），B组仅用新抗癫痫药治疗（n=34），C组采用常规药和新药联合治疗（n=112）。结果表明，除联合用药组Se含量明显高于常规组外（P=0.010），各治疗组间微量元素含量无显著差异，但与健康对照组（n=42）相比，所有治疗组的Al、Co、Cu、Fe、Se、Zn含量均显著升高，而Pb含量则显著降低（表12-29）。在5种抗癫痫药的单药治疗中，治疗组的Al和Cd含量均显著高于对照组（对Al，$P<0.001$）；Fe含量也显著高于对照组；VPA、PHT组的Pb含量显著低于对照组，CBZ、PHT组的Mn含量显著降低；各治疗组间Cu、Zn含量均无显著差异，但都高于对照组；LEV、LTG和VPA组的Se含量均显著高于对照组，而且均显著高于正常参考范围（70—130μg/L），除VPA组显著高于PHT组外（P=0.041），各单药治疗组间无显著差异（表12-30）。

表12-29　抗癫痫药物治疗对血清微量元素含量的影响　（单位：μg/L）

元素	对照组（n=42）	A组（n=161）	B组（n=34）	C组（n=112）	P
铝（Al）	5.12	16.18	17.59	14.73	<0.000 7
镉（Cd）	0.01	1.46	1.12	1.27	0.074
钴（Co）	0.00	0.27	0.21	0.19	0.006
铜（Cu）	971.50	1602.00	1687.00	1576.00	<0.000 1
铁（Fe）	1074.00	1955.00	1764.00	1804.00	<0.000 1
锰（Mn）	6.22	2.44	5.20	3.25	0.232
镍（Ni）	0.00	0.02	0.04	0.07	0.114
铅（Pb）	15.80	5.70	6.16	6.24	0.002
硒（Se）	117.31	134.81	135.14	147.90	<0.000 1
锌（Zn）	840.96	1486.00	1332.90	1537.80	<0.000 1

注：①A组单用或复用常规药VPA、CBZ、PHT治疗；B组单用或复用新药LEV、LTG、CLB治疗；C组用常规药+新药治疗。②A、B、C组相互间各元素均无显著差异（除A组与C组的Se含量外）。③P为与对照组比较的总效应。④VPA-Valproic acid. CBZ—Carbamazepine，PHT-phenytion，LEV-levetiracetem，LTG-Lamobrigine，CLB-Clobazam.

表12-30　5种抗癫痫药治疗对血清微量元素含量的影响　（单位：μg/L）

组别（n）	铜（Cu）	硒（Se）	锌（Zn）	P
对照组（42）	971.5	117.3	841	
VPA组（50）	1507.0***	144.2***	1490.4***	＜0.000 1
CBZ组（47）	1623.0***	128.0	1413.9**	0.001
PHT组（49）	1662.0***	127.4	1503.9***	＜0.000 1
LEV组（21）	1676.0***	134.2△	1434.2***	＜0.000 1
LTG组（4）	1775.0***	142.6△	1137.9*	0.011

注：①VPA、CBZ、PHT、LEV、LTG等药名见表12-29。②与对照组比较，$*P<0.01$，$**P<0.001$，$***P<0.000\,1$，$\Delta P<0.05$。③P为与对照组比较的总效应。

SAGHAZADEH等系统分析了1970年1月至2013年8月间发表的抗癫痫药治疗文献，最终纳入40篇。结果表明：

①癫痫患者（n=934）血清Cu水平与对照组（n=899）无显著差异，但多药治疗后的患者血Cu水平显著高于单药治疗患者：SMD=0.218μg/dL，P=0.036。

②未治疗的癫痫患者（n=258）血清Zn水平显著高于对照组（n=335），而治疗后的癫痫患者（n=653）的血Zn水平显著低于对照组（n=612）：SMD=-0.609μg/dL，P=0.02（表12-31和图12-1），治疗患者和未治疗患者血Zn水平也有显著差异（图12-2）。

③用VPA（丙戊酸钠）治疗的癫痫患者（n=46）血清Mg含量与对照组（n=60）无显著差异：SMD=0.123μg/dL，P=0.520。但治疗组（n=39）与未治疗组（n=44）比较，血Mg水平却显著增加：SMD=0.544μg/dL，P=0.016。癫痫患者（n=99）头发Mg水平显著低于对照组（n=101），治疗后仍显著低于对照组（n=91）。

表12-31　抗癫痫治疗对血清锌水平的影响

比较对象	n_1/n_2	文献数	SMD/（μg·dL^{-1}）	P
未治疗组/对照组	258/335	11	0.772	0.034
抗癫痫单药治疗组/对照组	342/397	12	−0.472	0.046
抗癫痫单药治疗组/未治疗组	249/210	8	−1.269	0.006
抗惊厥单药治疗组/对照组	458/570	15	−0.528	0.010
抗惊厥单药治疗组/未治疗组	254/207	7	−1.109	0.011
治疗组/对照组	653/612	16	−0.609	0.002
治疗组/未治疗组	333/241	9	−0.971	0.005

注：SMD——血清Zn含量标准平均差。

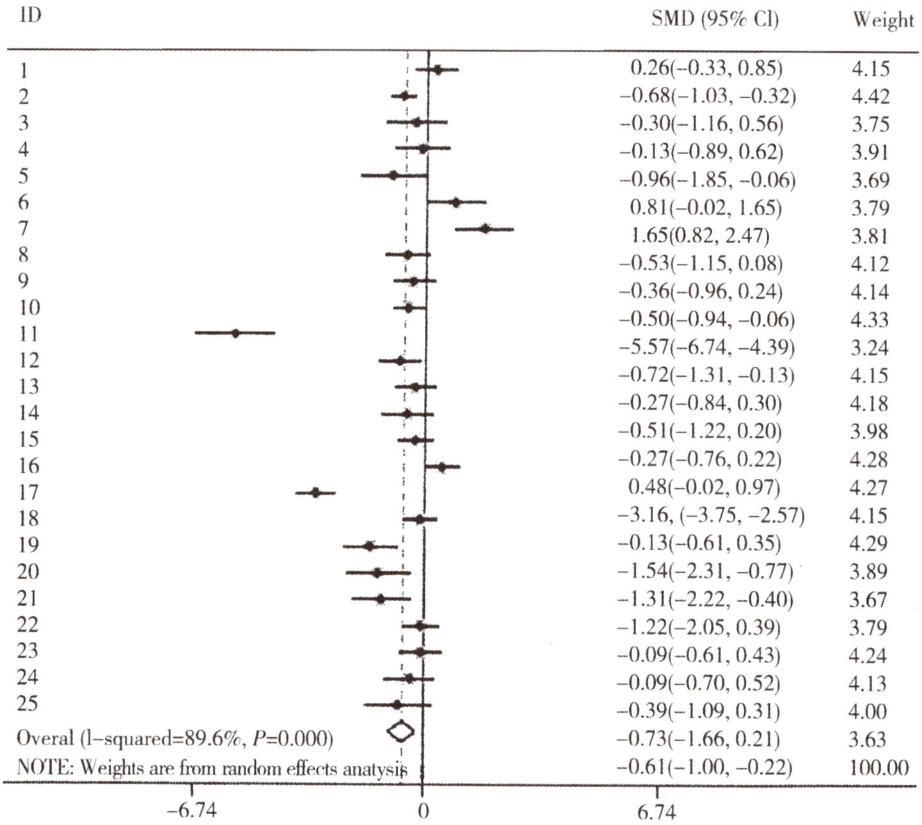

图12−1　癫痫患者治疗组与对照组血清Zn的Meta分析

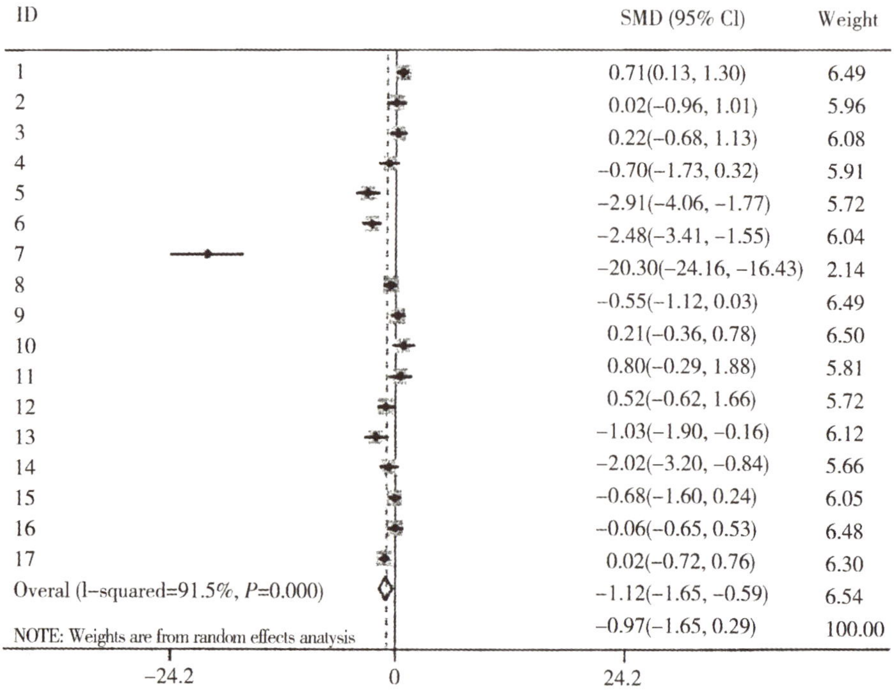

图12−2　癫痫患者治疗组与未治疗组血清Zn的Meta分析

五、癫痫患者的微量元素脑影像学

微量元素涉及脑发育和脑功能所必需的细胞增殖、髓鞘形成和信号传导等细胞过程，而某些元素的代谢障碍又在诸多神经退行性疾病中起着关键作用，脑组织微量元素分布的影像信息和定量数据就成为探索这些疾病病理、诊断和预测的重要基础。

BECKER等用激光剥蚀电感耦合等离子体质谱仪（LA-ICP-MS）测定了抗药性颞叶癫痫患者大脑海马切片中的Fe、Cu、Zn分布。该患者属于海马硬化症，其特征是出现神经元退化和神经胶质细胞肿胀，为控制癫痫发作进行了手术。研究结果表明：①海马的Fe、Cu、Zn影像分布与海马的解剖结构分布（CA1—CA4）十分一致（图12-3）。与银染物结果不同的是，高Zn含量不是出现在CA3的网状层，而是在CA3的锥体层和枢椎筋膜的内层。②不同部位和不同层面的元素含量有一定的差异，如以CA1-CA3，Oriens层中Fe和Cu含量逐渐降低，而在Radiatum层中，Fe含量是逐渐升高的；在Alvens层中，Zn和Cu含量最低（表12-32）。

微量元素脑成像技术与合适的传统脑影像检查技术（表12-33）相结合，对全面认识癫痫的发病机制、精准确定癫痫致痫灶的部位分布，以及科学诊断癫痫的发作类型具有重要的价值，我国已有条件并盼早日建立这类技术，以期在“中国大脑计划研究”中获得新的更大突破。

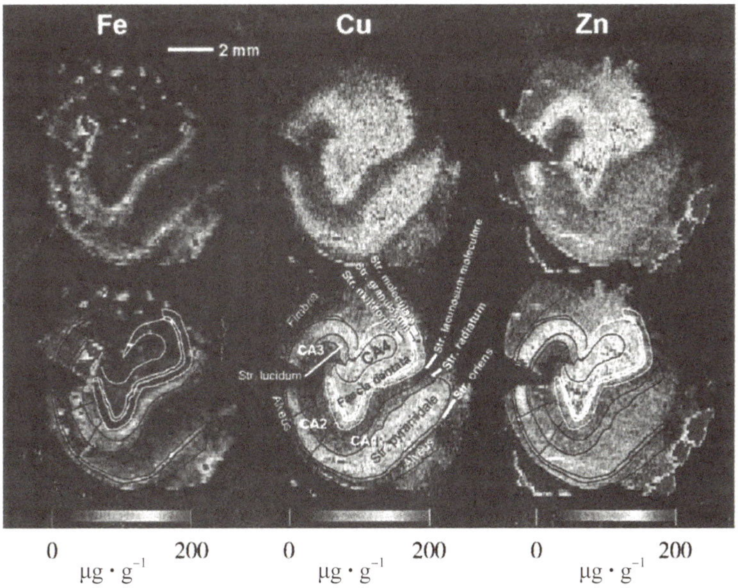

图12-3　LA—ICP—MS成像法测定的癫痫患者大脑海马Fe、Cu、Zn分布

表 12-32　癫痫患者硬化海马切片的元素分布

	CAl	CA2	CA3	CA4	FD
$w(Fe)/(\mu g \cdot g^{-1})$					
Str.oriens	76	74	48		mult：30
Str.pyramid.	33	46	36		gran：26
S.radiatum	42	80	97		
S.lac.—mol	81				mol：36
Alveus	44			30	
$w(Zn)/(\mu g \cdot g^{-1})$					
Str.oriens	18	20	48		mult：37
Str.pyramid.	20	18	36		gran：30
S.radiatum	16	15	97		
S.lac.—mol	13				mol：15
Alveus	14			33	
$w(Cu)/(\mu g \cdot g^{-1})$					
Str.oriens	3.5	2.8	2.4		mult：5.2
Str.pyramid.	6	4.4	4.3		gran：6.4
S.radiatum	3.1	2.3	2		
S.lac.—mol	2				mol：3.4
Alveus	1.8			6.1	

注：Str—Stratum；lac—mol—lacunosum—moiecalare；CA—Cornu Ammonisi；mait—straiun multiforme。

表 12-33　可供选择的癫痫脑影像学检查技术

项目	名称	缩写
1	脑电图	EEG
2	动态脑电图	AEEG
3	视频脑电图	VEEG
4	皮层脑电图	ECOG
5	深部脑电图	DEEG
6	计算机断层扫描	CT
7	单光子发射计算机断层扫描	SPECT

续表

项目	名称	缩写
8	正电子发射断层扫描	PET
9	磁共振成像	MRI
10	磁共振波谱	MRS
11	核磁共振海马容积测量	MRHVM
12	功能性核磁共振成像	FMRI
13	磁源成像	MSI
14	脑磁图	MEG
15	磁敏感加权成像	SWI
16	偶极子定位方法	DLM

六、小结

（1）癫痫是一种脑部慢性疾病，无论是发达国家还是发展中国家，它已成为一个重要的公共卫生问题。中国居民的癫痫平均患病率为6.4‰，平均发病率为23.3/10万。估计目前中国约有癫痫患者850万人，每年新发癫痫患者约40万人。

（2）癫痫发病的危险因素包括癫痫家族史、颅脑损伤、热性惊厥、新生儿疾病及孕期危险因素等。复发的危险因素包括部分性发作、发作类型多样、治疗前发作频率较高（>1次/月）、首次发作时间较长（≥10min）等。部分性发作、病程中发作类型改变是癫痫患者易发展为难治性癫痫的预测因子。

（3）癫痫患者体内存在微量元素失衡。这种稳态失衡既可能是原发性因素造成的（遗传因素），也可能是因疾病代谢变化引起的继发性结果（代谢因素），药物治疗也可引起体内微量元素的再分布（药物因素）。

（4）微量元素脑成像检测（BrainMet）可为癫痫病理、诊断或预测提供重要线索。

参考文献

[1] 洪震. 癫痫流行病学研究［J］. 中国现代神经疾病杂志, 2014, 14(11): 919-923.

[2] 张爱华, 程志强, 周崇, 等. 湘乡市80万农村人口癫痫流行病学调查报告［J］. 当代医师杂志, 1997, 2(3): 9-11.

[3] 李锉, 蒋霞, 吴志贤, 等. 甘肃省农村地区惊厥性癫痫流行病学分析［J］. 中国初级卫生保健, 2014, 38(11): 62-64.

［4］杨霞春，曹克勇，朱雷，等．中国农村及民族地区癫痫流行病学调查［J］．中华神经外科杂志，1989（5增）：22-28.
［5］郭铭花，张敬军，孙铮，等．山东省癫痫流行病学研究［J］．中国临床神经科学，2014，25（3）：307-312.
［6］王华，雷花香，黄定梅，等．湘西土家族，苗族，侗族癫痫流行病学调查［J］．临床实用神经疾病杂志，1994，1（4）：214-215.
［7］GU L，LIANG B，CHEN Q et al．Prevalence of epilepsy in the people's republic of China：A systematic review［J］．Epilepsy Research，2013，105：195-205.
［8］郭铭花，张敬军．癫痫流行病学调查研究［J］．中国脑科疾病与康复，2013（5）：338-340.
［9］洪震，丁玎，江澄川．神经流行病学［M］．上海：复旦大学出版社，2011：204.
［10］王文志，吴建中，王德生，等．中国五省农村人群癫痫流行病学抽样调查［J］．中华医学杂志，2002，82（7）：449-452.
［11］李世绰，王忠诚，周树宾，等．中国六城市居民癫痫的流行病学调查［J］．中国神经精神科杂志，1986，19（4）：193-196.
［12］吴志英，杨金升，王晓姝，等．中国西北癫痫遗传流行病学病例对照研究［J］．西北国防医学杂志，1994，15（1）：1-3.
［13］李明，车峰远，薛付忠，等．癫痫危险因素病例对照研究［J］．中国公共卫生，2010，26（6）：789-790.
［14］杨博文，陈欣，孙皓，等．癫痫发病危险因素的Meta分析［J］．中国循证医学杂志，2014，14（1）：94-100.
［15］李明．癫痫发病危险因素及原发性癫痫遗传流行病学研究［D］．山东大学，2010年硕士论文.
［16］孟红梅，李娜，崔俐，等．吉林省部分农村地区癫痫流行病学调查［J］．中风与神经疾病杂志，2010，27（12）：1108-1110.
［17］尚俊，苏凌缨，李明超．影响癫痫患者复发的危险因素［J］．实用临床医药杂志，2014，18（21）：170-171.
［18］苏凌缨，狄晴．即刻和延迟治疗对新诊断癫痫患者复发的影响［J］．中华神经医学杂志，2011，10（4）：334-337.
［19］韩涛，刘学伍．重视难治性癫痫的预判断及处理［J］．中华脑科疾病与康复，2013，3（1）：56-58.
［20］张燕芳，狄晴，余年，等．新诊断癫痫患者演变为难治性癫痫的发生率及危险因素探讨［J］．中风与神经疾病杂志，2011，28（5）：441-444.
［21］翟琼香．关注癫痫与遗传相关性疾病［J］．实用医学杂志，2012，28（13）：2121-2123.
［22］周阳，施海峰．癫痫的遗传研究进展［J］．安徽医科大学学报，2015，50（3）：406-410.

［23］吴志英，刘吉林．癫痫患者与微量元素Zn、Cu及其与脑电图的关系探讨［J］．西北国防医学杂志，1988，9（2）：15–17.

［24］润袁敏，饶绘．微量元素Zn、Cu异常与小儿癫痫临床症状的关系［J］．国际检验医学杂志，2014，35（3）：282–283.

［25］RINKL．锌与人体健康［M］．王福俤，王占友，译．北京：科学出版社，2013：326–352.

［26］郑玮，王占友．脑锌代谢与阿尔兹海默病［J］．生命科学，2012，24（8）：833–846.

［27］ILHANA，OZEROLE，GULECH，et al. The comparison of nail and serumt race elements in patients with epilepsy and health subjects［J］. Progress in Neuro-psychopharmalology and Biological Psychiatry，2004，28：99–104.

［28］魏瑞，魏佳琪．微量元素锰治疗156例癫痫临床观察［J］．中国现代临床医学杂志，2004，3（5）：76.

［29］SAGHAZAGEHA，MAHMOUDIM，MEYSAMIEA，et al. Possiblerole of trace elements in epilepsy and tebrileseizures：Ametaanalysis［J］. Nutrition Reviews，2015，73（11）：760–779.

［30］王禹，那猛，朱建，等．硒元素对急性癫痫小鼠脑组织氧化损伤的影响［J］．中国临床神经外科杂志，2013，18（2）：79–81.

［31］CARLGF，CRICHFIELDLW，THOMPSONTL，et al. Effect of Kainate-induced seizures on tissuet race Element concentrations in the rat［J］. Neuroscience，1989，33：223–227.

［32］HIRATEM，TAKEDAA，TAMANOH，et al. Distribution of trace elements in the brain of epilepsy mice［J］. Epilepsy Research，2002，51：109–116.

［33］CARLGF，CRITCHFIELDJW，THOMPSONJL，et al. Genetically epilepsy-prone rat sarecharacterized by altered tissue trace element concentrations［J］. Epilepsia，1990，31（3）：247–252.

［34］SUDHIRCS，MANJARIT，ASHISHKK，et al. Effect of antiepileptic therapy on trace elements status in Indian population in atertiary care hospital from northern India：A cross sectional study［J］. Epilepsy Research，2014，108：917–927.

［35］BECKERJS，MATUSCHA，BECKERJS，et al. Mass spectrometric imaging（MSI）of metals using advanced Brain Met techniques for biomedical research［J］. Int J Mass Spetrom，2011，307：3–15.

第十三章

微量元素与阿尔茨海默病

摘要：阿尔茨海默病（AD）是目前老年人最为关注的重要健康问题。中国55岁以上人群的AD患病率已超过2.2%，患病总人数在600万以上，中国已成为全球痴呆人数最多、速度增加最快的国家。至今人们对该病病因及其机制的了解仍然有限，亦无有效的药物可以阻止和治疗该病的发生和发展。本章介绍的内容在前人研究的基础上，全面总结并提出了该病病理的微量元素稳态障碍假设，详尽阐述了新学说的三个组成部分及四个方面的实践证据。

一、中国阿尔茨海默病现状

阿尔茨海默病（AD）是一种渐进的神经退行性疾病，主要表现为认知功能障碍，是最常见的老年性疾病之一。流行病学调查表明，中国是世界上痴呆人数最多且增加速度最快的国家，AD是患病率占首位的痴呆类型，它将成为威胁我国社会保障体系的最大因素。

根据世界卫生组织2021年9月2日新闻稿发布的《公共卫生领域应对痴呆症全球状况报告》，世界只有四分之一的国家具有支持痴呆患者及其家人的国家政策、战略或计划。其中一半国家在世界卫生组织欧洲区域，其余则分布在其他区域。然而，即使在欧洲，许多计划也即将到期或已经到期，这表明政府需要重新作出承诺。与此同时，该报告指出，痴呆患者人数在不断增加：据世界卫生组织估计，目前有超过5500万人（65岁以上的人群中，8.1%的女性和5.4%的男性）患有痴呆症。估计这一数字到2030年时上升到7800万人，到2050年时将达到1.39亿人。

痴呆症系由阿尔茨海默病或中风等影响大脑的一系列疾病和伤害所导致，可影响记忆和其他认知功能，以及执行日常任务的能力。痴呆症方面的费用主要源于与该病症相关的残疾。2019年，全球用于痴呆症的费用估计为1.3万亿美元。预计到2030年，这一费用将增至1.7万亿美元，而如果将护理费用的增加考虑在内，则为2.8万亿美元。世界卫生组织总干事谭德塞说："痴呆症不仅剥夺了数百万人的记忆、独立性和尊严，也夺走了我们所熟悉的亲人。但令我们痛心的是，痴呆症患者未能得到世界的关注"。

1. 阿尔茨海默病的患病率

自1985年以来，我国已对18个省（市）55岁以上人群进行了AD患病率调查，涉及的受调查人数达22万以上。对47篇文献53组数据进行的统计表明，我国AD的平均患病率为2.17%（表13-1）。AD患病率随年龄增加和年代变化而增加，并有明显的性别差异。

表13-1　中国55岁以上人群的AD患病率

第一作者（年）	调查时间	调查人数	患病例数	患病率/%
陈学诗（1987）	1986	8740	35	0.40
张明园（1989）	1989	5055	101	2.00
LI（1989）	1986	1090	2	0.18
LI（1991）	1989	739	4	0.54
陈昌惠（1992）	1986	5172	10	0.19
毛瑞河（1993）	1992	1982	29	1.46
高制胜（1994）	1991	5125	33	0.64
王　道（1995）	—	1515	27	1.78
张华荣（1996）	1992	15614	48	0.31
吴传东（1996）	—	2528	11	0.44
汤先镇（1998）	1996	501	10	2.00
余金龙（1998）	1995	1018	48	4.72
WANG（1998）	—	1448	6	0.41
吕书臣（1998）	1996	1689	101	5.98
肖志杰（1999）	1998	3287	41	1.43
李增金（1999）	1995	1027	38	3.70
王天祥（1999）	1998	2749	109	3.97
唐牟尼（1999）	1994	5987	86	1.44
WANG（2000）	1994	5003	69	1.38
张展星（2000）	—	1186	11	0.93
屈秋民（2001）	1998	4850	100	2.06
张振馨（2001）	1999	5743	126	2.19
周　玲（2001）	1997	15 910	344	2.16

续表

第一作者（年）	调查时间	调查人数	患病例数	患病率/%
孙月吉（2001）	1999	2000	91	2.40
费伟民（2001）	1999	462	7	1.52
邹开利（2002）	2001	1519	73	4.81
杨期东（2002）	2001	2257	34	1.51
汤　哲（2002）	1997	2788	140	5.02
朱济瑛（2002）	1999	2014	57	2.83
沈金荣（2002）	1998	2038	16	0.79
	1999	2184	16	0.73
	2000	2237	20	0.89
梁柳娟（2003）	2002	1418	51	3.60
吴伟东（2003）	2002	9770	28	0.29
马　崔（2005）	2002	3780	128	3.39
袁世丰（2005）	2002	2126	72	3.39
唐牟尼（2005）	1998	5353	109	2.04
	2001	3908	78	2.00
ZHANG（2005）	1998	34 807	732	2，10
U（2007）	1999	1593	22	1.38
谭杰华（2007）	2007	3908	38	2.00
唐牟尼（2007）	2002	5276	128	2.43
黄文湧（2007）	2005	3229	41	1.27
周晓辉（2008）	2007	6682	261	3.91
闫　芳（2008）	2004	1160	23	1.98
王红艳（2009）	2008	618	42	6.80
陈　彬（2009）	2007	2373	81	3.41
ZHAO（2010）	1998	17 018	344	2.02
樊清华（2011）	2008	1826	38	2.08
孙宏贤（2012）	2011	1472	56	3.80
合计		221 774		2.17 ± 1.49

注：按调查时的最小年龄计算，≥ 55 岁人群（n=17）的平均患病率为1.84%，≥ 60 岁人群（n=30）为2.08%，≥ 65 岁人群（n=6）为3.39%。

（1）年代分布。曲艳吉等根据文献发表的年份对1985—1989年、1990—1994年、1995—1999年、2000—2004年、2005—2009年及2010—2011年6个时段进行AD患病率时间趋势分析，发现在1995年后我国AD患病率已超过2.0%，近10年内超过了2.6%（表13-2）。

表13-2　中国AD患病率的年代分布

年代	文献数	受调查人数	患病率/%
1985—1989	3	14 885	0.87
1990—1994	4	13 018	0.71
1995—1999	11	37 363	2.98
2000—2004	16	61 379	2.07
2005—2009	16	74 813	2.66
2010—2011	3	20 316	2.63
合计	53	221 774	2.17

CHAN等对不同年代AD患病率所做的分析表明，AD患病率有随年代增加逐渐增加的趋势。例如，60—64岁人群在1990、2000、2010年的患病率分别为0.33%、0.48%和0.55%，95—99岁人群的患病率分别为28.84%、41.71%和48.19%。中国AD的患者数已从1990年的193万人增加到2000年的371万人和2010年的569万人，成为世界上AD及痴呆人数最多的国家。

（2）地区分布。在多次文献报道的数据中，山东的AD患病率有随年代逐渐增大的趋势，而广东则有逐渐降低的趋势。从地区分布看（表13-3），西北、华东、华北、西南、华南的AD平均患病率比较接近（2.17%—2.67%），而华中和华北相类似（1.53%和1.75%）。

表13-3　中国AD患病率的地区分布

地区	省（市）	文献数	患病率/%	地区平均值/%
华东	上海	11	1.69	2.46
	山东	3	3.35	
	福建	2	2.44	
	浙江	1	5.98	
	安徽	1	3.97	
	江西	1	3.39	
华南	广东	4	3.54	2.17
	海南	3	0.35	

续表

地区	省（市）	文献数	患病率/%	地区平均值/%
华北	北京	12	1.75	1.75
华中	湖南	3	1.19	1.53
	湖北	1	2	
	山西	1	2.08	
东北	辽宁	1	2.40	2.40
西南	四川	4	1.97	2.33
	贵州	1	1.27	
	重庆	1	4.81	
西北	陕西	2	2.05	2.67
	新疆	1	3.91	

注：根据参考文献［2］资料整理。

（3）年龄分布。AD患病率随年龄增加而增大。例如，周玢等对上海市城乡15 910名55岁以上人群所做的调查表明，≥55岁、≥60岁、≥65岁和≥70岁人群的AD患病率分别为2.16%、2.51%、3.19%和4.59%。张振馨等对北京市5743名55岁以上人群的调查结果为：60–64岁人群的AD患病率为0.4%，而80–84岁人群则为10.6%。2000年，中国各地的AD平均患病率从55–59岁组的0.2%增加到95–99岁组的41.71%（表13-4）。中国痴呆患病率（AD占痴呆总数的60%以上）的年龄分布趋势与全球各地区的分布趋势大致类似（表13-5）。

（4）性别差异。AD患病率存在明显的性别差异，一般为女性高于男性。根据西方国家统计，男性患者占41%，女性占59%，女性与男性的比例为1.44，这与患有心脏疾病、癌症和糖尿病的男性多于女性（约三分之二的患者为男性）略有不同。中国的情况类似，甚至这一比值更高。我们对1994—2005年18篇文献所作的统计为女性与男性的比值为2.53（表13-6），CHAN等对1990—2010年32篇研究报告所作统计为2.37（95%CI=1.90—2.96），而同一时期痴呆患病率的性别比为1.65（表13-7）。

表13-4　中国AD患病率的年龄分布　（单位：%）

年龄	中国（1990）	中国（2000）	中国（2010）	上海（2001）	北京（2001）
55—59	0.14	0.20	0.23	0.00	0.00
60—64	0.33	0.48	0.55	0.39	0.4
65—69	0.76	1.10	1.27	0.65	0.9
70—74	1.64	2.37	2.73	1.64	2.4

续表

年龄	中国（1990）	中国（2000）	中国（2010）	上海（2001）	北京（2001）
75—79	3.30	4.78	5.52	3.46	5.1
80—85	6.25	9.04	10.44	7.52	10.6
86—89	11.09	16.04	18.54	15.42	21.0
90—94	18.47	26.71	30.86	23.83	31.8
95—99	28.84	41.71	48.19		

表13-5　中国和世界其他地区痴呆患病率的年龄分布　（单位：%）

地区	60-64	65-69	70-74	75-79	80-84	85-89	90^+
中国	1.4	2.6	4.8	8.5	14.6	24.3	49.8
澳大利亚	1.8	2.8	4.5	7.5	12.5	20.3	38.3
亚太发达国家	1.0	1.7	2.9	5.5	10.3	18.5	40.1
东亚	0.7	1.2	3.1	4.0	7.4	13.3	28.7
南亚	1.3	2.1	3.5	6.1	10.6	17.8	35.4
东南亚	1.6	2.6	4.2	6.9	11.6	18.7	35.4
西欧	1.6	2.6	4.3	7.4	12.9	21.7	43.1
美国	1.1	1.9	3.4	6.3	11.9	21.7	47.5
拉丁美洲	1.3	2.4	4.5	8.4	15.4	28.6	63.9

注：中国数据引自2010年痴呆患病率，其他数据系WHO对1980—2009年147个人群调查数据Mata分析结果。

表13-6　中国AD患病率的性别差异　（患病率：%）

第一作者（年）	地区	男	女	女/男
高制胜（1994）	湖南长沙	0.39	0.91	2.36
张京立（1998）	北京海淀区	0.92	2.07	2.25
余金龙（1998）	广东广州荔湾区	2.01	11.36	5.65
吕书臣（1998）	浙江舟山	2.19	9.58	4.37
李淑然（1999）	北京城乡	1.29	1.45	1.12
李增金（1999）	北京东城区	2.70	4.30	1.59
肖志杰（1999）	湖南长沙芙蓉区	0.71	2.07	2.92
赖世隆（2000）	广东沿海农村	1.49	6.82	4.58

续表

第一作者（年）	地区	男	女	女/男
张振馨（2001）	北京城市社区	1.80	2.50	1.39
朱济瑛（2001）	山东济南铁路系统	2.70	3.50	1.30
屈秋民（2001）	陕西西安	1.27	2.63	2.07
周　玲（2001）	上海城乡	0.97	1.67	1，72
唐牟尼（2001）	四川成都城乡	1.33	2.71	2.04
汤　哲（2002）	北京西城区	3.50	6.50	1.86
李文彪（2003）	内蒙古包头市区	1.14	2.09	1.83
高曲文（2004）	广州部队	1.22	1.89	1.55
ZHANG（2005）	北京、上海、成都、西安	2.20	4.60	2.09
袁世丰（2005）	江西南昌	1.14	5.59	4.90
平均		1.60 ± 0.80	4.01 ± 3.93	2.53 ± 1.37

表 13-7　中国AD和痴呆患病率的性别和城乡差异

项目		文献数	受调查人数	比例（95%CI）	*P*
性别差异	AD	32	123 024	2.37（1.90，2.96）	＜0.000 1
	痴呆	23	79 080	1.65（1.51，1.81）	＜0.000 1
城乡差异	AD	32	123 024	1.34（0.93，1.94）	0.115
	痴呆	23	79 080	1.54（0.85，2.78）	0.151

注：比例：性别——女/男，城乡——城市/农村。

2. 阿尔茨海默病的发病率

对AD发病率的研究，国内外的文献相对较少。国内报道，不同年龄段的AD发病率在0.07%-3.93%。曲艳吉等纳入7篇文献作综合分析，平均发病率为0.48%（表13-8），CHAN等对13篇前瞻性研究文献所作的统计，AD的发病率为6.25/1000人·年。

表 13-8　中国55岁以上人群的AD发病率

第一作者（年）	地区	调查时间	随访人数	最小年龄	发病率/%
LI（1994）	北京	1985—1989	825	60	0.12

续表

第一作者（年）	地区	调查时间	随访人数	最小年龄	发病率/%
张明园（1998）	上海	1987—1992	3024	55	0.42
ZHANG（1999）	上海	1987—1992	1970	65	0.71
闫　芳（2002）	北京	1997—1999	1403	60	0.53
屈秋民（2005）	西安	1998—2001	2197	55	0.54
LI（2006）	北京	1997—1999	1593	60	0.54
吴晓光（2010）	北京	1997—2004	2088	60	0.34
小计			13 100		0.48

AD发病率存在明显的年龄特征。例如，张明园等在上海静安区3024人群的5年随访中发现，55岁以上人群的AD发病率为0.42%，而70岁以上和80岁以上人群的AD发病率分布为1.34%和3.16%；55-59岁年龄段为0.07%，而65-69岁和75-79岁年龄段分别为0.39%和1.63%（表13-9）。随访还发现，在控制其他条件时，年龄每升高5岁，发生AD的相对危险度增加1部左右，文盲组与小学组和中学组相比，AD的相对危险度则度1.3倍和1.94倍，说明文盲民是AD的危险因素。分析资料表明，文盲使AD的发生提早5～10年，亦即教育可使AD推迟5～10年发生。

3. 阿尔茨海默病的构成比

在痴呆症的大家族中，除AD外，还有血管性痴呆（VD）及其他类型的痴呆（OD），但其中AD占据绝大部分。例如，周玢等在上海2个中心城区、3个城郊区、2个近邻县和3个远郊县的抽样调查中，15 910人中确诊有478例痴呆，其中AD占344例，VD占98例，其他痴呆占36例，AD占总痴呆人数的72%（表13-10）。张振馨等在北京、西安、上海和成都4地区36 873人中，查出AD病例占总痴呆数的70%。于大林等报道，在四川省人民医院就诊的14 286例神经内科患者中，AD和VD患者分别占总痴呆数的52.5%和25.0%，混合痴呆占12.5%，额颞叶痴呆和其他痴呆各占5.0%。在2013年发表的Meta分析报告中，AD的构成比在60%—68%（表13-11），这与国外大多数研究结果类似。但值得注意的是，在1987—2001年报道的调查结果中，有些地区的VD构成比高于AD，而在2002—2012年的报告中，无一例外，均是AD构成比高于VD（表13-12），出现这种情况估计有三种可能性：一是所调查地区确实存在VD患病率较高的现象，如日本的VD构成比就高于AD；二是痴呆的诊断标准或调查方法不一致；三是受调查人群年龄结构不同，如AD发病率的平均年龄比VD晚约9岁，如果受查人群年龄偏低，AD的构成比就有可能低一些。

表13-9　上海市55岁以上人群AD发病率的年龄变化

年龄范围	实访例数	发病率/%	年龄段	实访例数	发病率/%
55岁以上	3024	0.42	55-59	563	0.07
60岁以上	2461	0.56	60-64	503	0.00
65岁以上	1958	0.89	65-69	824	0.39
70岁以上	1134	1.34	70-74	554	0.77
75岁以上	580	1.63	75-79	383	1.63
80岁以上	197	3.16	80-84	164	3.16
85岁以上	33	3.93	85^+	33	3.93

表13-10　上海市55岁以上人群的痴呆分类

类别	病例数（患病率/%）	构成比/%
阿尔茨海默病	344（2.16）	72.0
血管性痴呆	98（0.62）	20.5
帕金森痴呆	16（0.10）	3.4
外伤性痴呆	4（0.03）	1.3
抑郁性痴呆	3（0.02）	0.6
其他精神病性痴呆	9（0.06）	1.9
亨廷顿舞蹈病	1（0.01）	0.3
代谢性痴呆	1（0.01）	0.3
脑瘤	2（0.01）	0.7
合计	478（3.02）	100.0

注：受调查人数15 910人。

表13-11　中国2013年痴呆构成比

第一作者（年）	最小年龄	文献数	构成比/%		
			AD	VD	其他
曲艳吉（2013）	55	62	59.9	30.6	9.5
WU（2013）	60	76	63.3	28.5	7.7

续表

第一作者（年）	最小年龄	文献数	构成比/%		
			AD	VD	其他
CHAN（2013）	55	75	68.3	24.2	7.5
丁　玎（2013）	60	1	72.4	16.0	11.6
于大林（2013）	55	1	52.5	25.0	22.5
平均			63.3	24.9	11.8

表13-12　中国55岁以上人群的痴呆构成比　（单位：%）

第一作者（年）	地区	AD	VD	其他
陈学诗（1987）	北京	30.70	30.70	38.60
张明园（1989）	上海	62.35	24.69	12.96
LI（1989）	北京	14.29	57.14	28.57
LI（1991）	北京	33.33	41.67	25.00
陈昌惠（1992）	北京	25.64	66.67	7.69
毛瑞河（1993）	福建	50.00	37.93	12.07
高圣胜（1994）	湖南	75.00	25.00	0.00
王　道（1995）	上海	81.82	12.12	6.06
张华荣（1996）	海南	29.81	61.49	8.70
吴传东（1996）	海南	73.33	20.00	6.67
汤先镗（1998）	北京	38.46	61.54	0.00
余金龙（1998）	广东	78.69	14.75	6.56
WANG（1998）	山东	46.15	53.85	0.00
吕书臣（1998）	浙江	84.87	14.29	0.84
肖志杰（1999）	湖南	54.65	30.23	15.12
李增金（1999）	北京	60.32	39.68	0.00
王天祥（1999）	安徽	75.17	18.62	6.21
唐牟尼（1999）	四川	82.69	10.58	6.73
WANG（2000）	北京	51.49	38.06	10.45
张展星（2000）	上海	33.33	15.15	51.52
屈秋民（2001）	陕西	58.48	31.58	9.94
张振馨（2001）	北京	48.09	34.35	17.56
周　玢（2001）	上海	71.97	20.50	7.53

续表

第一作者（年）	地区	AD	VD	其他
张玉吉（2001）	辽宁	26.67	50.56	22.77
费伟民（2001）	上海	41.18	58.82	0.00
邹开利（2002）	重庆	83,91	10.35	5.74
杨期东（2002）	湖南	52.31	30.77	16.92
汤　哲（2002）	北京	67.31	20.67	12.02
朱济瑛（2002）	山东	67.86	32.14	0.00
沈金荣（2002）$_1$	上海	69.57	26.09	4.34
沈金荣（2002）$_2$	上海	61.54	38.46	0.00
沈金荣（2002）$_3$	上海	62.50	37.50	0.00
梁柳娟（2003）	广东	78.46	21.54	0.00
吴传东（2003）	海南	47.46	47.46	5.08
马　崔（2005）	广东	70.33	24.18	5.49
袁世丰（2005）	江西	80.90	15.73	3.37
唐牟尼（2006）	四川	76.22	14.69	9.09
唐牟尼（2006）	四川	72.90	16.82	10.28
ZHANG(2006)	北京、上海、成都、西安	64.15	25.85	10.00
LIO(2007)	北京	55.00	37.50	7.50
谭杰华（2007）	湖北	72.90	16.82	10.28
唐牟尼（2007）	广东	69.95	24.59	5.46
黄文湧（2007）	贵州	64.06	28.13	7.81
闫　芳（2008）	北京	47.92	45.83	6.25
王红艳（2009）	山东	80.77	19.23	0.00
陈　彬（2009）	福建	57.45	24.82	17.73
ZHAO(2010)	上海	72.42	20.63	6.95
樊清华（2011）	山西	59.38	28.13	12.49
孙宏贤（2011）	上海	70.89	22.78	6.33
平均		59.39	30.63	9.48

注：AD+VD+其他=100%。

4. 阿尔茨海默病的人数

据WU等估算，中国60岁以上痴呆患者为840万人，其中530万为女性，310万为男性。按地区分布，中国大陆北部、中部和南部地区分别有376万、322万和120万，合计818万人；中国香港6万、中国台湾15万人。按年龄分层计，接近40%（340万）的痴呆人群集中在75-84岁，85岁以上痴呆人数占30%（表13-13）。由此可以估计，中国大陆60岁以上人群的AD总人数约为530万人。

又据CHAN等估算，中国1990、2000和2010年各种形式的痴呆人数分别为368万、562万和919万人，其中AD患者分别193万、371万和569万人。按2010年人口计，中国55岁以上人群的AD人数已达570万人。目前估计已达960万人。

2022年9月20日在《国家卫生健康委员会2022年9月20日新闻发布会文字实录》中，国家卫生健康委老龄司司长王海东说，我国老龄化呈现出数量多、速度快、差异大、任务重的形势和特点。一是老年人口数量多，人口老龄化速度快。截至2021年底，全国60岁及以上老年人口达2.67亿，占总人口的18.9%；65岁及以上老年人口达2亿以上，占总人口的14.2%。据测算，预计“十四五”时期，60岁及以上老年人口总量将突破3亿，占比将超过20%，进入中度老龄化阶段。2035年左右，60岁及以上老年人口将突破4亿，在总人口中的占比将超过30%，进入重度老龄化阶段。二是人口老龄化区域差异大。从城乡来看，城镇地区老年人数量比农村多，但农村地区老龄化程度比城镇地区更高。按照2020年数据，全国60岁及以上人口占辖区人口比重超过20%的省份共有10个，主要集中在东北、川渝等地区。三是应对人口老龄化任务重。到2050年前后，我国老年人口规模和比重、老年抚养比和社会抚养比将相继达到峰值。阿尔茨海默病是老年期痴呆最主要的类型，我国60岁及以上老年人中约有1500万痴呆患者，其中1000万是阿尔茨海默病患者。这个病对我们国家老年人的健康和生活质量都带来了很大的影响。所以，国家也是高度重视。国家高度重视老年痴呆防控体系建设，健康中国行动老年健康促进行动将“65岁及以上人群老年期痴呆患病率增速下降”设为结果性指标之一。

表13-13　中国痴呆人数的年龄分布估计　（单位：百万）

年龄	男	女	合计
60-64	0.19	0.30	0.49
65-69	0.27	0.43	0.70
70-74	0.41	0.71	1.12
75-79	0.56	1.06	1.62

续表

年龄	男	女	合计
80-84	0.58	1.24	1.82
85-89	0.42	1.12	1.54
90^{+}	0.25	0.83	1.08
合计	2.68	5.69	8.37

二、阿尔茨海默病病因的新假设

AD是以进行性认知功能障碍和行为损害为特征的中枢神经系统退行性病变。临床主要以记忆力减退、认知功能障碍、人格改变、语言障碍、生活能力低下为基本症状。老年斑块、神经纤维缠结，以及大脑神经元大量缺乏是该病的主要生物性标志。人们对该病做了大量研究，但是对该病的病因和发病机制的了解依然有限。最近的研究数据明确提示，高风险环境因素与易感性遗传因素的结合是针对该病的研究方向。

1. 危险因素

AD有两种不同的类型：家族型和散发型。约有5%的病例为“纯家族型”，其余的95%病例被认为是常见型或散发型。前者在每一代人之间进行遗传，后代的发病率为50%；后者对双胞胎的研究显示，其遗传风险占75%—80%。与家族型AD相关的基因缺陷有3种，分别位于1、14和21号染色体上。在散发型AD人群中，已发现有上百种伴有遗传性变化的不同基因，被公认为AD主要危险因素的基因有25个（表13-14），其中APOE4、APOJ、CR1和丁酰胆碱酯酶基因等4种基因的遗传性改变在AD遗传性风险程度中起到主要作用。

在环境因素中，最重要的是微量元素因素。在AD患者及其对照人群的研究中发现，AD患者存在严重的微量元素失衡或微量元素发生了重新分布。20世纪的研究表明，这样的元素约有30种，其中的一些元素在血液和组织中是明显升高的，如铝（Al）、铅（Pb）、镉（Cd）、硼（B）、钼（Mo）、锗（Ge）、钛（Ti）、汞（Hg）、溴（Br）等；另外一些元素则是显著降低的，如硒（Se）、钴（Co）、铌（Nb）、锶（Sr）、钡（Ba）、锂（Li）、锡（Sn）、铬（Cr）、镍（Ni）、铷（Rb）等；还有一些元素则是在不同的样品或不同的研究中得到不同或矛盾的结果，如锌（Zn）、铁（Fe）、锰（Mn）、铜（Cu）、钙（Ca）、镁（Mg）等。

表13-14　目前被公认为AD主要危险因素的基因

缩写	基因名称	相关疾病
APOE4	载脂蛋白E基因	心脏疾病/高胆固醇
APOJ	载脂蛋白J基因	心脏疾病/高胆固醇
PICALM	磷脂酰肌醇结合网络蛋白组装蛋白基因	癌症
EXOC 3L2	与复合3性胞吐相关的2性同源蛋白	未知
BIN 1	桥接整合蛋白1	癌症/肌病
CR 1	1型补体受体蛋白	免疫性疾病
LDLR-ll	低密度脂蛋白受体11	心脏疾病/高胆固醇
GWA-MQ 32.13	未知	未知
TNK 1	络氨酸激酶（1型）	胚胎发育
IL 8	白介素8	感染性疾病
LDLR	低密度脂蛋白受体	心脏疾病/高脂固醇
CST 3	胱抑素3	心脏疾病/高脂固醇
HCG 2039140	HCG 2039140	未知
CHRNB 2	β_2烟碱受体	癫痫
SORCS 1	空泡蛋白分类受体10型	癌症/心脏疾病
TNF	肿瘤坏死因子	感染性疾病/癌症
CCR 2	趋化因子受体2	感染性疾病
ACE	血管紧张素转换酶	心脏疾病/高血压
DAPK 1	与1型细胞凋亡有关的蛋白激酶	癌症/胚胎发育
GAB 2	生长因子受体上2型共轭肽相关的2型蛋白	癌症/胚胎发育
TF	转铁蛋白	白细胞形成
PCDH 11X	未知	未知
MTHFR	亚甲基四氢叶酸还原酶	癌症
LOC 651924	未知	未知
OTC	乌氨酸氨基甲酰转移酶	多神经功能损伤

2. 病因假设

关于AD的病因，曾经提出过多种假设。在20世纪中期，科学家认为，AD患者很可能因环境因素而罹患此病，提出了病毒说、神经毒素说、细菌感染说等致病假说，后来又提出了淀粉样蛋白学说、氧化应激学说、线粒体级联学说、血管性因素学说等致病理论。20世纪末及21世纪以来，逐渐发现了遗传因素在AD发病过程中的重要性，又提出了“基因反应学说”，这种理论认为，遗传性危险因素和特定的环境触发因素（如肥胖、高水平胆固醇等）共同激活人体的病理性进程，最终导致AD的发生。

随着微量元素研究的深入以及微量元素组学（包括微量元素基因组学、蛋白质组学和代谢组学）的兴起，人们对微量元素作用的认识发生了深刻的变化。重新审视过去提出过的几种AD致病假设或学说可以发现，大多数理论均涉及微量元素，于是AD的微量元素稳态障碍致病说便应运而生，成为新时期探索阿尔茨海默病病因的热门课题。

3. 微量元素稳态障碍致病理论

AD病因新理论认为，微量元素稳态障碍（Trace Element Dyshomeostasis或Metal Dyshomeostasis）是AD发病、病理改变和症状进展的中心环节，其要点为：

①在正常情况下，人体处于微量元素稳态之中，若人体从环境中摄取的微量元素不足或过量，则可能引发体内微量元素运输、储存和代谢功能紊乱；

②微量元素稳态失调造成氧化应激易感性增加、器官和组织功能改变、血管（包括脑血管）变性、机体缺血缺氧，诱发认知功能和记忆功能障碍；

③环境危险因素（包括微量元素因素、人口学因素、系统功能障碍）、遗传性基因改变相互作用影响AD基本病理改变的积累速度，提早发病年龄，加速病程进展；

④个别元素（游离状态或结合状态）可对AD的发生发展产生重要影响，但在多数情况下是多元素、多途径联合发挥作用，某些元素可能是AD的危险因素，某些元素可能对AD起保护作用；

⑤微量元素可能成为AD诊断的新标志物和靶向治疗药物。

大量动物试验和人体研究结果证实，微量元素水平失调，特别是脑内微量元素水平或比例失调与AD发病和疾病进程密切相关。已经积累的证据表明，微量元素可以通过以下途径影响AD的发生和发展：

①通过作用于细胞代谢影响认知过程。涉及的元素包括硒（Se）、锌（Zn）、铁（Fe）、锰（Mn）、铝（Al）、铜（Cu）等。

② 通过作用于细胞的氧化应激影响AD的发生。涉及的元素包括铜（Cu）、锰（Mn）、铁（Fe）、锌（Zn）、铝（Al）等。

③ 通过作用于β-淀粉样蛋白（Aβ）和老年斑（SP）影响AD的发生。涉及的元素包括铝（Al）、铁（Fe）、铜（Cu）、锌（Zn）、硒（Se）、钴（Co）等。

④ 通过作用于tau蛋白和神经原纤维缠结影响AD的发生。涉及的元素包括锌

（Zn）、铜（Cu）、硒（Se）、铝（Al）等。

⑤ 通过作用于中枢神经系统的炎症反应和免疫反应影响AD的发生。涉及的元素包括锌（Zn）、硒（Se）、铁（Fe）、铜（Cu）、铝（Al）等。

⑥ 通过作用于神经递质和神经信号传递影响AD的发生。涉及的元素包括铝（Al）、锌（Zn）、铜（Cu）、铁（Fe）、硒（Se）、锰（Mn）等。

⑦ 通过作用于遗传基因受体和基因突变影响AD的发生。涉及的元素包括硒（Se）、锌（Zn）等。

⑧ 通过与其他物质的相互作用影响AD的发生。涉及的元素包括硒（Se）、锌（Zn）、铜（Cu）、镉（Cd）、铅（Pb）、锰（Mn）等。

⑨ 通过作用于早老素的合成影响AD的发生。涉及的元素包括锌（Zn）、硒（Se）等。

⑩通过补充、螯合或调整相互关系影响AD的结局。

正如本章后面将要介绍的，Aβ是AD患者脑内斑块的主要成分，也是AD大脑扫描诊断的主要标记物，微量元素既影响Aβ的产生，也影响Aβ的转运、降解和清除。微量元素对其他生物标记物也有类似的功能。

三、阿尔茨海默病患者的微量元素水平变化

AD病因新学说以元素平衡医学、分子生物学和基因蛋白质组学为其理论支柱，也已积累了一定数量的流行病调查数据、临床解析数据和药物试验数据作为其实践证据。

1. 血清/血浆微量元素水平

不同研究者测定了AD患者血清或血浆中27种元素含量，与相应对照组比较，大多数研究者得到AD患者血清硒（Se）含量显著降低的结论，而铜（Cu）、锌（Zn）、铝（Al）、锰（Mn）含量变化的结论则不一致（表13-15）。国外关于血清/血浆锌（Zn）测定结果也存在显著升高、显著降低和无显著变化的不同报道。

表13-15　AD患者血清微量元素水平变化

第一作者（年）	显著升高	显著降低	无显著差异
宋明伟（1997）		硒（Se）、锌（Zn）	
苗红英（2000）		硒（Se）	
刘坤彬（2008）	铝（Al）	硒（Se）、锌（Zn）、锰（Mn）、铜（Cu）	钙（Ca）、镁（Mg）、铁（Fe）、镍（Ni）、钛（Ti）、钴（Co）、铬（Cr）、镉（Cd）、铅（Pb）

续表

第一作者（年）	显著升高	显著降低	无显著差异
熊丽萍（2009）		硒（Se）、锌（Zn）	
李亚健（2011）		锌（Zn）、铬（Cr）、钴（Co）、镍（Ni）	钙（Ca）、镁（Mg）、钒（V）、锰（Mn）、铁（Fe）、铜（Cu）、硒（Se）、铷（Rb）、锶（Sr）、钼（Mo）、镉（Cd）、铊（Tl）、铋（Bi）、铀（U）、硼（B）、铍（Be）、铝（Al）、镓（Ga）、砷（As）、银（Ag）、钡（Ba）、铅（Pb）
曹春霞（2012）		硒（Se）、锌（Zn）、铜（Cu）、铁（Fe）、镁（Mg）	
罗新妮（2012）		锌（Zn）	钙（Ca）、铁（Fe）、铜（Cu）、锰（Mn）、铅（Pb）
谢晓枫（2013）		锌（Zn）	铜（Cu）
KOC（2014）	铝（Al）	硒（Se）、铜（Cu）、锰（Mn）	锌（Zn）、铁（Fe）、镁（Mg）、硼（B）

李亚健等在复旦大学附属华东医院老年病住院患者中随机选择33例AD患者作检验，并随机选择33例认知功能正常者作对照。用ICP-MS法测定血清中26种元素含量后，采用SPSS16.0软件包对两组数据进行正态性检验，然后分别作*t*检验（正态分布数据）和*U*检验（非正态分布数据）。结果显示，AD组患者血清锌（Zn）、铬（Cr）、钴（Co）、镍（Ni）含量显著低于认知功能正常的患者（表13-16）。

表13-16　上海AD患者的血清微量元素水平　　（单位：μ/L）

元素	对照组（n=33）	AD组（n=33）	P
正态分布元素			
镁（Mg）*	21.10	21.30	0.75
钙（Ca）*	85.50	83.10	0.33
铁（Fe）*	1.24	1.02	0.08
锌（Zn）*	0.92	0.75	0.03
钒（V）	4.64	3.65	0.08
锰（Mn）	2.14	1.61	0.15
铜（Cu）*	1.13	1.05	0.41

续表

元素	对照组（n=33）	AD组（n=33）	P
硒（Se）	170.00	159.00	0.36
铷（Rb）	203.00	196.00	0.55
锶（Sr）	38.90	41.60	0.37
钼（Mo）	2.04	1.69	0.11
镉（Cd）	0.06	0.06	0.73
铊（T1）	0.03	0.03	0.72
铋（Bi）	0.01	0.01	0.82
铀（U）	0.01	0.01	0.07
非正态分布元素			
铍（Be）	34.5	32.5	0.51
硼（B）	33.1	33.9	0.87
铝（Al）	36.0	31.0	0.28
铬（Cr）	38.8	28.2	0.03
钴（Co）	38.8	28.2	0.02
镍（Ni）	39.2	27.8	0.02
镓（Ga）	34.7	32.3	0.61
砷（As）	32.5	34.5	0.66
银（Ag）	36.4	30.6	0.22
钡（Ba）	34.3	32.7	0.75
铅（Pb）	30.8	25.5	0.22

注：有*者质量浓度单位为mg/L。

2. 全血微量元素水平

不同研究者测定了AD患者全血中9种元素含量，与对照组比较，患者全血Al水平显著升高，Zn、Cr、Se含量有降低趋势（表13-17）。

表13-17　AD患者全血微量元素水平变化

第一作者（年）	显著升高	显著降低	无显著差异
鲁琴宝（2006）	铝（Al）		铜（Cu）、锌（Zn）、钙（Ca）

续表

第一作者（年）	显著升高	显著降低	无显著差异
鲁琴宝（2007）	铝（Al）、铜（Cu）、锰（Mn）、镉（Cd）	锌（Zn）、硒（Se）、铬（Cr）	钙（Ca）、铁（Fe）
刘勤勤（2008）	铝（Al）、铜（Cu）、锰（Mn）、镉（Cd）	锌（Zn）、硒（Se）、铬（Cr）	钙（Ca）、铁（Fe）
王百灵（2012）	铝（Al）	锌（Zn）、锰（Mn）、铁（Fe）	
唐　俊（2012）	铝（Al）	铬（Cr）	铜（Cu）、铁（Fe）、锌（Zn）、钙（Ca）、硒（Se）、锰（Mn）、镉（Cd）

刘勤勤等对江西省南昌市洪都社区老年性痴呆患者进行随机抽样调查，与对照组相比，发现患者血中Al、Cu、Mn、Cd含量显著升高，而Zn、Se、Cr含量则显著降低（表13-18）。Logistic回归分析提示，Al为AD的危险因素（OR=3.327，P=0.001），而Zn（OR=0.218，P=0.038）和Se（OR=0.253，P=0.034）为AD的保护因子。

表13-18　江西南昌AD患者的全血微量元素水平　（单位：μmol/L）

元素	AD组（n=30）	对照组（n=41）	P
钙（Ca）*	2.17	2.12	0.526
铁（Fe）*	6.36	6.65	0.482
锌（Zn）	53.90	64.90	0.001
硒（Se）	2.06	3.00	0.002
铬（Cr）	0.12	0.17	0.005
铝（Al）	2.07	0.99	0.000
锰（Mn）	1.25	1.12	0.035
铜（Cu）	15.90	12.60	0.009
镉（Cd）	0.29	0.16	0.000

注：有*者浓度单位为mmol/L。

3. 头发微量元素水平

不同研究者测定了AD患者头发中35种元素含量，与对照组比较，患者发中Mn、Ca含量显著降低，Mn、Zn、Fe含量变化不一致（表13-19）。

表13-19 AD患者头发微量元素水平变化

第一作者（年）	显著升高	显著降低	无显著变化
陈友祥（2008）	钼（Mo）、锗（Ge）	锰（Mn）、铜（Cu）、钙（Ca）、锶（Sr）、钡（Ba）、钴（Co）、铌（Nb）、锂（Li）、锡（Sn）、镍（Ni）、铬（Cr）	锌（Zn）、钒（V）、铁（Fe）、镓（Ga）、镧（La）、铋（Bi）、镉（Cd）、磷（P）、铅（Pb）、锑（Sb）、钛（Ti）、锆（Zr）、铈（Ce）、钪（Sc）、钍（Th）、镁（Mg）
刘秀夫（2009）		锰（Mn）、钙（Ca）、锌（Zn）	铁（Fe）、铜（Cu）、铅（Pb）
杨兴华（2013）	铝（Al）、铅（Pb）、镉（Cd）	锰（Mn）、铜（Cu）、钙（Ca）、镁（Mg）	铁（Fe）、锌（Zn）
KOC（2014）	硼（B）	锰（Mn）、铜（Cu）、铁（Fe）	锌（Zn）、铝（Al）、硒（Se）、镁（Mg）

陈祥友等用ICP技术测定了190例痴呆患者头发中35种元素含量，将其中122例AD患者头发元素平均值与相同性别、相同年龄的正常人平均值作t检验，结果有13种元素显示有极显著差异：钡（Ba）、锶（Sr）、钙（Ca）、钴（Co）、铜（Cu）、锰（Mn）、铌（Nb）、锡（Sn）、锂（Li）、镍（Ni）、铬（Cr）11种元素显著降低，钼（Mo）、锗（Ge）2种元素显著升高（表13-20）。研究中发现，有些患者头发钡（Ba）、锶（Sr）、钴（Co）、铬（Cr）、镍（Ni）、锰（Mn）、铜（Cu）、钙（Ca）含量特别高，说明这些元素的摄入过低或过高均与AD有关。此外还发现，有些患者头发中铁（Fe）、铝（Al）、钛（Ti）含量同时升高的现象，但在190例痴呆患者中仅见3例发铝（Al）含量特别高的例子。

表13-20 AD患者的头发微量元素水平 （单位：mg/kg）

元素	AD（n=122）	正常人（n=122）	t	P
钡（Ba）	0.942	1.977	−8.713	<0.001
锶（Sr）	1.376	3.416	−7.455	<0.001
钙（Ca）	542.000	852.000	−6.129	<0.001
钴（Co）	0.022	0.043	−3.935	<0.001
铜（Cu）	8.700	10.100	−4.626	<0.001
锰（Mn）	0.423	0.543	−4.672	<0.001
铌（Nb）	0.032	0.093	−3.773	<0.001
锂（Li）	0.018	0.034	−4.863	<0.01

续表

元素	AD（n=122）	正常人（n=122）	t	P
锡（Sn）	0.110	0.159	-2.809	<0.01
镍（Ni）	0.223	0.306	-2.409	<0.01
铬（Cr）	0.216	0.275	-2.038	<0.05
钼（Mo）	0.102	0.063	6.425	<0.001
锗（Ge）	0.515	0.266	6.415	<0.001

4. 红细胞、脑脊液微量元素水平

国内关于红细胞和脑脊液中微量元素水平的研究报告较少见。邵海华测定了AD患者红细胞中9种元素含量，观察到患者锌（Zn）、铁（Fe）、镁（Mg）、铝（Al）含量显著高于正常对照组，铜（Cu）含量显著低于对照组，锰（Mn）、钙（Ca）、铬（Cr）、铅（Pb）含量也高于对照组，但差异不显著。罗新妮等在研究AD患者和路易体痴呆患者脑脊液中7种元素含量变化时，观察到AD患者钙（Ca）、铁（Fe）含量显著高于对照组，锌（Zn）含量低于对照组。国外早期对AD患者脑脊液中锌（Zn）水平的研究亦得出不同的结果（表13-21）：有些研究得出显著降低的结论，有些研究结果未显示有显著差异。

表13-21　AD患者脑脊液微量元素水平变化

第一作者（年）	显著升高	显著降低	无显著变化
HERSHEY（1983）			锌（Zn）
SAHU（1988）			锌（Zn）
KAPAKI（1989）		锌（Zn）	
MILINA（1998）		锌（Zn）	
罗新妮（2012）	钙（Ca）、铁（Fe）		锌（Zn）、钙（Ca）、镁（Mg）、锰（Mn）、铅（Pb）

5. 组织微量元素水平

相较于外围成分而言，脑组织中微量元素水平变化似乎更能体现AD患者体内元素的平衡状况。2015年时还尚未见到国内的有关报告，国外的报告也有矛盾之处。ADLARD等综述了1984—2006年脑锌水平的研究结果，其中引述的某些研究结果显示，脑锌含量在AD患者和对照之间无差异，另外一些研究结果则表明，与健康、同龄的对照组比较，AD的脑锌含量实际上是增加的（表13-22）。最近应用新技术对AD患者受累脑区斑块进行的研究表明，斑块内有金属离子的聚集（表13-23），特别

是用拉曼光谱法可以看到，MAD患者皮层灰质分离的老年斑，其核心主要由Aβ与结合在其N端组氨酸残基上的铜和锌所组成。因此，Aβ及其淀粉样前体蛋白（APP）其实是一种可以直接结合金属（如锌）的金属蛋白。这种金属与蛋白质的结合很可能导致了上述各种成像技术显示的斑块内的锌聚集。

表13-22　AD患者的脑锌水平变化

第一作者（年）	脑区	变化
EHMANN（1984）	脑	无差异
HERSHEY（1984）	脑	无差异
WENSTRUP（1990）	整块额叶	无差异
CORRIGAN（1993）	海马	降低
DANSCHER（1997）	新皮质	降低
PANAYI（2002）	上额叶、顶叶脑回、颞中回、丘脑、海马、大脑半球	降低
WENSTRUP（1990）	颞叶细胞核	显著降低
THOMPSON（1988）	杏仁核	升高
SAMUDRALMAR（1995）	杏仁核、嗅区	升高
DEIBEL（1996）	杏仁核、海马	升高
DANSCHER（1997）	杏仁核、海马、小脑	升高
LOVELL（1998）	脑内老年斑（除Zn外，还有Fe、Cu、Al等元素）	升高
KELIGA（2006）	颞上回	升高

表13-23　AD患者脑内斑块锌聚集的实验证据

第一作者（年）	研究方法	研究脑区
LOVELL（1998）	粒子激发X射线分析	皮层及杏仁基底核内斑块及神经毡
SUH（2000）	组织化学法	海马、杏仁核及皮层
STOLTENBERG（2005）	金属自显影	海马及皮层组织
MILLER（2006）	同步辐射红外光谱及X成像	海马及额叶组织
DONG（2013）	拉曼光谱法	皮层灰质

SPEZIAU等综述了1985—2012年脑铜水平的研究结果，无论是皮层、海马或杏仁核、豆状核中，不同作者的研究结论是不一致的（表13-24）。

SHEN等在其研究报告中提到，AD与一些金属元素之间存在关联。AD患者老年斑中Fe、Cu、Zn水平增加，海马、杏仁核和皮层部分Fe水平增高，Aβ沉积的脑区出现Fe和Al的累积（表13-25、表13-26）。

表 13–24 AD 患者的脑铜水平变化

脑区	第一作者（年）	变化
皮层	WARD（1987）	无明显变化
	DEIBEL（1996）	无明显变化
	REILGA（2006）	有降低趋势
	HERSHEY（1985）	显著降低
	PLANTIN（1987）	显著降低
	MAGAKI（2007）	显著降低（严重患者，灰质）
海马	WARD（1987）	无明显变化
	CARRIGAN（1993）	无明显变化
	MAGAKI（2007）	无明显变化
	PLANTIN（1987）	显著降低
	DTIBEL（1996）	显著降低
	AKATSU（2012）	显著降低
杏仁核	DEIBEL（1996）	明显降低
	LOVELL（1998）	增加4倍以上（神经纤维网）
	AKATSU（2012）	明显降低
豆状核	DEIBEL（1996）	无明显变化
	CORRIGAN（1991）	显著增加

表 13–25 AD 患者的脑铁水平变化

第一作者（年）	部位	变化
CONNOR（1992）	海马、杏仁核、皮层	铁（Fe）↑
DEIBEL（1996）	海马、杏仁核、皮层	铁（Fe）↑
CORNETT（1998）	海马、杏仁核、皮层	铁（Fe）↑
DEIBEL（1996）	老年斑	铁（Fe）↑铜（Cu）↑锌（Zn）↑
RELIGE（2006）	老年斑	铁（Fe）↑铜（Cu）↑锌（Zn）↑
ZECCA（2004）	老年斑	铁（Fe）↑铜（Cu）↑锌（Zn）↑
	Aβ沉积区	铁（Fe）↑
ZHU（2009）	顶骨皮层、海马、杏仁核	铁（Fe）含量与认知损伤正相关

表 13-26　AD 患者的脑铝水平变化

第一作者（年）	部位	变化
EXLEY（2001）	老年斑核心区、Aβ沉积区	Al累积
AREMU（2006）	老年斑核心区、Aβ沉积区	Al累积
DOMINGO（2006）	老年斑核心区、Aβ沉积区	Al累积
EXLEY（2012）	老年斑核心区、Aβ沉积区	Al累积
KAWAHARA（2005）	Aβ沉积区	Al增加Aβ蛋白质毒性、加速神
FERRIRA（2008）	Aβ沉积区	经元变性和AQ蛋白的聚集

四、流行病学调查

临床检验为微量元素与AD关系提供了直接证据，大量流行病学调查资料则为微量元素与AD关系提供了另一类重要证据。

1. 指甲微量元素水平与认知能力

许多微量元素，例如Se，与认知能力之间存在很大的相关性。大多数研究证明，AD患者体内Se水平与对照组比较明显偏低。人群调查表明，老年人的指甲Se水平与认知能力明显正相关，并有剂量—反应关系，支持终身低Se水平与低认知能力相关的假设。

金银龙等以中国2省4县市（四川省邛郏、剑阁，山东省高密、淄川）65岁以上人群为研究对象，采样分析了人群指甲Se、血Se、Se摄入量及APOE基因型，并检测了各项认知功能。结果表明：①指甲Se与血Se（r=0.60，$P<0.000\,1$），指甲Se与食物Se摄入量（r=0.51，$P<0.000\,1$）存在显著正相关关系；②按指甲Se水平将人群分组，除动物名词流利叙述测试外，其余认知能力记分均随Se水平增加而增加（表13-27）；③调整了年龄、性别、教育程度、吸烟、体质量指数、癌症，以及APOE基因型后，除“动物名词”外，所有认知记分均随指甲Se水平增加而增加（表13-28）；④血Se水平、Se摄入量与认知能力也呈显著正相关关系。

表 13-27　指甲硒水平与认知能力的相关性

指标	分组					P
	1（n=393）	2（n=406）	3（n=410）	4（n=406）	5（n=405）	
w（指甲Se）/（μ·g^{-1}）	＜0.232	0.233-0.361	0.362-0.441	0.442-0.552	>0.553	

续表

指标	分组					P
	1（n=393）	2（n=406）	3（n=410）	4（n=406）	5（n=405）	
CSID总记分	23.96	24.96	25.80	25.83	26.15	＜0.001
IU故事复述记分	4.68	4.86	5.11	5.67	6.28	＜0.001
动物名词叙述记分	12.67	12.84	12.50	12.90	12.77	0.806
单词学习记分	12.59	12.68	12.98	13.16	13.81	＜0.001
单词回忆记分	4.49	4.35	4.71	4.74	4.88	＜0.001
手指轻叩试验记分	14.32	15.39	16.22	16.73	17.35	＜0.001

注：①CSID——老年痴呆社区调查表，IU——印第安纳大学；②除“动物名词”记分外，其余均有剂量–反应关系。

表13–28　调整其他影响后的指甲硒水平与认知功能的相关性

指标	分组					P
	1	2	3	4	5	
总记分	参比	0.20	0.42	0.47	0.54	＜0.000 1
故事复述记分	参比	0.02	0.06	0.26	0.44	＜0.000 1
动物名词测试记分	参比	0.04	−0.13	−0.51	−0.05	0.288
单词组学习记分	参比	−0.04	0.01	0.08	0.21	0.003
单词组回忆记分	参比	−0.12	0.04	0.07	0.11	0.011
手指轻叩试验记分	参比	0.13	0.24	0.35	0.42	＜0.000 1

注：①指甲Se分组情况见表27；②除“动物名词”外，所有认知记分均随Se水平增加而增加，呈剂量–反应关系；③最高Se组与最低Se组总记分差异为0.54 ± 0.06，余类同。

2. 土壤微量元素水平与阿尔茨海默病死亡率

不同研究者对AD患者体内微量元素水平变化得出的结论不尽一致，但无论是显著升高，显著降低或分布不同，均一致证明，AD患者体内微量元素稳态失衡。土壤是人类食物的发源地，土壤微量元素与AD的关系自然会引起人们的关注。研究表明，土壤中某些高含量微量元素可能与AD的高死亡率相联系，它们可能是导致AD发生的部分原因。

SHEN等利用中国国家死亡调查数据库提供的1991—2000年AD死亡率数据及中国国家生态环境局提供的1990年土壤离子含量数据，计算了26个省和3个直辖市土壤Fe、Cu、Zn、Al含量与AD死亡率的关系。关联分析和相对危险度分析提示，土壤中的高含量Fe和Cu可能与AD的高死亡率相联系，而土壤Al则与AD死亡率无关。关联分析表明，土壤Fe（r=0.537，P＜0.007）和土壤Cu（r=0.449，P＜0.021）与AD死亡率呈显著正相关，而土壤Zn、Al与AD死亡率之间则无显著意义上的关联，但土壤Zn与土壤Cu（r=0.648，P＜0.000）及土壤Fe（r=0.699，P＜0.000）之间均存在显著正关联，故土壤Zn与AD死亡率之间可能存在因Cu、Fe介导的间接联系，或许也存在真实的联系。危险度分析表明，土壤Fe质量分数超过3mg/kg、Cu质量分数高于（60–80）mg/kg、Zn质量分数高于100mg/kg都将增加AD死亡危险度（表13–29）。这些结果与从前的流行病学调查和实验结果相一致。

表13–29 土壤微量元素水平与AD死亡率相对危险度

土壤元素质量分数/（$mg\cdot kg^{-1}$）		AD死亡率（%）	相对危险度（95%CI）
铁（Fe）	2—	50.777	1
	3—	65.619	1.292（1.290，1.294）
	4—5	63.384	1.248（1.245，1.251）
铜（Cu）	20—	48.417	1
	40—	54.208	1.119（1.117，1.122）
	60—80	127.548	2.634（2.626，2.642）
锌（Zn）	0—	30.878	1
	100—	57.744	1.870（1.859，1.881）
	200—300	70.698	2.289（2.276，2.304）
铝（Al）	5—	90.402	1
	6—	50.700	0.560（0.559，0.561）
	7—	54.618	0.604（0.603，0.605）
	8—9	24.161	0.267（0.265，0.268）

3. 饮水微量元素与阿尔茨海默病危险度

虽然人类从饮水中摄取的微量元素含量一般不到饮食总摄入量的十分之一，但饮水微量元素生物利用度较高，而且饮水微量元素数据相对容易获得，大多数流行病学研究主要采用饮用水这一环境暴露源，而膳食微量元素与AD关系的报告则相对较少。研究表明，饮水铝（Al）、硅（Si）含量可能与AD危险度有关。

铝：自VOGT等于1986年首次报道痴呆（所有原因）与饮水Al相关以来，已发表了许多关于饮水Al暴露与AD危险度的流行病学调查报告（表13–30）。在加拿大、挪威和法国的多次调查中，均证实饮水Al暴露与AD危险度直接相关，有些研究还显示，Al暴露与AD危险度具有剂量-反应关系，而在英国和瑞士的某些调查中，没有揭示两者之间有显著联系。

表13-30　饮水铝含量与AD关系的流行病学研究

第一作者（年）	国家	结果
VOGT（1986）	挪威	+
FLATEN（1990）	挪威	+
WOOD（1988）	英国	—
MARTYN（1989）	英国	+
NERI（1991）	加拿大安大略	+
FRECKER（1991）	加拿大纽芬兰	+
WETTSTEIN（1991）	瑞士	—
FORBES（1992）	加拿大安大略	+
FORBES（1994）	加拿大安大略	+
FORBES（1995）	加拿大安大略	+
FORBES（1997）	加拿大安大略	+
MICHEL（1991）	法国	+
JACQMIN（1994）	法国	+
JACQMIN（1996）	法国	+
RONDEAU（2000）	法国	+
FORSTER（1995）	英国	—
TAYLOR（1995）	英国	—
MCLACHLAN（1996）	加拿大安大略	+
MARBYN（1997）	英国	—
GAUTHIER（2000）	加拿大魁北克	+

注：①“+”表示饮用Al与AD危险度之间存在显著正关联，“—”表示无显著正关联。

SHCHERBATYKH等在论述“AD的病因学”时详细地引述了饮水Al与AD的关系。例如，1989年MARTYN等在英格兰和威尔士的横截面调查中，发现饮水平均Al质量浓度超过0.11mg/L的地区的AD危险度是0.01mg/L地区的1.5倍；1991年NERI等在加拿大安大略进行的病例—对照研究中，发现饮水Al含量与AD危险度呈剂量—反应关系（表13-31），其后对数据进行再分析时又进一步证实，对75岁以上人群甚至有更强的剂量—反应关系；1996年MCLACHLAN等在安大略进行的病理—对照研究中，发现经组织病理学证实的AD危险度在饮水Al质量浓度＞0.1mg/L的地区升高（OR=1.7，95%　CI=1.2—2.5），当采用改进方法评估时，危险度（OR）甚至超过2.5或更高，Al含量与AD危险度呈剂量—反应关系。2000年RONDEAU等利用法国大规模前瞻性paquid队列研究数据对3777名65岁以上人群进行8年随访研究，居住区的饮水Al质量浓度为（0.001—0.459）mg/L，结果发现，居住在高Al地区（平均质量浓度＞0.1mg/L）的人群痴呆危险度比平均质量浓度＜0.1mg/L地区高（OR=1.99，95%CI=1.20—3.28，P=0.007），高Al地区的AD相对危险度也高于低Al地区（OR=2.14，95%CI=1.21—3.80，P=0.007）。虽然未发现剂量—反应关系，但作者得出结论：饮水Al质量浓度高于0.1mg/L可能是AD和痴呆的一个危险因素。

表13-31　饮水铝质量浓度与AD危险度的剂量—反应关系

NERI（1991）		MCLACHLAN（1996）	
ρ（Al）/（mg.L^{-1}）	OR	ρ（Al）/（mg·L^{-1}）	OR
＜0.010	1.00	0.100	1.7（1.2，2.5）
0.010—0.100	1.13	0.125	3.6（1.4，9.9）
0.100—0.199	1.26	0.150	4.4（0.98，20）
＞0.200	1.46	0.175	7.6（0.98，61）

硅和氟：饮水中Al和其他元素相互作用可期望明显改变其生物活性效应，特别是Si和F。例如，在加拿大，FORBES等（1994）在关于衰老的安大略纵向研究中，对2000名男性随访30年发现，居住在饮水高Al和低F地区的老人，其智力损伤程度比居住在低Al高F地区的老人高约3倍。进一步分析提示，pH中性、饮水相对低Al和相对高F使智力损伤的Odd降低80%。在法国，RONDEAU等（2000）对3777名65岁以上人群进行8年随访，发现饮水高Si（≥11.25mg/L）降低痴呆（RR=0.71，95%CI=0.56—0.91，P=0.007）和AD危险度（RR=0.73，95%CI=0.55—0.99，P=0.04），1988—2003年后利用Cox模型又进一步证实，Al的高摄入与痴呆和AD危险度增加显著相关，而每日通过饮水增加10mg Si摄入可显著降低痴呆和AD危险度（表13-32）。

表13-32　饮水铝、硅消费量与痴呆和AD危险度

模型	消费量/（mg·d^{-1}）	痴呆		AD	
		RR（95% CI）	P	RR（95%CI）	P
1	铝（Al）（≥0.1/＜0.1）	2.59（1.15，5.80）	0.021	3.35（1.49，7.52）	0.030

续表

模型	消费量/(mg·d^{-1})	痴呆		AD	
		RR(95% CI)	*P*	RR(95%CI)	*P*
2	铝(Al)(连续)	1.29(1.05, 1.58)	0.014	1.36(1.11, 1.67)	<0.001
3	硅(Si)(≥10.55/10.55)	0.91(0.76, 1.10)	0.330	0.91(0.74, 1.12)	0.360
4	硅(Si)(连续)	0.89(0.80, 0.98)	0.002	0.88(0.79, 0.99)	0.030
5	铝(Al)(≥0.1/<0.1)	2.26(1.00, 5.07)	0.049	2.60(1.24, 6.32)	0.013
	硅(Si)(连续)	0.89(0.81, 0.99)	0.036	0.89(0.79, 1.00)	0.045
6	铝(Al)(连续)	1.28(1.05, 1.58)	0.017	1.34(1.09, 1.65)	0.006
	硅(Si)(连续)	0.89(0.81, 0.99)	0.028	0.88(0.79, 0.99)	0.035

注：连续：Al——增加0.1mg/d，Si——增加10mg/d。

五、现代科学实验

除临床检验、流行病学调查外，大量的科学实验，包括体内外分子生物学实验、动物及转基因模型实验、蛋白质组学研究，为微量元素与AD关系提供了第三方面的证据，同时也为AD病因新学说提供了解释的分子机制。

1. 锌与阿尔茨海默病

锌在脑内具有复杂的作用，一方面，锌缺乏时通过干扰神经干细胞增殖、分化从而影响学习、记忆等生理功能，另一方面，癫痫、缺血、痴呆和抑郁症等神经性疾病均与体内锌含量超出正常生理水平有关。在哺乳动物细胞，尤其是神经元中，锌代谢平衡受到严密的调控，锌离子可以作为神经调质和细胞间信号离子而在脑功能中起重要作用。目前已知，至少有4类蛋白质参与细胞锌的稳态调控，这就是锌输入体、锌输出体、锌感应器和金属硫蛋白（表13-33）。在哺乳动物细胞中，锌向细胞外的转运依赖于ZnT家族（外流），例如，在神经元中，ZnT1在质膜上促进锌外流，而ZnT2和ZnT4则将锌转运至内体和溶酶体，ZnT3负责将泡浆内的锌转运至突触小泡（图13-1）。ZIP家族负责将锌离子转运至胞浆内（内流），其中的ZIP1广泛表达于包括神经元在内的所有细胞，它定位于质膜和内质网上，除ZIP7定位于高尔基体，其他ZIP蛋白都定位于质膜上。神经元内的锌离子含量受金属硫蛋白调控，MT-Ⅲ为神经元所特有，尤其是具有突触小泡的神经元，因而它与神经性疾病的病理生理密切相关。

表13-33　细胞锌稳态的调控

调控器	家族及成员	作用
转运体	ZnT，10个蛋白质成员	有6个跨膜结构域。负责锌离子外流出细胞或者向细胞器或细胞囊泡中输送锌离子，降低细胞质内锌离子。
	ZIP，14个蛋白质成员	有8个跨膜结构域。负责细胞锌离子的内流或者从细胞器或细胞囊泡中向细胞质输送锌离子。
金属硫蛋白	MT，4个亚型和1个子亚型	有20个半胱氨酸，能与7个锌离子结合，能直接与其他蛋白质作用或通过释放出锌离子来调节锌的分布。
锌感应器	MTF—1，金属反应元件结合转录因子	通过6个锌指与DNA反应。它是一个锌离子含量升高的感应器，并控制着抗氧化剂的表达和锌稳态平衡相关基因的表达。

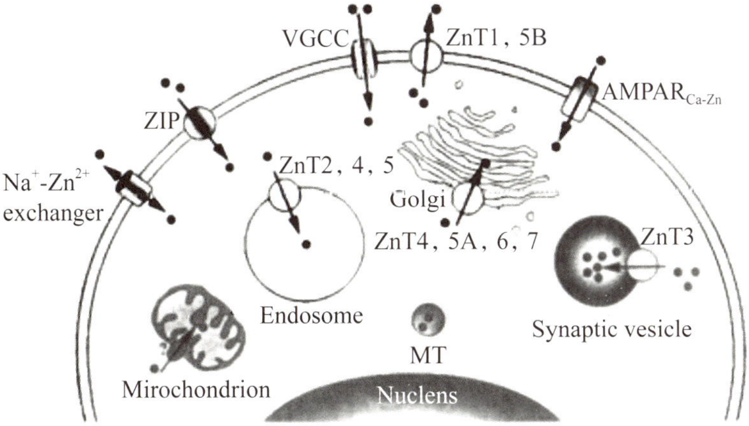

图13-1　神经元锌代谢与锌稳态的维持

锌离子进入神经元主要是通过电压门控钙通道（VGCC）、缺乏GluR2的AMPA受体通道（AMPAR）以及ZIPs的跨细胞膜转运；锌离子外流的主要转运蛋白是ZnT1。Na^+/Zn^{2+}交换体超家族可根据细胞膜内外的Na^+含量差双向转运Zn^{2+}。胞质内的ZnT主要分布于细胞器膜上，参与高尔基复合体、溶酶体和内吞小泡对锌离子的摄取。金属硫蛋白（MT）以不含锌离子的apo-MT和含锌离子的MT形式动态调节细胞内的锌稳态。

实验研究表明，各种金属储存和转运蛋白功能的失调很可能是导致锌稳态失衡的原因，在临床前、早期和晚期AD患者的特定脑区，观察到了这些蛋白质发生的变化（包括增加和减少）。锌的失衡和重新分布与AD的相关病理变化密切相关。

AD患者脑内斑块的主要成分是由APP（淀粉样前体蛋白）产生的β淀粉样蛋白

Aβ。锌在Aβ代谢中的作用包括：

①影响APP的正常表达和功能，导致亚铁氧化酶活动缺陷和相应的铁蓄积；

②增加早老素1的合成，抑制 γ —分泌酶的活性，影响Aβ的正常生成；

③促进Aβ聚集通路，增加Aβ聚集倾向，抑制基质金属蛋白酶对Aβ的降解能力；

④改变细胞的黏附力，增加分泌酶的水解阻力；

⑤阻断海马CA1区锥体神经元的电压门控钾通道。

研究表明，用高锌饲料喂养的APP/PS1（早老素1）小鼠，其学习记忆能力显著减退，且体内APP蛋白表达增加；锌离子通道影响β-和 γ -分泌酶表达，促进APP淀粉样蛋白途径代谢及Aβ沉积；锌离子与Aβ结合还能导致Aβ发生过金属化（hypermetallation），进而形成寡聚体并沉积；锌离子还能削弱水解酶对Aβ的降解作用（图13-2）。

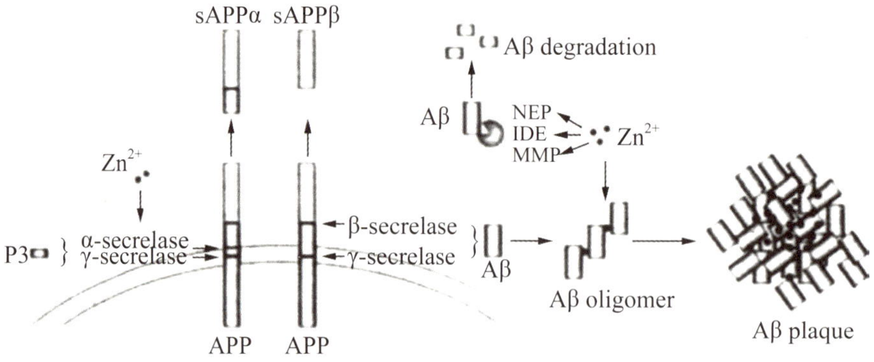

图13-2　锌参与Aβ的代谢和聚集

生理条件下，锌离子能够调节α-分泌酶（α-secretase）活性，促进APP非淀粉样蛋白途径代谢，产生具有神经营养作用的分泌型APP（SAPPα）。锌离子能激活脑啡肽酶（NEP）、胰岛素降解酶（IDE）和基质金属蛋白酶（MMP），促进Aβ降解。病理条件下，APP由β-分泌酶和γ-分泌酶水解产生Aβ，锌离子促进Aβ聚集成寡聚体（oligomer）并最终形成老年斑（plaque）。

除参与Aβ脑内沉积以外，锌还可促进tau蛋白纤维化，且更容易聚集形成神经原纤维缠结。例如，2009年MO等研究了不同浓度锌离子对体外重组的人tau蛋白微管结合核心片段纤维化程度的影响，发现低含量锌可以诱导形成tau蛋白纤维，而高含量锌则可诱导形成聚集体； AN、PEI等利用体外模型研究证实，锌能影响tau蛋白的翻译过程，并通过各种激酶影响tau蛋白的磷酸化，最终影响微管聚合；2009年BOOM等利用人tau转染细胞证实，不同含量的锌还可以使病理状态的PHF-1抗原去磷酸化，诱导tau蛋白构象抗原MC1形成。这些研究说明，锌能导致tau蛋白磷酸化和构象的改变，形成神经原纤维缠结的早期变化。

锌在细胞内的过量聚集抑制ATP合成，影响能量代谢，促进神经元死亡。研究表明：

①锌离子在线粒体内过量聚集可导致线粒体膜电位消失，使活性氧自由基产生增多，诱导多种离子通道激活引起线粒体膜通透性发生变化，使线粒体内多种促凋亡蛋白释放；

②锌离子增多还能激活蛋白激酶C、N—甲基—D—天门冬氨酸氧化酶和神经元—氧化氮合酶的神经毒性，促进氧化应激损伤，诱发神经元死亡；

③增多的活性氧自由基和神经元-氧化氮合酶促进锌离子与MT解离，最终引起细胞内钾离子含量降低从而启动神经元死亡；

④氧化应激使锌离子和4-羟基-2-丙烯醛（HNE）在海马神经元的溶酶体内聚集，促进锌离子和溶酶体酶进入细胞质，引起神经元自噬。

自从1981年BURNET首次提出锌在痴呆中的潜在作用后，有关微量元素与AD的相关性研究与日俱增。相应地亦提出了锌致AD的发病机制假设（图13-3）和AD的金属生物学新模型（图13-4）。

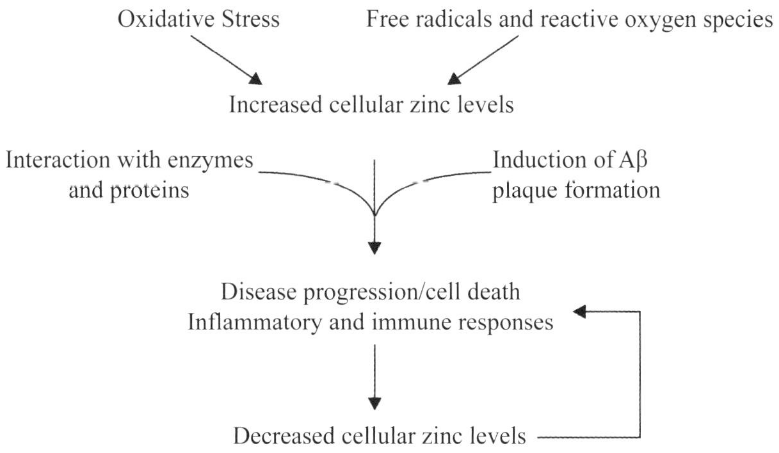

图13-3　AD的锌致病假设（CUAJUNGCO，1997）

氧化应激动员并增高细胞锌水平。高锌通过与各种重要细胞蛋白的相互作用和Aβ蛋白聚集推进疾病进程。由此产生的炎症和免疫反应降低了脑锌水平，又进一步引起细胞死亡和疾病进展。

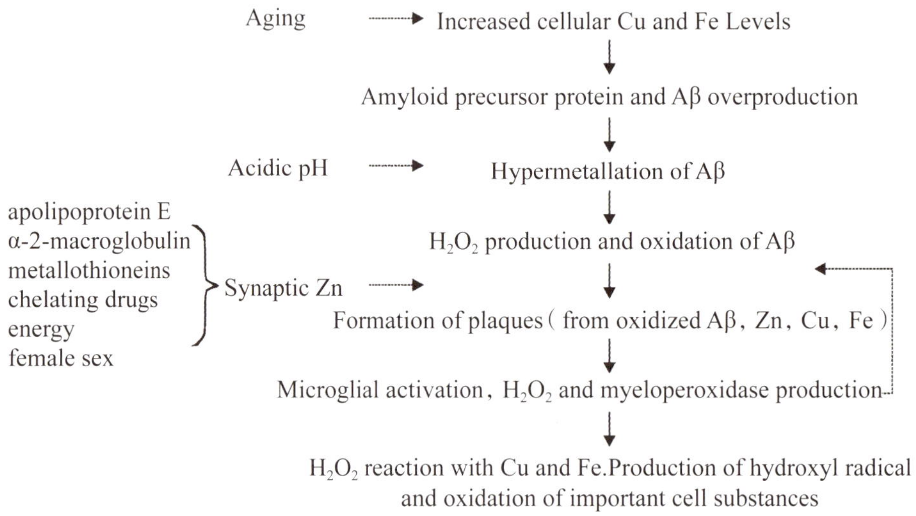

图13-4　AD的金属生物学模型（BUSH，2003）

各种因素潜在地影响细胞锌含量。能量衰竭导致胞外高锌。突触锌的释放和它向突触后神经元转移是导致AD的重要因素。

2. 铁与阿尔茨海默病

在神经系统中，铁参与髓磷脂和多种神经递质的合成。脑内铁的摄取、转运、输出等环节都受到非常严格的调控。

脑铁的摄取主要通过跨越血脑屏障（BBB）和血-脑脊液屏障（BCB）途径。跨越BBB的脑铁吸收是通过脑微血管内皮细胞的转铁蛋白（Tf）及其受体（TfR）介导的，这一过程包括结合、内吞、酸化和解离、移位及细胞内转运几个步骤。除了Tf/TfR这一主要途径外，乳铁蛋白（Lf）/乳铁蛋白受体（LfR）以及糖基磷脂酰肌醇锚定型黑色素（MTf1）/分泌型黑色素（MTf2）在铁穿越BBB过程中也发挥一定作用（图13-5）。人们推测，BCB在铁转运方面可能与BBB有相似的特性。脑铁代谢受到许多相关分子（表13-34）的调控，其中的二价金属转运体DMT1调控脑铁运输；膜铁转运蛋白FPN1参与铁跨越BBB输出和脑细胞内的铁输出；铜蓝蛋白CP具有细胞铁释放功能和脑内铁摄取功能；铁蛋白ferritin是脑内的主要铁贮存蛋白，ferritin-H亚基主要参与铁的摄取和利用，ferritin-L亚基主要起着细胞铁的贮存作用；各种铁代谢相关蛋白相互协作共同维持着脑内的铁稳态平衡。此外，在整个系统水平上，铁调素（hepcidin）的调节以及细胞内铁调节蛋白（IRPs）和铁反应元件（IREs）调节也为脑内铁平衡提供了必要条件。

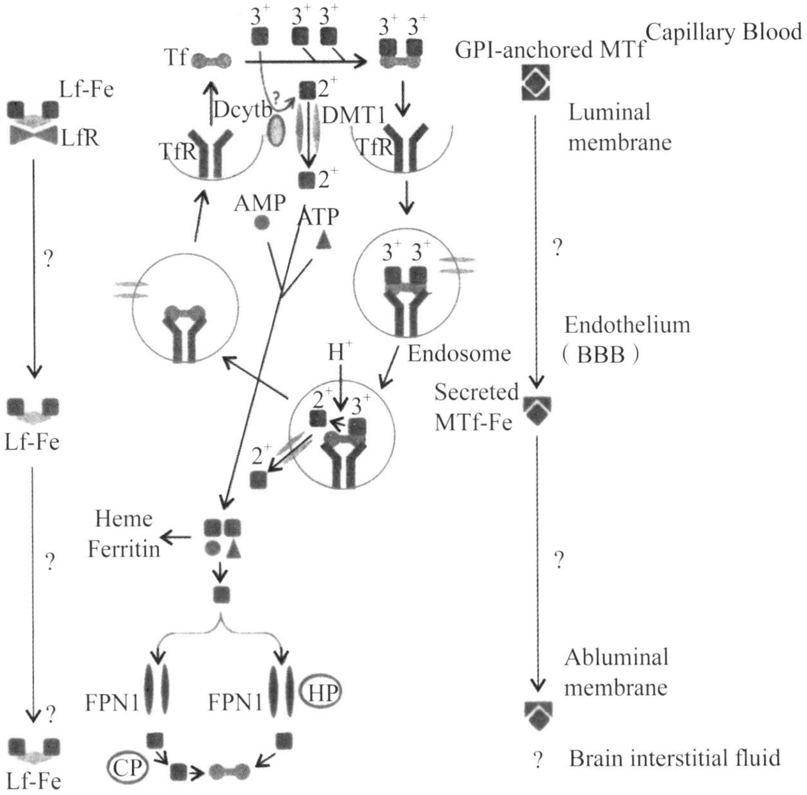

图13-5　铁跨越血脑屏障示意图

铁通过Tf/TfR途径、Lf/LfR途径及GP1锚定型MTf/分泌型MTf途径跨越血脑屏障。

Tf：转铁蛋白；TfR：转铁蛋白受体；Lf：乳铁蛋白；LfR：乳铁蛋白受体；MTf：黑色素；CP：铜蓝蛋白；HP：Hephaestin膜铁转运蛋白辅助蛋白；DMT1：二价金属转运体1；FPN1：膜铁转运蛋白；Dcytb：十二指肠细胞色素b；Lf-Fe：乳铁蛋白运载铁；Secreted MTf-Fe：分泌型黑色素转铁蛋白；anchored MTf：锚定型黑色素。

脑铁稳态失衡直接影响到神经细胞的功能，在多种神经退行性疾病，如AD、帕金森病、亨廷顿病患者某些脑区内，铁和铁蛋白水平异常升高，显示脑内正处于高铁的状态。临床检验和流行病学研究又进一步发现，AD患者顶骨皮层、海马和杏仁核中的铁含量与认知损伤的严重性呈正关联，土壤铁含量与AD死亡率危险度正相关，口服活性铁螯合剂后小脑齿状核中铁累积减少，某些神经学功能得到改善。这些结果证明，铁也是AD发病的一个重要因素。

铁参与AD的机制与氧化应激有关。大脑中的铁和铜含量会随着年龄的增长而增加，从而导致淀粉样蛋白（Aβ）的过量表达。如果金属离子的含量持续升高，Aβ就会和金属超强结合，在微酸的环境下会加快这个反应。结合金属的Aβ会催化产生H_2O_2，H_2O_2和Aβ-Cu反应产生氧化型的和交联型的Aβ。氧化型的Aβ对蛋白水解酶具有抗性，是老年斑沉积中的主要成分。同时，从突触小体中释放出的高含量锌也会使Aβ沉积，因此老年斑中就会有大量的铁、铜、锌聚集。氧化型Aβ也会激活小胶质细胞，被激活的小胶质细胞可以特异地产生大量H_2O_2和髓过氧化酶。如果H_2O_2没有被抗氧化剂充分清除，就会和Cu^+、Fe^{2+}反应产生氧化性很强的羟基自由基，导致脂质过氧化损伤和细胞死亡。（参见图13-4）

表13-34 细胞铁稳态的调控

调控过程	调控分子名称	调控分子符号
脑铁摄取	转铁蛋白	Tf
	乳铁蛋白	Lf
	黑色素转铁蛋白	MTf
脑铁代谢	转铁蛋白结合铁	Tf–Fe
	非转铁蛋白结合铁	NTB1
	二价金属转运体	DMT1
	膜铁转运蛋白	FPN1
	膜铁转运蛋白辅助蛋白	HP
	铜蓝蛋白	CP
	铁蛋白	Ferritin
脑铁调控	铁调素	Hepcidin
	铁调节蛋白	IRPs
	铁反应元件	IREs

铁离子除了参与体内活性氧的产生外，自身在氧化还原过程中所形成的与氧结合的复合物也能引起脂质过氧化、DNA损伤、各种蛋白和非蛋白中巯基的氧化，并改变细胞内钙离子的含量，引起对神经、肝和肾的毒性作用。

3. 铜与阿尔茨海默病

根据对酵母和其他生物体的长期研究所积累的成果，20世纪可以认为铜离子的稳态平衡主要包括铜离子的摄取、铜离子在体内的分发、抵抗毒性水平的铜离子、铜离子的储存和铜离子排泄等过程和步骤。参与铜离子稳态平衡各个步骤的主要蛋白分子有：铜离子转运蛋白Ctr1，Cu^{2+}还原酶Fre1和Fre7，铜离子感应蛋白分子Mac1，铜伴侣蛋白Atx1、Ces1和Cox17，铜螯合蛋白Cup1和铜氧化酶Fet3，以及排泄铜离子的蛋白分子MNK、储存铜离子的Ctr2蛋白（表13-35）。

铜离子稳态平衡的分子生物学研究主要始于20世纪90年代，HAMER等克隆酵母细胞抗铜离子毒性的Cup1基因和THIELE（1988）发现激活Cup1表达的转录因子Ace1基因是研究铜离子稳态平衡领域的一个具有开创性意义的里程碑，这些研究成果为后来铜离子转运蛋白基因Ctr1和铜离子伴侣蛋白基因Atx1、Ccs1、Cox17等具有重要意义的发现铺垫了基础。

表13–35　细胞铜稳态的调控

调控过程	调控分子	功能
铜离子的摄取	Ctr1（铜离子转运蛋白）	从生长环境中摄取铜
	Ctr3（铜离子转运蛋白）	从生长环境中摄取铜
	Ctr3（铜离子转运蛋白）	参与铜离子的储存
	Fet4（二价金属离子转运蛋白）	运送Cu、Fe、Co、Ni等二价离子
	Fre1（铜还原酶）	将Cu^{2+}还原为Cu^{+}
	Fre7（铜还原酶）	将Cu^{2+}还原为Cu^{+}
	Mac1（铜离子感应蛋白分子）	调控Ctr1基因转录的内移和降解
	Sod1（超氧化物歧化酶1）	Ctr1基因转录正调控因子
铜离子的分送	Atx1（铜转运酶伴侣分子）	铁离子摄取
	Ces1（Sod1伴侣分子）	抗氧化应激
	Cox17（线粒体伴侣蛋白）	线粒体生物功能
抵抗毒性水平铜离子	Cup1（铜螯合蛋白）	由转录因子Ace1激活表达
	Fet3（氧化酶）	催化Cu^{+}转化为Cu^{2+}
铜离子的排泄	MNK（高尔基体蛋白分子）	在细胞膜上排泄铜离子

铜稳态平衡研究的第二个里程碑是发现和克隆直接参与铜离子转运蛋白基因Ctr1。Ctr1转运的是Cu^{+}而不是Cu^{2+}，因此除化学物理类似的Ag^{+}外，其他二阶离子（如Zn^{2+}、Fe^{2+}/Fe^{3+}、Mn^{2+}、Co^{2+}、Ni^{2+}等）对Ctr1转运铜离子的干扰很小，所以Ctr1是铜离子的专一性转运蛋白。对酵母细胞而言，Cu^{2+}还原为Cu^{+}的反应主要由其膜表面的还原酶Fre1和Fre7催化进行的。在调控铜离子摄取及铜离子信号转导过程中起关键作用的是铜离子感应性转录因子Mac1蛋白分子，它不仅调控Ctr1基因的转录，而且也参与Ctr1蛋白质降解的调控，既能感应营养水平的铜离子，也能感应毒性水平的铜离子。

铜稳态平衡研究的第三个具有里程碑意义的发现是铜离子伴侣蛋白基因的克隆。参与铜离子分送的铜伴侣分子的发现开创了铜稳态平衡研究的新领域，已知的三个铜伴侣蛋白–Atx1、Ccs1和Cox17–在传递铜离子功能上存在特异性，亦即它们各自作用的底物不同（分别为Ccc2、Sod1和线粒体）、各自涉及的生理过程不同（分别为铁离子摄取、抗氧化应激和线粒体生理功能）。

铜离子含量过高时，对细胞会产生危害，细胞必须具备能够抵抗毒性水平铜离子的机制。已知细胞（例如酵母细胞）具有两种不同的去除铜离子毒性的机制，一是螯合蛋白Cup1基因的表达，其关键是Ace1转录因子和Mac1蛋白分子，前者是高含量铜离子的感应蛋白分子，它也激活Sod1基因的转录，后者是铜离子匮乏情况下的铜离子感应蛋白分子；二是氧化酶Fet3通过催化有毒性的Cu^{+}的氧化反应除去铜离子的毒性。哺乳动物细胞通过位于高尔基体的MNK蛋白分子排泄铜离子，一旦接触到铜离子，MNK就位移到达细胞膜，在膜上起排除作用。酵母细胞在有氧情况下也能排除铜离子。图13-6为酵母细胞铜离子稳态平衡示意图。

铜稳态失衡的后果在一些典型的疾病中得到体现。例如，Wilson病（肝豆状核变性）和致命的Menkes综合征（卷发综合征）就是由铜稳态失衡直接造成的，多种神经退行性疾病也与铜代谢有关，如家族性肌萎缩侧索硬化症是由以铜作辅基的Sod1基因突变造成的，造成疯牛病的蛋白质是铜离子螯合蛋白，遗传性血浆铜蓝蛋白缺乏症由铜蓝蛋白基因突变引起。阿尔茨海默病也被发现与铜相关联。例如：喂食胆固醇家兔饮水中微量铜诱发老年斑中Aβ的累积并发育类似AD的疾病；高脂肪高铜膳食与智力损失相联系；AD患者血清游离铜水平升高与血脑屏障、β淀粉样蛋白、tau蛋白相关，简易智能精神状态量表（MMSE）评分与游离铜水平呈负相关；老年女性服用铜补充剂后AD死亡率增高；摄入无机铜损伤智能；土壤铜水平与AD死亡率呈正关联。又例如，似乎所有的已知参与AD在脑中病理反应的分子都与铜结合，APP蛋白有一个铜结合域，可以将Cu^{2+}还原成Cu^{+}并伴随氧化损伤；β淀粉样蛋白与铜和胆固醇结合后使之氧化成对神经元有极强毒性的7-羟基胆固醇；Aβ斑块和NET是催化氧化还原活性的主要场所，这个氧化还原活性可被去铁胺或一般金属螯合剂螯合失活，当补充铜或铁后可恢复其活性；APOE4对AD是危险因素，可能与APOE4无法与铜结合、不能去除大脑中游离铜有关。这些事实说明，铜暴露至少是AD发病的部分原因。其致病机制参见图13-4。

4. 锰与阿尔茨海默病

生物体内的锰稳态平衡主要涉及四类蛋白质，即膜转运蛋白、金属伴侣蛋白、锰储存或利用蛋白、锰转录调节蛋白。由于动物体内锰稳态平衡的复杂性，哺乳动物的铜稳态机制只能从细菌或酵母细胞模型研究结果作出合理的推测。

细菌的细胞膜包含外膜和内膜，外界环境中的金属离子无选择地主动扩散过其外膜，内膜必须要浓缩这些扩散进来的金属离子。锰离子主要通过ATP结合盒转运库和Nramp转运子进入细胞质，少数细菌也会通过P型ATPase转运子来转运锰离

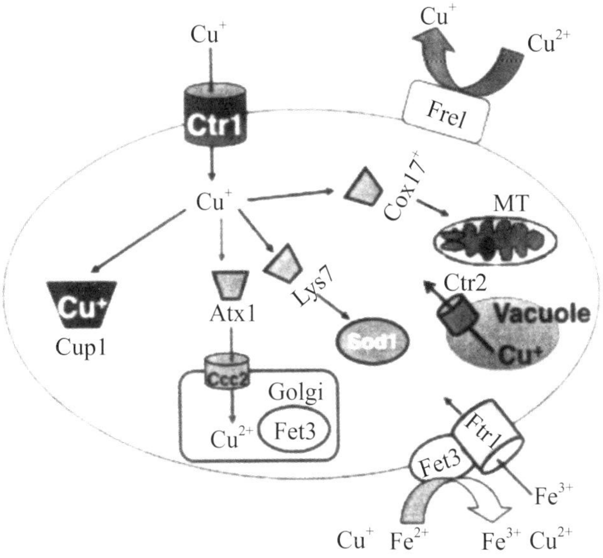

图13-6　酵母细胞铜离子稳态平衡示意图

图中所示参与铜稳态平衡各个步骤的主要蛋白分子包括Ctr1和Fre1（铜离子摄取），Atx1、Lys7和Cox17（铜离子的分发），Ctr2（铜离子的储存），Cup1和Fet3（铜离子毒性的去除）。

子。为防止胞浆中的离子含量过高，锰离子能被细胞内的金属螯合剂捕获或被类似于储铁蛋白或DPs复合体储存起来。当细胞内锰离子的含量过高时，细菌用以下三种方式来调节其胞质内的锰离子含量以维持其稳态平衡：①通过处于细胞内膜上的CDFs转运体、P型ATPase转运子和tripartite RND转运子将多余的锰离子排出细胞；②通过胞浆中的低相对分子质量螯合剂或者MT蛋白来解毒；③通过基因水平上的调控。负责锰离子稳态平衡的调节蛋白属于DtxR蛋白超家族，其主要成员来自DtxR、IdeR、MntR和TroR。其中DtxR、IdeR被认为是调控铁平衡的感受器，MntR被认为是锰依赖性感受器，TroR是锰依赖性调控蛋白。

酵母是最简单的单细胞真核生物，它往往作为研究某个生命过程的模型生物。根据目前鉴定的成果，酵母细胞内锰的稳态调控可用以下模型描述：锰被细胞膜上的Nramp家族中的Smf1摄取，然后通过细胞内囊泡膜上的Smf2携带至细胞内各个区室，主要在线粒体中被伴侣蛋白MTM1插入至超氧化物歧化酶（MnSOD）中，行使抗氧化功能，多余的锰被PMR1泵入高尔基体中进入分泌途径，最终排出细胞外（图13-7）。参与调控的主要蛋白分子有Smf1、Smf2、Pho84p（锰转运蛋白），Smf1、Smf2（细胞内锰运输蛋白），Rsp5p、Trep、Bsa2p（细胞内锰调控蛋白），以及Pmr1P、Ccc1P（运输至高尔基体和囊泡的排泄和解毒蛋白）。与细菌中锰稳态调节主要在转录水平上不同，酵母中锰含量控制主要在蛋白质翻译后修饰水平（表13-36）。

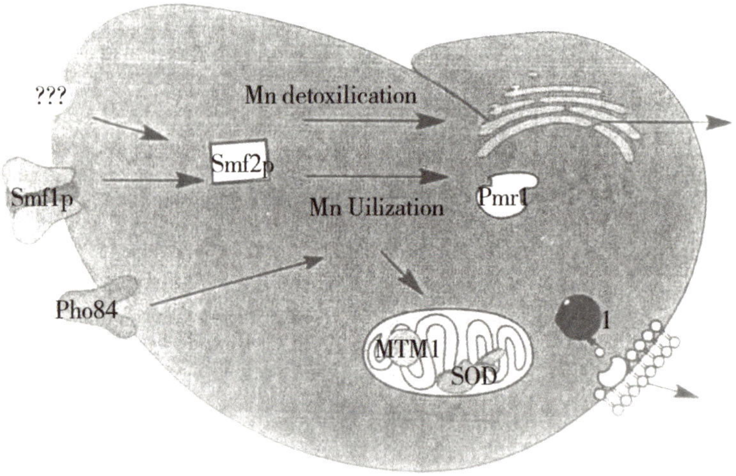

图 13-7 酵母细胞中锰摄取、转运、利用、排除模型

表 13-36 生物体中的锰稳态调控

调控过程	细菌	酵母
摄取	ATP结合盒转运库	Smf1转运蛋白（Nramp家族）
	Nramp转运子	Smf2转运蛋白（Nramp家族）
	P型ATP酶转运子	
分送或调控	DtrR铁平衡感受器	Rsp5p连接酶
	IdeR铁平衡感受器	Trep接合器蛋白
	MntR锰依赖性感受器	Bsa2p接合器蛋白
	TroR锰依赖性蛋白	MTM1线粒体伴侣蛋白
排泄	CDF转运体	Pmr1P高尔基体钙锰转运蛋白
	P型ATPase转运体	
	RND转运子	
解毒	低相对分子质量螯合剂	Ccc1P囊泡锰铁转运蛋白
	MT蛋白	

注：哺乳动物锰稳态调控的许多数据可根据酵母模型推测，如已发现，Smf1和Smf2的氨基酸序列与哺乳动物中DMT1有30%的一致性和50%的相似性；Pmr1P与人SPCAl和SPCA2的同源性高达50%；人类表达的Bsa2的同源蛋白Ndfip1和Rsp5p的同源蛋白WWP2有类似于酵母细胞中Bsa2p/Rsp5p降解Smf1P/Smf2P的特性，Ndfip1/WWP2也可以降解DMT1；SPCA2蛋白与酵母高尔基体膜蛋白Pmy1P同源。

锰可以穿过血脑屏障，而且随着时间的推移，锰在脑组织中的相对贮存量会大于肝、胰、肾。锰在脑中分布的主要脑区包括豆状核、苍白球、黑质和尾状核。在脑细胞中，突触体的锰含量最高。锰对中枢神经系统的影响包括：线粒体代谢障碍，氧化应激，影响多巴胺、谷氨酸和γ－氨基丁酸等神经递质的含量，改变铁、钙稳态平衡和引发炎症反应等。因此，脑中锰含量过高会形成类似于先天性帕金森病那样的“多锰病”，脑锰累积与其他神经退行性疾病也有潜在的关联。例如：有人报道，AD患者大脑皮层中锰含量增加；有人发现，AD患者脑中线粒体Mn-SOD过分表达；抗氧化应激酶活性降低；精氨酸酶活性降低，与改变精氨酸-一氧化氮通道相关的血浆锰水平也一起降低。还有人发现，锰还影响着许多与AD密切相关的其他元素（如Fe、Cu、Zn、Al）的体内平衡，这些元素与锰有着共同的非特异性输运机制，并一起进入脑中。非人灵长类慢性锰暴露研究表明，接触不同剂量的猕猴产生细胞应激反应，导致神经退行性变化。额皮层基因表达研究证明，存在与细胞循环调节、DNA修复、凋亡、蛋白质折叠、胆固醇稳态、轴突/囊泡运输及炎症相关的基因表达改变，类Aβ前体蛋白（APLP1）表达上调；免疫组织化学研究证实，APLP1表达增加，前额皮层有扩散的Aβ斑块，灰质和白质有α-核突触蛋白聚集。

与皮层中观察到的结果不同，AD患者血液和脑脊液的锰含量测定结果是含糊的。对这种结果的一种解释是AD患者体内微量元素（包括锰）发生了再分布。GONZALEZ－DOMINGUEZ等认为，血清锰降低可以看作是AD病情发展的先兆，因为血清锰水平可允许区别正常人和患者，而在痴呆的两个临床阶段——AD临床前阶段和AD临床阶段血清锰水平没有显著差异。

锰致神经退行性病变的机制包括破坏线粒体代谢、氧化应激、变更谷氨酸和多巴胺代谢。在传统的观点中，脑锰累积与帕金森病有关，但已发现，它与其他神经退行性疾病也有潜在关联。因为它损伤星形细胞与神经元之间的谷氨酰胺（Gln）/谷氨酸（Glu）-γ-氨基丁酸（GABA）循环（GGC），从而导致谷氨酸能和/或γ-氨基丁酸能传导及谷氨酰胺代谢发生变化（表13-37）。锰致神经退行性变异与多巴胺神经损伤涉及能量损伤、自由基、钙稳态和兴奋性氨基酸及其受体。过多的锰激活细胞色素氧化酶P450的活性，继之产生的自由基可使巯基耗竭，并降低细胞的抗氧化性。锰对兴奋性氨基酸的影响，可干扰细胞膜对钙的转运机制，使细胞内钙增加，导致细胞退行性变性，而钙离子的升高又可促进自由基的形成，形成一种恶性循环。

表13–37　锰与GGC中的Gln和Glu转运体

转运体	主要细胞定位	Mn作用靶点
Gln转运体（系统）		
SNAT3（系统N）	星形细胞	mRNA，蛋白质表达，功能[2]

续表

转运体	主要细胞定位	Mn作用靶点
SNAT2（系统A）	星形细胞/神经元	mRNA，蛋白质表达
LAT2（系统L）	星形细胞/内皮细胞	mRNA，蛋白质表达，功能[2]
ASCT2（系统ASC）	星形细胞	蛋白质表达，功能[2]
Glu转运体		
GLAST	星形细胞	蛋白质表达，功能[1]
GLT－1	星形细胞	mRNA，蛋白质表达，功能[1]

注：①系统N——Na+依赖性转运体，系统A——优先识别短链中性氨基酸的转运体，系统L——介导支链和庞大中性氨基酸的Na^+依赖性转运体，系统ASC——介导中性氨基酸的广谱Na^+依赖性转运体；②GLAST——谷氨酸天冬氨酸转运体，GLT-1——谷氨基转运体－1；③功能[1]——摄取，功能[2]—摄取和流出。

5. 铝与阿尔茨海默病

人体摄入的铝可通过载体介导进入血脑屏障从而在脑中累积，血液中的铝也可与大脑皮层、海马、室中隔、颞叶、杏仁核贮存的许多转铁蛋白受体完全结合，沉积在这些部位间接造成脑损伤。流行病学研究和病理学研究表明，铝暴露可能是AD等神经退行性疾病的另一个重要致病因素，例如，已经发现，长期暴露可溶性铝盐的哺乳动物（小鼠）出现神经元和胆碱能功能的选择性损失、降低乙酰胆碱传导和释放、反射减少、发生AD病变，铝也导致老年家兔行为改变；铝暴露能激发神经胶质细胞株的氧化过程，间接损伤神经元的完整性；摄入高铝食物发生AD的危险性增高1倍；用铝处理的小鼠大脑质量显著降低；铝含量增加促进tau蛋白形成，因而也促进神经纤维缠结的形成；在人工培养的神经元中观察到铝引起神经元退行性改变和Aβ蛋白的聚集；对1990—2005年间发表的研究报告进行系统综合评估，结果有68%的文献得到铝与AD相关的肯定结论（表13-38），防止铝暴露可降低AD发生率；微量元素组学研究证明血清铝可以作为AD的生物标志物，并首次发现铝与轻微智力损伤，因而与AD的早期神经退行性改变有关。

铝与AD的关系可概括为以下几点：

①铝引起Aβ在神经系统的累积，诱导老年斑的形成；

②铝促进tau蛋白的异常磷酸化和积累，促进神经纤维缠结的形成；

③铝影响神经递质的含量及转运，使谷氨酸－一氧化氮－环磷酸鸟苷这一信号通道受到损害；

④铝通过改变神经细胞的钙稳态造成细胞结构和功能障碍，改变神经元的功能；

⑤铝通过损害膜结构和膜酶引起Fe^{2+}介导的脂质过氧化增强；

⑥铝影响神经系统突触的可塑性；

表13-38 铝与AD关系的部分报告（1990—2005）

	第一作者（年）	文献
1	HAMINGTON（1994）	Lancet，343（8904）：993–997
2	YOKEL（1994）	Cell Mol Neurobiol，14（6）：791–808
3	YOKEL（1994）	Cell Mol Neurobiol，14（6）：791–808
4	YOKEL（1994）	Cell Mol Neurobiol，14（6）：791–808
5	YOKEL（1994）	Cell Mol Neurobiol，14（6）：791–808
6	YOKEL（1994）	Cell Mol Neurobiol，14（6）：791–808
7	TOKUTAKE（1994）	Neurosci Lett，185（2）：99–102
8	NEIVA（1997）	Braz J Med Biol Res，30（5）：599–604
9	PAIK（1997）	Arch Biochem Biophys，344（2）：325–334
10	MJOBERG（1997）	Acta Orfhop Scand，68（6）：511–514
11	CAMPBELL（1999）	Free Radic Biol Med，26（9/10）：1166–1171
12	ROGERS（1999）	Age Ageing，28（2）：205–209
13	SWEGERT（1999）	Mech Ageing Dev，112（1）：27–42
14	CAMPBELL（2000）	Proc Soc Exp Biol Med，223（4）：397–402
15	TANINO（2000）	Biochem Biophys Rev Commun，271（3）：620–625
16	RANDEAU（2000）	Am J Epidemiol，152（1）：59–66
17	OSHIRO（2000）	Biochim Biophys Acta，1502（3）：405–414
18	BOSETTI（2001）	Neuroreport，12（4）：721–724
19	KAWAHARA（2001）	Brain Res Bull，55（2）：211–217
20	FREITAS（2001）	Cad Saude Publica，17（3）：651–660
21	TRIPPI（2001）	Mutagenesis，16（4）：327–333
22	DAVE（2002）	Brain，58（2）：225–233
23	MATSUZAKI（2004）	J Neurochem，88（6）：1345–1351

注：①对1990—2005年间发表的文献进行Meta分析，结果34篇报告中有23篇（68.0%）证实Al与AD有确定的关系，8篇（23.5%）没有结论，3篇（8.5%）没有确定Al与AD的关系；②本表为有确定关系的23篇报告。

⑦铝抑制突触长时程（LTP）增强，影响学习和认知能力；

⑧铝抑制海马和大脑皮层中的胆碱乙酰转移酶（CAT）活性，增加乙酰胆碱酯酶（AchE）活性，破坏胆碱能神经功能；

⑨铝影响体内其他元素（如Fe、Cu、Zn、Se、Mn等）的分布，改变这些元素的氧化还原状态；

⑩铝损伤葡萄糖代谢。

关于铝对神经系统的毒性机制，这些年来形成了多种学说，例如脂质过氧化学说、神经递质学说、淀粉样蛋白损伤学说、钙超载学说、DNA损伤学说、细胞凋亡学说，等等。但上述这些学说均不能完全解释其神经毒性表现。图13-8为铝暴露导致神经细胞死亡的主要假设性机制。

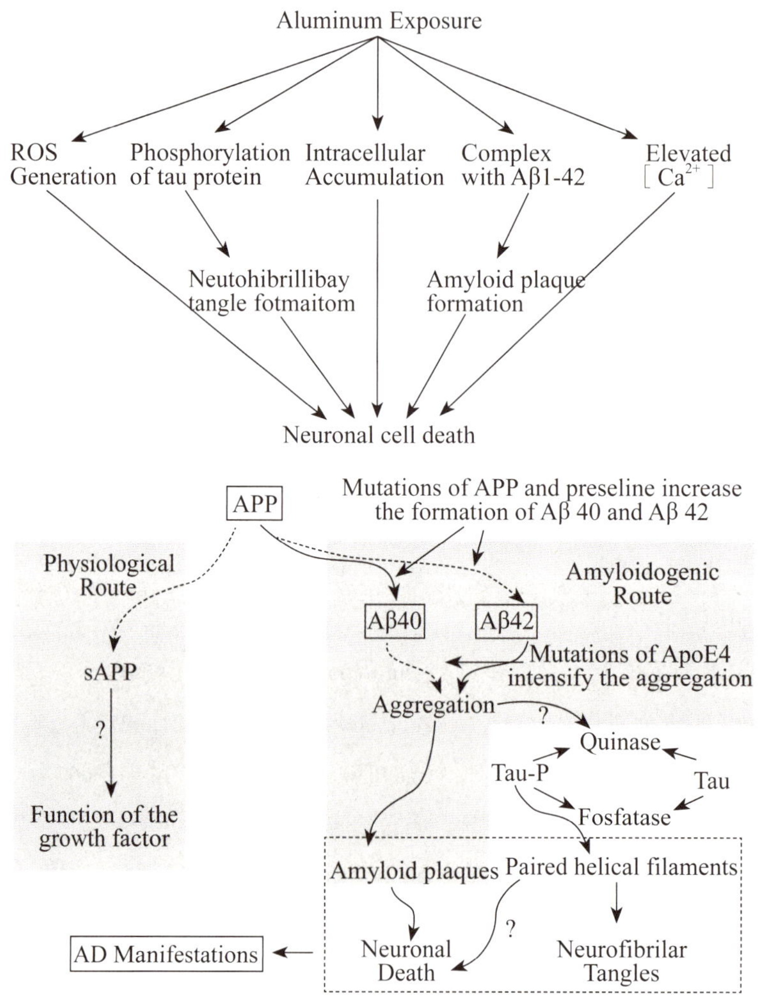

图13-8 铝引发神经元细胞死亡的可能机制

上：铝神经毒性的几种主要机制；下：APP突变导致AD的过程

2012年WU等在果蝇的研究中发现，当果蝇暴露于含有过量铝的食物时，会显著地缩短其寿命，并伴随着运动能力的减退和伴有神经退行性病变，但与Aβ引起的毒性无关。进一步研究发现，果蝇暴露于含有铝的食物时，会破坏其体内铁离子的稳态：果蝇机体铁水平显著升高，大量活性氧（ROS）产生。通过降低机体活性氧水平或降低体内的铁水平，都能有效降低铝的毒性。这表明铝神经毒性的又一机制可能是通过破坏铁平衡，进而产生过多的ROS并对神经系统产生破坏作用的。

6. 硒与阿尔茨海默病

人类食物硒主要是动物性食物中的硒代半胱氨酸（Sec）、植物性食物中的硒代蛋氨酸（SeMet）及少量其他小分子硒化合物，经小肠吸收后进入肌肉和其他组织。约30%的硒在肝中，30%的硒在肌肉中，15%在肾中，10%在血浆中。健康成人的血浆硒大致占血液总硒的75%。吸收的各种硒化合物主要与循环系统的蛋白质结合并转变为SeH-这种硒代谢池中的核心过渡形式，根据体内硒代谢平衡变化，SeH-可以灵活地供给硒蛋白合成或被清除出体外。吸收的硒主要经尿、汗排出，很少一部分随胆汁、胰液、肠道分泌物经粪便排出。

硒在生物体内主要通过各种硒蛋白发挥生物学功能。目前已在人类和啮齿类中发现各有25种和24种硒蛋白（表13-39），在其他生物中可能还含有更多的硒蛋白，如真核生物的斑马鱼中含有36种硒蛋白基因、褐潮藻中至少含有60种硒蛋白，在原核生物海洋寡毛纲小蠕虫的寄生菌中可能含有至少60种硒蛋白。在人类中发现的25种硒蛋白中，已知其部分功能的有谷胱甘肽过氧化酶族（GPXs：5种）、硫氧还蛋白还原酶族（TrxR或TRs：3种）、脱碘酶族（Dio或Ds：3种）及其他硒蛋白。硒蛋白SelO和SelV的功能则尚属未知。

表13-39　哺乳动物中的主要硒蛋白家族

硒蛋白家族
脱碘酶家族（deiodinase family）
DI、DII、DIII
谷胱甘肽过氧化物酶家族（glutathione peroxidase family，简称GPx）
GPx1、GPx2、GPx3、GPx4、GPx6
硫氧还蛋白还原酶家族（thioredoxin reductase family，简称TR）
TR1、TRG、TR3
相对分子质量15 000硒蛋白（Sep15）
甲硫氨硫酸氧化物还原酶1（methionine-R-sulfoxider eductase1，简称MsrB1）
硒磷硒合成酶2（SPS2）
硒蛋白P（Sel P）

续表

硒蛋白W（Sel W）
硒蛋白H（Sel H）
硒蛋白I（Sel I）
硒蛋白K（Sel K）
硒蛋白M（Sel M）
硒蛋白N（Sel N）
硒蛋白O（Sel O）
硒蛋白S（Sel S）
硒蛋白T（Sel T）
硒蛋白V（Sel V）
其他硒蛋白
甲硫氨硫酸氧化物还原酶（nethionine-S-sulfoxide reductase，简称Msr A）
蛋白二硫键异构酶（protein disulfide isomerase，简称PDI）
硒蛋U（Sel U）
硒蛋J（Sel J）
硒蛋L（Sel L）
鱼相对分子质量15 000硒蛋（Fep 15）
Trx-fold蛋白

硒作为生物必需微量元素，对脑发育和脑功能极为重要。当其摄入不足时，它被优先供给中枢神经系统。缺硒时，脑硒含量所维持的时间也远远长于其他器官，是最后一个出现缺硒现象的器官。所以，脑对于硒具有优先利用的特征。在哺乳动物脑中，也已发现含有多种硒蛋白，在用^{75}Se标记进行的小鼠不同脑细胞系和脑区硒蛋白表达的生化分析中，可获得21种硒蛋白或蛋白亚单位标记点，但不同细胞系或不同脑区，硒蛋白的分布不尽相同（表13-40）。在已发现部分已知功能的硒蛋白中，GPx、TrxR和MsrB1为重要的抗氧化酶，其他硒酶和硒蛋白的生化功能也都参与其中的硒代半胱氨硒的氧化还原特性紧密相关，它们在维护脑细胞的正常功能、抗氧化损伤、防御各种脑疾病方面具有重要作用。生物分子学实验和动物模型实验结果表明，硒缺乏与Aβ的产生和聚集、tau蛋白的过度磷酸化、胞内钙信号和磷酸激酶/磷酸酯酶信号传导失调相关联（表13-41），因而，硒缺乏与AD的发生、发展有很大的相关性。

表13-40　哺乳动物脑中的特异性硒蛋白

	强标记硒蛋白，Kpa	特异性硒蛋白，Kpa
所有脑区		
溶胶	57，15	

续表

	强标记硒蛋白，Kpa	特异性硒蛋白，Kpa
所有脑区		
线粒体	20，18，15	
微粒体	20，18	
细胞核	20，18	
不同细胞系		
神经元细胞	25，13	
小胶质细胞	44，12，11	
少突胶质细胞	25，13	
星形细胞	21	
大脑内皮细胞	25，13	
不同脑区		
小脑溶胶		15（占总活性40%）
脑干细胞核		20（占总活性50%）
脑干溶胶		23（占总活性20%）
海马细胞核		20（占总活性40%）

注：①硒蛋白以相对分子质量Kpa表示；②强标记硒蛋白指超过总^{75}Se活性15%的硒蛋白。

表13-41　硒缺乏与AD的关系

AD的危险因素	相关硒蛋白或硒盐
氧化损伤	GPx，Sel P，Sel M，Sel R，Sel W
Aβ的产生和聚集	Sel P，Sel M，Sel R，Msr A
tau的过度磷酸化	Sel M，硒酸钠
信号传导	Trx，Sel M，亚硒酸钠
认知功能损伤	Sel P，其他硒蛋白或硒盐

硒蛋白P：在哺乳动物脑内，硒蛋白P（Sel P）主要分布于小脑、嗅球、海马区和额叶皮质，神经元与胶质细胞中均有其表达。体外研究或基因敲除动物模型研究表明，硒蛋白P通过清除自由基、过氧化亚硝酸盐或者通过促进相关的抗氧化通路发挥神经保护作用，防止神经退行性变化。AD患者尸检发现，脑内脉络丛及脑脊液内硒蛋白P含量升高，病灶区硒蛋白P与β淀粉样蛋白共定位，致密斑及其β淀粉样蛋白斑总是围绕在硒蛋白P阳性神经元周围。AD疾病基因表达研究发现，硒蛋白P是AD

中表达上调的240个基因之一。还有证据显示，硒蛋白P通过APOE受体APOER$_2$转运至脑，硒蛋白P与APOE的相互竞争作用可以改变硒蛋白的运输及个体APOE$_4$等位基因的表达。这些研究结果提示，硒蛋白P与AD进程或反应直接相关。

硒蛋白M：硒蛋白M（Sel M）在脑、甲状腺、肺、心、肾、子宫和胎盘等均有分布，尤其在脑中有高的表达。在脑中，硒蛋白M主要分布在海马组织的CAl、CA2区，其次是齿状回、主嗅球、小脑皮层，亚细胞定位显示，主要定位于内质网。硒蛋白M因其在脑中的大量表达及其在应对氧化应激、神经保护和调节钙稳态及锌稳态方面的重要作用而引起人们的极大兴趣。目前，已经发现硒蛋白M与AD有关的直接证据，如转基因大鼠研究中观察到，硒处理可诱导外源性硒蛋白M的表达，过表达的硒蛋白M进而通过抑制β-分泌酶和γ-分泌酶介导的APP蛋白质水解来降低Aβ的产生，同时还可降低tau蛋白某些位点的磷酸化；在硒蛋白M基因敲除（SeM$^{+/-}$）小鼠的研究中发现，SeM$^{+/-}$小鼠和普通小鼠相比，存在明显的学习记忆缺陷和明显增大的脑室。

硒蛋白R：硒蛋白R（Sel R）是一种亚砜还原酶。AD脑内Aβ中35位的蛋氨酸被氧化成亚砜后易形成沉淀。硒蛋白R可将被氧化成亚砜的残基还原为蛋氨酸，从而起到调节氧化还原平衡的作用。硒蛋白R还可与一种分子伴侣CLU相互作用，在促表达、抗氧化、增强蛋氨酸还原酶活性方面发挥协同作用。

由此可见，硒化合物，尤其是硒蛋白的研究可为AD干预药物的研制开辟广阔的前景。

7. 其他元素与阿尔茨海默病

除了前述锌（Zn）、铁（Fe）、铜（Cu）、锰（Mn）、铝（Al）、硒（Se）等AD的标记性元素外，许多其他元素亦与AD有关，这些元素包括钡（Ba）、锶（Sr）、钙（Ca）、镁（Mg）、铬（Cr）、钴（Co）、镍（Ni）、铌（Nb）、锂（Li）、锡（Sn）、钼（Mo）、锗（Ge）、镉（Cd）、铅（Pb）、汞（Hg）、钒（V）、铷（Rb）、锑（Sb）、铯（Cs）、硅（Si）、氟（F）、磷（P）等。现举例说明其中的一些元素与AD的关系。

（1）元素含量的影响。微量元素稳态失衡最主要的表现在四个方面，即元素的含量、比值、分布和形态发生了变异。例如，陈祥友等观察到，AD患者头发中Ba、Sr、Ca、Co、Nb、Li、Sn、Ni、Cr等9种元素含量特别低少，而Mo、Ge含量则特别高；李亚健等发现，AD患者血清中Co、Ni、Cr含量显著降低；杨兴华等发现，AD患者头发中Cd、Pb含量与AD呈正相关，而Ca、Mg含量与AD呈负相关；GERHARDSSON等发现，AD患者血浆Hg含量明显升高，脑脊液中V、Rb、Sb、Cs、Pb含量又显著降低。

（2）元素比值的影响。例如，GONZALEZ等发现，不同程度痴呆患者的血清Mn含量与V、Cr、Mo、Cd含量的比值均发生了显著变化（表13-42）。由此可见，AD患者的元素链（包括元素比值和相关系数）发生了不平衡。

表13-42　AD患者的血清元素—元素相关关系（A/B）

A	B	血清	LMM
铝（Al）	铁（Fe）、硒（Se）	↑（AD，HC）	↑（AD，HC）
	锌（Zn）	↑（AD，HC） （MCI，HC）	↑（AD，HC） （MCI，HC）
	铜（Cu）	—	↑（AD，HC）
锰（Mn）	铝（Al）、钒（V）、铬（Cr）、铁（Fe）、铜（Cu）、锌（Zn）、硒（Se）、锰（Mn）、镉（Cd）	↓（AD，HC） （MCI，HC）	—
铜（Cu）	锌（Zn）	↑（AD，HC）	—
	硒（Se）	—	↑（AD，HC）

注：①↑或↓表示显著升高或降低；AD——患者，MCI——认知功能轻微损伤患者，HC——健康对照组；（AD，HC）——AD患者与对照组比较；②血清总值与LMM的Al/Cu及Cu/Se变化不一样。

（3）元素分布的影响。例如，GERIIARDSSON等研究了AD患者与健康人脑脊液（CSF）与血清中的元素比值，发现AD患者的Rb、Sb、Pb、Co、Hg的血脑屏障商数发生了显著变化（表13-43），严重AD患者（SAD）有与AD类似的变化模式，在某些商数间还存在显著的相关关系（表13-44）。这表明AD患者的血脑屏障出现了某些障碍。

表13-43　AD患者的血清屏障商数（Q值）

元素	AD（n=264）	HC（n=54）	P
镁（Mg）	1.30	1.38	NS
钙（Ca）	0.52	0.52	NS
锰（Mn）	0.45	0.69	＜0.001
铁（Fe）	0.13	0.14	NS
钴（Co）	0.09	0.06	＜0.001
镍（Ni）	0.14	0.10	NS
铜（Cu）	0.01	0.02	NS

续表

元素	AD（n=264）	HC（n=54）	P
锌（Zn）	0.02	0.02	NS
硒（Se）	0.02	0.02	NS
铷（Rb）	0.23	0.25	0.002
锶（Sr）	0.44	0.45	NS
钼（Mo）	0.21	0.20	NS
镉（Cd）	0.02	0.12	NS
锡（Sn）	0.19	0.26	NS
锑（Sb）	0.001	0.002	0.003
铯（Cs）	0.27	0.28	NS
汞（Hg）	0.36	0.62	0.001
铅（Pb）	0.27	0.48	0.001

注：Q=脑脊液中元素含量/血浆中元素含量，NS表示无显著差异。

表13-44　AD和SAD患者Q值的相关性

元素	AD		SAD	
	rs	P	rs	P
（Q_{Pb}，Q_{Mn}）	0.30	＜0.001	0.52	0.019
（Q_{Pb}，Q_{Sb}）	0.27	＜0.001		
（Q_{Mn}，Q_{Rb}）	0.25	＜0.001	0.63	0.003
（Q_{Co}，Q_{Sb}）	0.13-0.16	≤0.039		
（Q_{Co}，Q_{Pb}）	0.13-0.16	≤0.039		
（Q_{Mn}，Q_{Sb}）	0.13-0.16	≤0.039		
（Q_{Pb}，Q_{Rb}）			0.53	0.018
（Q_{Mn}，Q_{Co}）			0.58	0.007

注：①SAD表示严重AD患者；②Q_{Pb}表示脑脊液Pb与血浆Pb含量比。

（4）元素形态的影响。例如，GONZALEZ等在研究金属稳态平衡与AD的关系时，除发现血清不同相对分子质量组分中的Al、Mn、Fe、Cu、Se含量与AD显著相关外，还发现AD患者高分子质量组分（HMM）中的V、Cd、Pb和低分子质量组分（LMM）中的Co有所增加，HMM中的Mo有所降低（表13-45），而且LMM中的Co含量有随痴呆发展而增高的趋势。

表13-45　AD患者不同血清组分中的元素质量浓度　（单位：μg/L）

元素	组分	健康人（n=30）	AD患者（n=30）
锂（Li）	HMM	＜LOD	＜LOD
	LMM	3.17 ± 0.72	3.12 ± 1.01
钒（V）	HMM	0.056 ± 0.016	0.080 ± 0.034
	LMM	＜LOD	＜LOD
钴（Co）	HMM	0.26 ± 0.16	0.26 ± 0.14
	LMM	0.026 ± 0.068	0.050 ± 0.013
钼（Mo）	HMM	1.18 ± 0.21	0.96 ± 0.22
	LMM	＜LOD	＜LOD
镉（Cd）	HMM	0.091 ± 0.092	0.093 ± 0.099
	LMM	＜LOD	＜LOD
铅（Pb）	HMM	0.045 ± 0.031	0.051 ± 0.036
	LMM	＜LOD	＜LOD
铬（Cr）	HMM	0.20 ± 0.09	0.19 ± 0.08
	LMM	＜LOD	＜LOD

注：①HMM表示高相对分子质量组分，LMM表示低相对分子质量组分，②LOD表示探测限。

（5）铷和溴。研究发现，正常人和AD患者脑中铷（Rb）含量随增龄而降低，但AD患者降低幅度大于正常人；AD患者大脑杏仁核和迈内氏核Rb含量均显著降低，细胞核内Rb也有所降低。有报道称，AD患者脑中溴（Br）含量明显升高；大脑中Br含量过量能产生抑制过氧化氢酶（CAT）活性的化合物；用于抗惊厥的溴化物能导致记忆损伤和认知障碍。

（6）铅和汞。近年来的研究结果显示，铅（Pb）可导致转基因动物脑内APP和Aβ水平增加，引起Aβ的聚集。有人发现，AD患者大脑皮层汞（Hg）含量明显升高；迈内氏核和杏仁核中Hg含量增加；在早期发作的AD患者中，血Hg水平比对照组几乎高出3倍；血Hg与CSF中Aβ呈显著正相关。

（7）钴和锂。钴（Co）主要以维生素B_{12}的形式被许多生物利用。已知的维生素B_{12}结合蛋白分成三大类，即钴酰胺异构酶家族、甲钴胺甲基转移酶家族和维生素B_{12}依赖性还原脱卤酶家族，在真核生物中只发现3种维生素B_{12}依赖性蛋白：甲硫氨酸合成酶（Met H）、甲基丙二酰辅酶A变位酶（MCM）和维生素B_{12}依赖性核糖核苷酸还原酶（RNR11）。维生素B_{12}缺乏可导致蛋氨酸和S-腺苷蛋氨酸合成障碍引起神经系统受损，也可能使同型半胱氨酸无法转变为蛋氨酸而在血中堆积，对脑细胞产生毒性作用而造成神经系统损害。但如同Cu、Fe一样，游离状态的Co可产生活性氧自由基。近来研究发现，AD患者血清LMM组分中Co水平有所增高，血液和脑脊液中的Co也增加。

锂（Li）被认为是动物和人具有营养重要性的超微量元素，它能有力地参与包括K、Na、Ca、Mg、钙调素、激素、第二信使系统和大多数已知的神经递质在内的几乎每一个过程。研究发现，AD患者血浆Li含量降低；学习低能的人头发Li含量也降低；血清Li与血清Co呈显著相关性。因而Li可能可抵抗Al毒性而对神经起保护性作用，而且Li可增强叶酸和维生素B_{12}的细胞输入。巴西科学家发现，使用锂盐治疗的躁狂抑郁症患者AD发病率降低81%；日本科学家也发现，锂盐能降低实验鼠脑部的缠结和淀粉样斑块。

（8）钒和钼。有人认为，钒（V）是躁狂抑郁症的原因，因为其患者血浆V含量是正常人的两倍；红细胞中的V含量异常。V高破坏Na^+、K^+进出细胞的平衡，细胞内Na^+高则引起代谢紊乱。还有人观察到，大鼠投入V_2O_5可引起条件反射紊乱；AD患者的血浆V含量升高，而尾状核中V含量降低。而且，血清中的V与Se、Cr、Zn呈显著正相关关系，而后三者全部与糖代谢异常相关。众所周知，AD患者能量代谢异常，包括葡萄糖稳态受损、氧化应激增强和胰岛素抵抗，故AD和MCI患者血清V升高，可能意味着患者的代谢能力处于低下状态。偏最小二乘方判别分析（PLS-DA）结果表明，V(HMM）与Al(TOTAL，HMM，LMM）、Cu(TOTAL，LMM)、Fe、Co(LMM）同处于负荷图的左边（图13-9），证明AD患者血清中的V也处于过表达状态；利用不同组分中的元素含量可以将疾病组与对照组区分开来；同时也证明，应用此法有可能发现新的判别标志物。

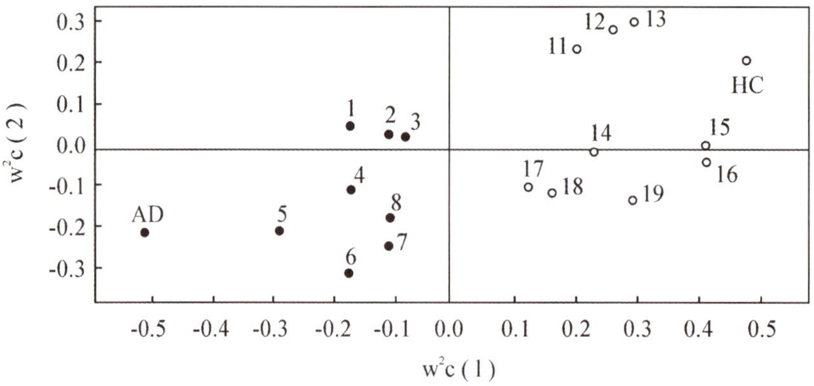

图13-9 AD患者与健康人血清元素PLS—DA图

聚集在左边的元素表示AD患者存在过表达，相反方向则表示元素降低，增高的元素为：1Al-T，2Fe-L，3Co-L，4Al—H，5Al-L，6Cu-L，7V-H，8Cu-T；降低的元素为：11Fe-H，12Se-L，13Zn-T，14Fe-T，15Mn-T，16Mn-H，17Se-T，18Se-H，19Zn-H，T表示血清，H表示高分子质量组分，L表示低分子质量组分钼（Mo）被认为对脑功能的最佳调节是必需的。利用钼辅因子的含钼酶分为五个家族，即亚硝酸盐氧化酶家族（SO家族）、黄嘌呤氧化酶家族（XO家族）、二甲亚砜还原酶家族（DMSOR家族）、醛铁氧还蛋白氧化还原酶家族（AOR家族），以及新发现的含钼辅因子结合蛋白mARC的MOSC超家族。真核生物一般只含有5个含钼酶，即硝酸盐还原酶、亚硫酸盐氧化酶、黄嘌呤脱氧酶、醛氧化酶和钼辅因子蛋白mARC。现在已知，亚硫酸盐氧化酶和黄嘌呤氧化酶的遗传性代谢障碍会导致脑损伤和智力发育迟滞。最近证实，AD患者血清Mo水平比正常人和认知功能轻微损伤患者低。

（9）铯。铯（Cs）的生物学作用还不十分明白。最近发现，AD患者CSF中Cs含量显著低于正常健康人，CSF中Cs含量与血浆Cs含量则呈显著正相关关系（r=0.50，P＜0.001）。同时还发现，AD患者CSF中Cs含量（CSF-Cs）与CSF中tau蛋白含量（CSF-tau）呈显著负相关；在严重AD（SAD）患者中，CSF-Cs与CSF-tau呈显著负相关，但与CSF-Aβ呈显著正相关（表13-46）。

表13-46　铯与AD的相关关系

病程	关联元素	相关系数	P
AD	（CSF-T-tau，CSF-Cs）	−0.17	0.027
SAD	（CSF-Aβ，CSF-Cs）	0.49	0.026
	（CSF-T-tau，CSF-Cs）	−0.49	0.026
	（CSF-P-tau，CSF-Cs）	−0.41	0.060

注：①SAD表示严重AD患者；②T-tau：总tau；③P-tau：磷酸化tau。

六、阿尔茨海默病的预报和治疗策略

近年来在AD预报研究和治疗策略研究方面取得的初步成果为微量元素与AD关系提供了第四方面的证据。

1. 阿尔茨海默病的渐进式变化

AD患者的神经退行性病变是一个渐进的过程，一般可分为三个阶段，即临床前无症状阶段、痴呆前有症状阶段和痴呆阶段。全世界最常用的AD分级体系将其分为七个阶段（表13-47），一些治疗措施需要患者改变生活习惯（在阶段一、二、三），另一些则需要药物治疗（在阶段四、五、六），第七阶段则需要姑息治疗。复杂的数据研究结果提示，如果今天的科学家能将AD的发病年龄延缓2年，那么在一代人中将有26%的人能免于发病；如果能将AD的发病年龄延缓5年，那么一代人患者的数量将减少50%；如果延缓10年，那么AD发病率则可减低90%。由此可见，延缓AD的发病年龄比抵抗脑细胞死亡来得更切合实际。幸运的是，最新的研究表明，AD患者的某些微量元素含量亦具有渐进式变化的特点。

表13-47　AD的分级——Reiberg总体衰退量

分级	症状
第一阶段	无症状
第二阶段	轻微症状（短期记忆丧失，选择障碍），在神经心理性测试中无检测值下降
第三阶段	轻微症状，在神经心理性测试中可测的指标下降，但在日常活动中无明显影响
第四阶段	轻度痴呆（有人陪同下能够驾驶）
第五阶段	重度痴呆（需他人代为选择衣着，仅在熟悉区域步行散步，财务开支须由他人管理）
第六阶段	重度痴呆（须由他人帮助洗漱和穿衣，不能独处）
第七阶段	极重度至末期痴呆（无法安全行走，吞咽困难）

GONZALEZ等（2014）用ICP—MS技术检测了正常健康人（HC，*n*=30）、认知功能轻微损伤患者（MCI，*n*=16）和阿尔茨海默病患者（AD，*n*=30）血清（包括总血清、HMM、LMM）中13种元素的含量，结果发现，这些元素可以分为四类：

第一类是随着神经退行性进展，元素含量亦相应呈进展性变化，如血清和HMM中Zn和Fe随痴呆进展而降低，血清、HMM和LMM中Al随痴呆进展而升高，LMM中Co和Cu随痴呆进展而增加，HMM中的V和Cu随痴呆进展而升高；

第二类是健康人与两组患者元素含量存在差异，如患者血清和HMM中Mn显著降低，患者LMM中Se显著降低而Fe显著升高；

第三类是AD患者元素含量发生了变化，如AD患者血清和HMM中Mo低于健康人和MCI患者，Cd高于健康人和MCI患者；

第四类是两组患者之间元素含量存在差异，如血清和HMM中的Se，LMM中的Al（表13-48）。

表13-48　AD疾病进展与元素含量变化　　（单位：μg/L）

样品	元素	健康人	轻微患者	AD患者
血清	锂（Li）	3.36	2.95	3.04
	铝（Al）	4.05	4.91$^{\triangle\triangle}$	5.18***
	钒（V）	0.061	0.067	0.067
	铬（Cr）	0.218	0.224	0.200

续表

样品	元素	健康人	轻微患者	AD患者
血清	锰（Mn）	1.160	0.570$^{\Delta\Delta\Delta}$	0.618***
	铁（Fe）	1001.2	976.6	854.3
	钴（Co）	0.294	0.244	0.285
	铜（Cu）	1050.1	1034.1	1114.8
	锌（Zn）	899.7	844.6	809.1*
	硒（Se）	118.5	123.7	112.8
	钼（Mo）	1.170	1.220	0.977
	镉（Cd）	0.091	0.092	0.095
	铅（Pb）	0.045	0.055	0.050
HMM	铝（Al）	3.57	4.56$^{\Delta\Delta\Delta}$	4.76***
	钒（V）	0.056	0.071	0.080
	铬（Cr）	0.196	0.215	0.190
	锰（Mn）	1.100	0.584$^{\Delta\Delta\Delta}$	0.656***
	铁（Fe）	994.4	988.6	876.8
	钴（Co）	0.264	0.247	0.262
	铜（Cu）	1005.9	1017.4	1120.6
	锌（Zn）	901.6	840.6	811.9
	硒（Se）	124.2	131.2	115.6
	钼（Mo）	1.180	1.260	0.958
	镉（Cd）	0.091	0.090	0.093
	铅（Pb）	0.045	0.053	0.051
LMM	锂（Li）	3.170	2.850	3.120
	铝（Al）	0.324	0.442$^{\Delta\Delta}$	0.777***
	铁（Fe）	0.400	1.100$^{\Delta\Delta\Delta}$	1.300***
	钴（Co）	0.026	0.038	0.050
	铜（Cu）	5.460	5.550	8.890
	锌（Zn）	1.860	2.320	2.270
	硒（Se）	4.250	2.680$^{\Delta}$	2.870*

注：①血清——血清总成分，HMM——血清高相对分子质量组分，LMM——血清低相对分子质量组分；②AD患者与健康人比较：$^{*}P$<0.05，$^{**}P$<0.01，$^{***}P$<0.001；③轻微患者与健康人比较：$\Delta P<0.05$，$\Delta\Delta P<0.01$，$\Delta\Delta\Delta P<0.001$。

2. 阿尔茨海默病的预报和诊断

在AD的进程中，体内有些元素的含量随疾病的加重而增加，有些元素随疾病加重而降低，还有些元素与认知能力呈剂量–反应关系。一般地说，体内元素的不平衡反应先于疾病症状的出现。因此，利用体内元素含量变化（包括元素–元素相互关系、元素分布关系的变化）有可能对AD做出预报或诊断。

杨兴华等（2013）用ICP-AES法测定了47份头发样本（AD患者22例，健康人25例）中9种元素含量。相关性检验结果表明，Al、Pb、Cd与AD呈正相关，正相关程度为Al＞Cd＞Pb； Mn、Ca、Cu、Mg与AD呈负相关，负相关程度为Mn＞Ca＞Cu＞Mg。试验和比较不同特征组合的支持向量机模式分类结果，可以看出采用Al、Mn、Pb、Cd四种元素或采用Al、Mn、Cd三种元素，均可使模型预报正确率和留一法交互预测正确率达到100%（表13-49），采用Al、Mn两种元素的预报正确率也可达到97%。

表13-49　基于头发元素的AD预报正确率　（单位：%）

特征量组合	预报正确率	预测正确率
铝（Al）、锰（Mn）、铅（Pb）、镉（Cd）	100	100
铝（Al）、钙（Ca）、铅（Pb）、镉（Cd）	91.49	91.49
铝（Al）、铜（Cu）、铅（Pb）、镉（Cd）	85.11	82.98
铝（Al）、镁（Mg）、铅（Pb）、镉（Cd）	80.85	78.72
铝（Al）、锰（Mn）、镉（Cd）	100	100
铝（Al）、锰（Mn）、铅（Pb）	97.87	97.87
铝（Al）、铅（Pb）、镉（Cd）	55.32	44.68
锰（Mn）、铅（Pb）、镉（Cd）	93.62	93.62
铝（Al）、锰（Mn）	97.87	97.87
锰（Mn）、镉（Cd）	85.11	85.11

2014年GONZALEZ等利用微量元素科学中的多元素测定技术、生物分子学中的元素形态分离方法以及组学研究中的信息处理原理研究了AD的病因、生物标志物及AD的判别鉴定。结果提示，AD的发生与微量元素失衡密切相关：血清Fe、Cu、Zn、Al含量异常可能与认知功能缺陷有联系，Mn、Li或V含量异常可看作是神经退行性病变的先兆，低分子质量组分（LMM）中Fe、Cu、Al、Co含量异常似乎在AD发病中起着重要作用。利用13种元素含量作偏最小二乘方判别分析（PLS-DA），可

将AD患者与正常健康人完全区分开来，也能相当准确地区分健康人、轻微患者和AD患者（图13-10）。

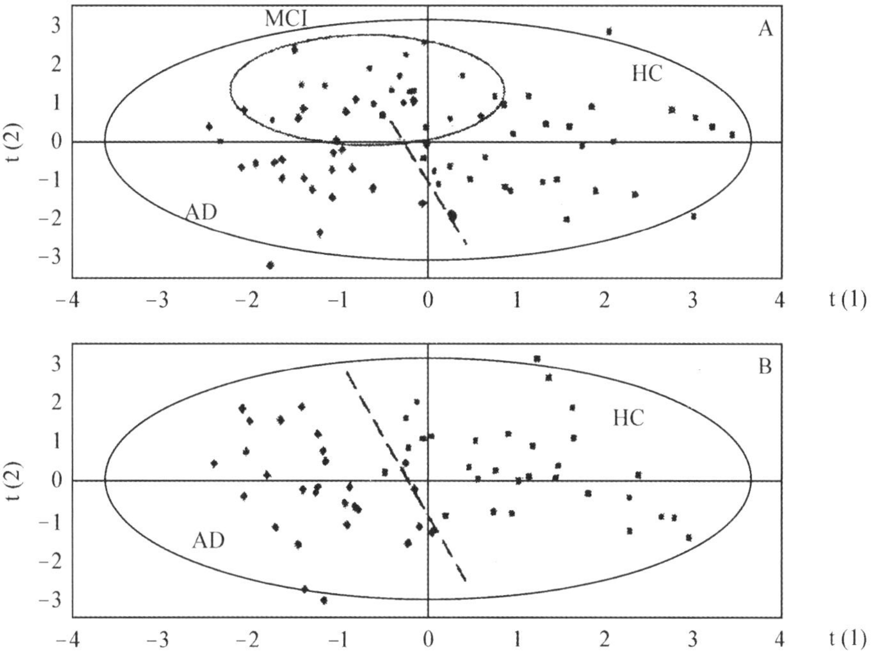

图13-10 AD的血清微量元素PLS-DA示意图

A：三类判别；B：两类判别；HC：健康人；MCI：轻微损伤患者；AD：AD患者

3. 阿尔茨海默病的治疗策略

AD是一种多因素疾病，企图以单一作用点的治疗方法取得满意的疗效是非常困难的，必须采用多因素的综合治疗，才有可能见效。既往的研究多集中在AD的病因治疗上，亦即以AD的生物标志物Aβ、tau蛋白、APOE和细胞炎性因子等为治疗靶点。近10多年来，随着微量元素研究的深入，许多以新标志物——微量元素作为靶向药物的开发研究得到了重视，调节体内金属离子的代谢平衡正成为AD治疗的重要策略之一。

针对微量元素稳态的靶向药物大致可归纳为以下四类。

（1）金属螯合剂。迄今已有多种金属螯合剂适用于AD的研究和治疗，去铁胺B（desferrioxamine B）是最早用于去除中枢神经系统金属负荷和解除淀粉样沉积的化合物，虽能显著降低AD患者的行为异常和智力损伤，但也存在多种缺陷。新研发的调节脑内金属负荷的化合物（表13-50）主要包括DP-109、CQ和PBT2几种。

DP-109是一种亲脂性金属螯合剂，对Zn、Cu具有选择性螯合作用，对Fe也有一定的螯合能力。老年Tg 2576转基因小鼠长期使用DP-109处理，可使脑内Aβ含量及突触小泡内的Zn减少。

CQ是另一种离子载体或螯合剂，是一类主要螯合铜离子和锌离子的脂溶性小分子化合物，又称PBT1。Ⅱ期临床试验结果表明，CQ能够稳定晚期AD患者的临床症状，减缓认知能力减退的速度，降低血浆中Aβ水平。CQ能明显降低锌离子在APP/PS1转基因小鼠大脑老年斑内的聚集，使Aβ转化为更可溶的形式，还可能通过抑制β-分泌酶和γ-分泌酶活性，减缓AD的病理进程。

表13-50　AD的金属螯合剂治疗策略

第一作者（年）	螯合剂	试验对象
CHERNY（2001）	PBT1（CQ）	APP/PS1转基因AD模型小鼠
RITCHIE（2003）	CQ	AD患者Ⅱ期小规模临床试验
KAUR（2003）	PBT1	PD患者（阿狄森氏症）
LEE（2004）	Dy-109	APP/PS1转基因AD模型小鼠
DEDEOGLU（2004）	XH-1	人神经纤维瘤细胞、APP/PS1转基因小鼠
ZHENG（2005）	VK-28	神经退行性变患者
	HLA-20	神经退行性变患者
	MA-30	神经退行性变患者
	PBT1	神经退行性变患者
MORET（2006）	TKL-169	神经退行性变患者
DERAEVE（2007）	PBT1	神经退行性变患者
ADLARD（2008）	PBT2	AD转基因小鼠
LANNFELT（2008）	PBT2	AD患者Ⅱ期双盲随机试验
TSHRAT（2009）	硒化合物	ICV-STZ AD模型大鼠
FAUX（2010）	PBT2	AD患者Ⅱ期临床试验

注：ICV-STZAD模型大鼠：该模型大鼠大脑葡萄糖和能量代谢紊乱，出现氧化损伤和胆碱能功能障碍。

PBT2是一种更有效的CQ类药物，更容易透过血脑屏障。动物实验研究表明，PBT2能显著降低APP/PS1转基因小鼠脑内可溶性Aβ水平，改善转基因小鼠的认知功能，Aβ淀积和tau蛋白磷酸化也明显减少，并具有改善突触功能的作用。对AD患者的Ⅱ期双盲随机临床试验表明，PBT2能明显减少脑脊液中Aβ水平，显著改善任务执行功能，快速恢复认知能力。

此外，一系列8-羟基喹啉衍生物（如VK-28、HLA-20、MA-30等）对治疗儿种神经退行性疾病也具有很大的潜力。XH-1能特异地降低APP蛋白表达（人SH-SY5Y神经纤维细胞）和减弱大脑Aβ淀粉样病变（APP/PS1转基因小鼠）。TKL-169能有效地降低大脑皮层铜水平，并能维持血、脑脊液和肼胝体中的正常铜水平。

为了与其他具有高亲和力的金属螯合物相区别，医用金属螯合物被命名为金属—蛋白阻尼复合物（MPACs），它的作用机制如图13-11所示。由于PBT2和CQ这一类MPACs不仅能有效降低Aβ—Zn^{2+}/Cu^{2+}结合产生的毒性作用，而且还能促进对神经元具有保护作用的细胞信号转导，并非单纯的螯合剂，因此也有人称其为“金属伴侣”（metal chaperones）。

金属螯合剂仍为当前研究备受重视的AD治疗药物，例如见诸文献的有治疗AD的靶向金属离子、诊断和治疗AD的金属络合物的设计、功能性多氧金属衍生物、具有靶向和调节金属水平的多功能小分子化合物、树枝状分子（dendrimers）与金属螯合剂在AD治疗中的协同作用等。

医用金属螯合剂是一类通过螯合体内金属离子、形成稳定水溶性络合物的有机式无机化合物。理想的治疗AD的螯合剂类药物，首先要能够通过血脑屏障，如脂溶性小分子化合物；其次对相应的金属离子只需具有较低的亲和力，不破坏机体的稳态和正常功能；同时还应该具有无毒、高效且易被排出体外的特性。

（2）天然抗氧化剂。自由基损伤或氧化应激与AD有着密切的关系，大量证据表明，过渡金属离子，特别是铁和铜离子是生物分子氧化损伤的催化剂，是引起氧化应激的重要因素。目前的研究发现，铁和铜离子缺乏可能主要与AD早期关系密切，而铁、铜等金属离子过载可能主要与AD后期损伤关系密切。抗氧化剂，尤其是天然抗氧化剂可以调节铁、铜等金属离子代谢失衡、减少氧化应激损伤，从而有可能预防AD的发生或延缓AD的进程。

研究表明，许多抗氧化剂，如代谢性抗氧化剂、线粒体抗氧化剂、SS肽等，在AD模型小鼠和小型临床试验中已证明是有效的，其他抗氧化剂，如维生素C、维生素E、Selegiline、雌激素、银杏叶提取液等，对控制AD的发展也有正面效果（表13-51）。但有人认为，维生素E、银杏提取物、维生素C和辅酶对那些确诊的患者，不能减缓病情的进程。在保留记忆和预防疾病方面，维生素E和银杏提取物的使用，对AD的危险人群没有很大的帮助。Meta分析也提示，药物补充抗氧化维生素并不能降低AD的发病危险。

在过去10多年中，中国科学家对天然抗氧化剂在AD等神经退行性疾病中的作用及分子机制作了许多研究，这些研究对神经退行性疾病的治疗和中药现代化可能具有重要意义。

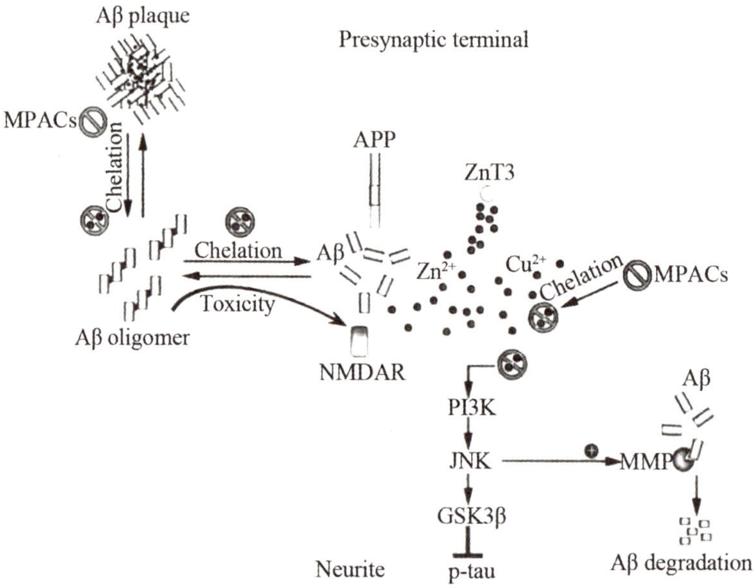

图13-11　金属-蛋白阻尼复合物的作用机制

金属-蛋白阻尼复合物（MPACs）能够与Aβ竞争性结合Zn^{2+}/Cu^{2+}，降低Aβ金属负荷，促进老年斑和Aβ寡聚体解聚。结合了Zn^{2+}/Cu^{2+}的MPACs能够进入细胞，激活磷脂酰肌醇-3-激酶（P13K）和C-Jun氨基末端激酶（JNK），通过影响基质金属蛋白酶（MMP）和糖原合成酶激酶3β（GSK-3β）的活性，促进Aβ降解并抑制tau蛋白磷酸化。Presynaptic termindl：前突触末端；neurite：轴突，神经突；Aβ oligomer：Aβ寡聚体

表13-51　AD的抗氧化剂治疗策略

抗氧化剂	试验动物或细胞	人体试验
维生素E	Aβ诱发的模型大鼠、AD转基因小鼠、APP Tg 2576小鼠、果蝇	中等严重AD患者、AD患者
维生素C	蛋氨酸饮食诱发的同型半胱氨酸过多症大鼠	
维生素B_{12}	猫	AD患者
Mn-SOD	APP Tg 2576小鼠	
α-硫辛酸	APP Tg 2576小鼠	
SS肽	APP Tg 2576小鼠、接种Aβ的神经细胞瘤小鼠	
MitoQ	APP Tg 2576小鼠	
姜黄素	PP Tg 2576小鼠	
水飞蓟宾	Aβ诱发的模型小鼠	
丙炔苯丙胺		中等严重AD患者
褪黑激素	APP 695转基因模型小鼠、AD细胞模型、APP Tg 2576小鼠、暴露Aβ的小胶质细胞	

续表

抗氧化剂	试验动物或细胞	人体试验
咖啡因	分散型AD模型大鼠	
银杏提取物	APP Tg 2576小鼠	
尼古丁	APP V7171转基因小鼠	
染料木黄酮	Aβ导致的海马神经细胞	
木瓜素	APP过表达的SH-SY5Y细胞	
茶多酚	6—OHDA帕金森氏症模型大鼠	

2004—2007年赵宝路等研究了尼古丁对金属离子在APP V7171转基因鼠海马和大脑皮层中代谢平衡的影响，发现尼古丁可显著降低Fe^{2+}、Cu^{2+}、Zn^{2+}在老年斑及其周围神经元细胞中的含量，在海马CAl区的一个亚区中也观察到了这些离子分布密度的减少，表明尼古丁降低Aβ的毒性是部分通过调节金属离子的代谢平衡来达到的。尼古丁还可通过乙酰胆碱受体α7和NF—Kβ信号通路而抑制一氧化氮产生，预防老年痴呆的发生。

2004年ZENG等发现，染料木黄酮能抑制Aβ导致的海马神经细胞凋亡，其表现为：它能抑制Aβ引起的细胞活力降低；抑制Aβ引起的核凝集和片段化；抑制Aβ导致的细胞内自由钙离子的增加和活性氧的积累；抑制Caspase-3（半胱氨酸-天冬氨酸特异性蛋白酶）的激活。

2006年ZHANG等发现，从木瓜中提取的木瓜素是一种发酵得有很强抗氧化性的天然提取物，它能显著降低APPsw过表达的SH-SY5Y细胞的铜离子神经毒性。SH-SY5Y细胞用铁、铜离子处理后，Aβ的毒性显著提高，木瓜素处理的细胞可以缓解由Aβ引起的细胞内钙离子升高、活性氧的过量产生和一氧化氮的升高，从而降低Aβ对细胞的损害。

2007年GUO等在6-OHDA帕金森病模型大鼠的研究中，发现从绿茶中提取的茶多酚对帕金森病具保护作用。茶多酚可通过抑制一氧化氮、活性氧和释放细胞色素C途径抵抗帕金森氏症的发生。

（3）特种元素补充剂。在AD等神经退行性疾病中，有些元素，如Fe、Cu、Zn、Al等，在脑中的累积是导致这类疾病发生、发展的重要原因；而有些元素的缺乏，如Se、Li等，在AD的病理机制中也起着不可忽视的作用。因此，补充某些特种元素也就成为AD治疗的重要策略。

硒补充剂：补硒防止和延缓AD形成的动物实验结果相对比较一致，而人群干预试验结果则不尽一致。

动物实验结果表明，补充硒或其化合物可通过抗氧化应激、降低Aβ沉积、降低tau蛋白过磷酸化、调节信号传导和改善认知功能等方面的作用延缓AD的形成和发展（表13-52）。例如，用硒代蛋氨酸预处理大鼠海马区神经元后再用铁/过氧化氢或Aβ处理细胞，发现硒能通过诱导产生GPx活性而增大细胞存活率；用突触核蛋白处理大鼠成神经瘤细胞，硒代蛋氨酸能通过抗氧化应激而防止神经退行性病变；用谷氨酸盐在神经细胞中诱导脂质过氧化，添加依布硒啉（Ebselen）能阻止上述过程。补充有机硒的转基因动物实验和用亚硒酸钠处理的神经细胞实验得出一致结论：硒可用于AD的防治。喂食有机硒（Sel-plex）的APP/PS小鼠，其Aβ斑块沉积、DNA和RNA氧化水平显著降低；用亚硒酸盐处理的原代神经细胞可免受脂质氧化应激和Aβ毒性，拯救神经细胞的退行性病变。对两类转tau基因、能产生NET病理特征的小鼠（P301L突变体PR5和K3691突变体K3小鼠）长期喂食硒酸钠，能降低海马区tau过度磷酸化和完全消除神经纤维缠结，获得较好的空间学习和记忆能力，防止神经退化。由于硒酸钠能减轻多种AD模型小鼠中的tau病理特征。因此，它有望发展成以tau为靶点治疗的AD药物。另有研究发现，每两天服用100μg有机硒有利于维持AD患者病情，补充Colostrinin（一种牛初乳中的富含脯氨酸的多肽，可治疗包括AD在内的多种疾病）则效果优于有机硒。补充含硒混合物可以改善认知功能，例如，胆碱酯酶抑制剂和抗氧化剂联合使用、维生素和微量元素补充剂联合使用，均可达到一定的目的。

表13-52　补硒延缓AD的某些实验研究

作用	研究者（年）	硒化物	实验对象
抗氧化损伤	DORCIUNCULA（2001）	依布硒啉	大鼠神经细胞
	KUMAR（2005）	硒代蛋氨酸	大鼠神经细胞瘤
	XIANG（2007）	硒代蛋氨酸	大鼠
降低Aβ沉积	Xiang（2005）	硒代蛋氨酸	神经细胞
	LOVELL（2009）	有机硒（Se）l-plex	APP/PS1小鼠
	GWON（2010）	亚硒酸钠	神经细胞
降低tau过度磷酸化	VAN（2010）	硒酸钠	AD转基因模型小鼠
	CORCORAN（2010）	硒酸钠	AD转基因模型小鼠
调节信号通路	DEFELICE（2007）	硒酸钠	?
	YIM（2009）	亚硒酸钠	转基因大鼠

续表

作用	研究者（年）	硒化物	实验对象
改善认知功能	LESZEK（1999）	有机硒	AD患者
	CHANDRA（2001）	含硒混合物	老年人
	ISHRAT（2009）	硒	AD模型大鼠
	DA ROCHA（2012）	联苯二硒	绝经模型大鼠

锂补充剂。锂对动物和人具有营养学上的重要性，并能影响生长发育、生殖功能、内分泌功能、行为功能和许多酶的活性。1949年以来的许多临床研究证明，锂（主要是碳酸锂形式）对治疗躁狂抑郁性精神病、精神分裂症、行为障碍、癫痫有益，至今仍广泛地应用于许多临床医学中。最近的分子生物学研究发现，锂盐有两个新的作用：一是可以抑制糖原合成激酶GSK-3活性，二是可以增加保护性蛋白Bel-2水平。GSK-3主要存在于脑中，它能调节tau蛋白和β-Catenin，这两种成分都在AD的病理发生中起主要作用。抑制GSK-3α可拮抗tau蛋白所致的毒性和减少Aβ的产生，抑制GSK-3β可减少tau蛋白的沉积，降低神经元的变性。Bel-2蛋白家族是细胞生成和死亡的调节因子，大量体外和动物实验证明，Bel-2不但能使神经元抵抗各种损害，而且可以防止神经元的变性，促进轴变的再生，从而防止神经元死亡。这些发现说明，锂盐这个传统用于治疗情感性障碍的药物有可能应用于治疗中枢神经系统退行性变的疾病。

本世纪以来的临床前和临床研究为锂盐治疗AD提供十分有用的佐证。例如，2004年在美国费城举行的第九届阿尔茨海默病及相关疾病大会上，巴西圣保罗大学科学家报告说，他们对74名患有躁狂抑郁症的老年人群进行观察，发现在使用锂盐治疗的患者中，只有4%的人患上了AD症，而不使用锂盐的患者患上此病的比例为21%。日本冈山大学的科学家也在同一次大会上报告说，锂盐能大大减少实验鼠脑部的“缠结”和“淀粉斑”。2006年TERAO的研究表明，过去和/或现在用锂盐治疗的AD患者，MMSE评分明显好于没有任何锂盐治疗史的患者，作者指出，锂对AD的预防作用可能有两种机制，一是通过对情感障碍的预防剂效应间接预防痴呆，二是直接通过抑制GSK-3α和GSK-3β预防痴呆。2009年THOMAS等在一项随机、单盲、多中心较大规模对照试验研究中发现，AD患者脑和血清中BDNF（脑源性神经营养因子）降低，而用锂治疗的AD患者血清BDNF水平显著增加；ADAS-cog（AD评定量表-认知项积分）显著降低；认知功能损害与血清锂含量呈负相关。2011年5月出版的一期《英国精神病学杂志》报道，低剂量锂可以延缓AD病程，延缓记忆力衰退和认知能力退化。一项随机对照试验表明，遗忘型轻度认知障碍患者服用锂盐治疗后，脑脊液中磷酸化tau蛋白含量降低，认知能力改善，耐受良好，无不良反应。2014年王淑敏等在细胞水平上探讨了氯化锂通过调节GSK-3β活性防治AD的机制，结果表明，用氯化锂处理后，细胞内GSK-3β蛋白表达明显减少β-Catenin、CyclinD的表达明显增加；氯化锂可明显抑制转染后SH-SY5Y细胞的生长；GSK-3β是一个潜在的AD治疗靶点。2009年张玉梅等还发现，碳酸锂对帕金森病模型哺乳动物也有明显的治疗作用，不仅在大鼠黑质内直接注射可有效减少黑质神经元的死亡，改善动物的行为症状，而且采用腹腔给药也有效。2012年周小平等也在研究中得出结论：丙戊酸联合碳酸锂对MPTP（1-甲基-4-苯基-1，2，3，6-四氢吡啶）诱导的帕金森模型小鼠有明显的治疗作用。

由上可见，补充锂盐有助于防治包括AD和PD在内的神经退行性疾病。

（4）中药多功能调节剂。中药中含有多种营养成分和药效成分，而且既含有有机药成分，又含有无机药成分，就微量元素而言，每种中药材中都含有几十种元素。单味中药是一个化学分子库，复方中药更是多个化学分子库的组合。按中药药性和君、臣、佐、使原则配伍组成的方剂或复方，各单味药的活性成分重新组合后，或产生新的有效物质，或相互协同而增加疗效，或互相拮抗而降低毒性，从而构成一个复杂的多组分药物治疗体系。中药治疗就是用一个或多个药物分子库调节人体的系统性功能或整体功能。因此，单味中药是人体的功能调节剂，中药复方或方剂更是人体多功能综合调节剂。

中国科学家的实验研究和临床观察结果表明，无论是单味中药或复方中药似能有效地控制和延缓AD的病程，改善临床症状。而且总体上，单纯中药治疗AD的总有效率高于单纯西药治疗，中药与西药结合治疗的疗效又优于单纯西药或单纯中药的疗效。

①单味中药对AD的干预作用。单味中药大多数通过提取其有效成分，在细胞模型研究、转基因动物模型研究或临床研究中证明其对AD有一定的干预作用，主要体现在：中药或其提取物能拮抗Aβ的形成、减少tau蛋白的过度磷酸化、保护神经元或神经纤维、抑制炎性反应、预防或降低氧化应激、抑制γ-分泌酶活性。常用中药及其提取物如表13-53所示。

表13-53　对AD有干预作用的部分中药

中药	有效成分	中药	有效成分
海风藤	五味子乙素、荜茇明宁碱	丹参	丹参酮、丹参素、总多酚
淫羊藿	淫羊藿苷	黄连	黄连素
女贞子	齐墩果酸	补骨脂	补骨脂提取物

续表

中药	有效成分	中药	有效成分
何首乌	二苯乙烯苷	巴戟天	巴戟天低聚糖、巴戟甲素
人参	人参皂苷	冬虫夏草	冬虫夏草提取物
姜黄	姜黄素	黄精	黄精水蓟剂
银杏叶	银杏叶提取物，EG6 761	石槲	石槲多糖、石槲总碱
鼠尾草	熊果酸、迷迭香酸	党参	党参多糖
红景天	红景天苷	甘草	甘草素
陈皮	川陈皮素	远志	远志皂苷
灵芝	灵芝多糖	肉苁蓉	肉苁蓉多糖
钩藤	钩藤碱	刺五加	刺五加皂苷
吴茱萸	吴茱萸碱、吴茱萸多糖	紫草	紫草素
石菖蒲	β–细辛醚、挥发油	龙眼	龙眼参多糖、龙眼肉提取物
桑叶	桑色素		

注：资料来源于刘美霞等（2014）、杨卉等（2014）、王涛涛等（2014）、王赟等（2014）。

②中药复方制剂对AD的干预作用。已通过大量实验研究和临床观察证明中药复方制剂对AD具有益作用和显著疗效。从1992—2012年，我国公开发表的使用中药治疗AD的相关发明专利申请数达776项，授权量达347项（表13–54）。从1997—2006年，我国以中药治疗AD的临床试验文献（提供药物信息）有185篇，使用频次较高的中药为石菖蒲、远志（表13–55）。

表13–54 中国1992—2012年中药治疗AD的发明专利

年份	申请量	授权量	年份	申请量	授权量
1992	4	1	2003	55	38
1993	8	4	2004	53	31
1994	8	3	2005	99	33
1995	16	5	2006	87	42
1996	4	4	2007	49	21
1997	16	7	2008	64	31
1998	9	5	2009	60	27

续表

年份	申请量	授权量	年份	申请量	授权量
1999	35	7	2010	61	27
2000	18	12	2011	57	17
2001	24	14	2012	17	0
2002	32	18	小计	776	347

注：①中国目前正处于专利申请快速增长期；②资料来源：吴亚男等（2014）。

表13–55　中药复方治疗AD使用频次较高的中药

中药	文献数	出现频次/%
石菖蒲	119	64.32
远志	74	40.00
川芎	69	37.30
首乌	65	35.14
山茱萸	57	30.81
当归	53	28.65
茯苓	46	24.86
淫羊藿	40	21.62
熟地黄	30	16.22

注：资料来源于于琦等（2011），总文献数185篇。

③单一中药与单一西药治疗AD的疗效比较。2012年张艳霞等对2010年前用中药治疗AD的随机对照试验结果进行了系统评价，共查到322篇文献，最终纳入7项单一用中药和单一用西药治疗的随机对照试验报告。用固体效应模型或随机效应模型统计结果表明，单一中药治疗（治疗组）的总有效率均高于单一西药治疗（对照组），差异有统计学意义（表13–56）。治疗组的简易精神状态量表（MMSE）、日常生活能力量表（ADL）、长谷川痴呆量表（HDS）、记忆商（MQ）评分改善也较为突出，说明患者的认知功能和精神状态明显改善，记忆力显著提高。

表13–56　单一中药和单一西药治疗AD疗效比较

第一作者（年）	治疗组	对照组	RR（95%CI）
张沁园（2000）	益智防呆冲剂	喜德镇	1.80（1.23，2.63）

续表

第一作者（年）	治疗组	对照组	RR（95%CI）
王　健（2002）	调心方	多奈哌齐	1.06（0.89，1.26）
董桂英（2003）	清脑颐智灵	脑康复	1.02（0.69，1.52）
穆俊霞（2004）	脑聪汤	双益平片	1.05（0.74，1.47）
胡金城（2005）	益肾补脑片	石杉碱甲片	1.06（0.83，1.35）
张桂娟（2006）	脑康冲剂	脑康复	1.05（0.68，1.61）
张秀云（2008）	开窍益智方	石杉碱甲片	1.20（1.05，1.39）

注：单一中药治疗组治疗400例、有效320例，总有效率为80.00%，单一西药治疗对照组治疗273例、有效192例，总有效率为70.32%。

④中西药联合治疗与单一西药或单一中药治疗AD的疗效比较。2014年梁娟芳等报道，截至2013年，其查到相关文献93篇，最终纳入15项随机对照试验，其中对照组为单一服用西药的为13个，对照组为单一服用中药的为2个。Meta分析结果显示，与对照组比较，中西药联合治疗的疗效优于任一单一疗法（表13-57）。所用中药包括补肾益精健脑安神方药、自拟方剂、补肾益髓汤、补肾益髓养脑化痰汤、益智健脑颗粒、还少益智汤、七福饮、参附注射液、大补阴丸、参茸地黄丸；所用西药包括哈伯因、低分子左旋糖酐、西比灵、多奈哌齐、吡拉西担、尼基地平、利斯的明、都可喜。中西药联合治疗与单一西药治疗的总有效率分别为85.09%与69.82%；中西药联合治疗与单一中药治疗的总有效率分别为89.33%与71.15%。联合治疗效果均优于单一治疗。

⑤中药治疗AD的作用特点。100多年来的医药研究表明，对于AD应当针对多靶点、多途径治疗，同时将治疗时机提前到痴呆发生前（即MCI阶段），才有可能在AD的药物干预领域实现新的突破。中药的多元素、多成分、多功能特征以及中医的整体观、系统观理念恰好与此不谋而合。中国首都医科大学宣武医院2016年对中药复方参乌胶囊及中药提取物何首乌二苯乙烯苷、山茱萸环烯醚萜苷、淫羊藿黄酮和淫羊藿苷的研究成果表明，这些中药的特点是作用在AD复杂发病机制的多靶点和多途径；具有明显的神经保护、神经营养和再生作用；对线粒体和突触更有明显的保护作用。由于线粒体功能障碍和突触丢失发生在神经元死亡之前，突触丢失与认知功能密切相关。因此，将线粒体和突触作为早期治疗靶点的中药可望用于AD的早期干预或轻度认知障碍的治疗，从而有可能真正实现阻止或延缓痴呆的发生与进程。例如，参乌胶囊由何首乌、淫羊藿、人参、石菖蒲、葛根、川芎6味补肾填髓类中药组成，在对其进行了临床前药学、药理学和毒理学研究后，已完成轻中度AD、轻度认知障碍期（MCI）的前3期临床试验，证明有良好的应用前景。参乌胶囊6味中药9

个主要成分也都在AD发病机制不同靶点发挥作用，其中又以何首乌二苯乙烯苷的作用靶点最多，并也对其进行了治疗轻中度AD的Ⅱ期临床研究。研究这些中药药理作用及其机制的拟AD动物模型和细胞模型如表13-58所示。实验研究和临床研究结果表明，这些药物除可能治疗AD外，还有可能用于治疗血管性痴呆（如参乌胶囊）或具有治疗帕金森痴呆、路易体痴呆的应用前景（如何首乌二苯乙烯苷）。

表13-57　联合治疗与单一治疗AD的疗效比较

第一作者（年）	联合治疗组		单一治疗组		OR（95%CI）
	有效人数	总人数	有效人数	总人数	
联合治疗与单一西药治疗（n=13）					
董克礼（2005）	17	20	14	20	2.43（0.51，1.51）
戴光政（2007）	31	44	14	22	1.36（0.46，4.03）
张宗伦（2007）	26	33	16	30	3.25（1.08，9.77）
伍德君（2009）	32	36	26	36	3.08（0.86，0.95）
熊静芳（2010）	23	30	18	30	2.19（0.72，6.70）
王雷芳（2010）	28	30	25	30	2.80（0.50，5.73）
徐春红（2011）	39	45	33	45	2.36（0.80，6.99）
胡海燕（2011）	46	50	31	46	5.56（1.69，8.35）
郭忠伟（2011）	21	30	13	30	3.05（1.05，8.84）
张延军（2012）	30	34	25	34	2.70（0.74，9.83）
王延玉（2012）	26	30	22	30	2.36（0.63，8.92）
王明华（2012）	39	45	33	45	2.36（0.80，6.99）
钱　超（2012）	53	56	47	56	3.38（0.86，3.24）
合计	411	483	317	454	2.68（1.93，3.76）
总效应	Z=5.63	P=0.000 01			
联合治疗与单一中药治疗（n=2）					
杨静娟（2005）	38	41	13	18	4.87（1.02，3.27）
李瑞红（2009）	29	34	24	34	2.42（0.73，8.04）
合计	67	75	37	52	3.09（1.19，8.02）
总效应	Z=2.31	P=0.02			

注：中西药联合治疗与单一西药治疗AD的总有效率分别为89.09%和69.82%；中西药联合治疗与单一中药治疗AD的总有效率分别为89.33%和71.15%。

表13-58 研究参乌胶囊和二苯乙烯苷药理作用机制的动物模型和细胞模型

中药制剂		实验模型
参乌胶囊	1	APP转基因小鼠模型
	2	Aβ海马注射大鼠模型
	3	胆碱能损伤拟AD大鼠模型
	4	线粒体功能障碍拟AD大鼠模型
	5	自然衰老大鼠
	6	D–半乳糖注射致脑老化小鼠模型
	7	慢性脑缺血致痴呆大鼠模型
	8	糖尿病复合脑缺血致痴呆大鼠模型
二苯乙烯苷	1	APP转基因小鼠模型
	2	Aβ脑室注射小鼠模型
	3	基底前脑胆碱能神经元损毁大鼠模型
	4	线粒体功能障碍拟AD大鼠模型和细胞模型
	5	自然衰老大鼠
	6	自然衰老小鼠脑内突触
	7	D-半乳糖致自由基增高脑老化小鼠模型
	8	高胆固醇血症致Aβ增高大鼠模型
	9	慢性脑缺血致痴呆大鼠模型
	10	急性脑缺血动物模型（小鼠、沙土鼠、大鼠）
	11	神经细胞损伤模型（Aβ、H_2O_2、谷氨酸、缺糖缺氧致神经细胞损伤4种细胞模型）
	12	α–synuclein基因转染细胞模型
	13	MPP^+致神经细胞损伤模型
	14	α–synuclein基因转染复合MPP^+损伤细胞模型

七、小结

（1）中国是目前世界上痴呆人数最多、增加速度最快的国家，55岁以上人群的AD患病率已达2.2%，患病总人数已超过600万。AD已成为老年人最为关注的第一位疾病。

（2）诸多AD病因假设或学说均无法单独解释AD的病理及作用机制，且无有效的药物可以预防和治疗AD的发生和发展，微量元素稳态障碍学说便应运而生。

（3）微量元素稳态障碍假设的理论基础包括微量元素平衡医学理论、分子生物学技术和基因蛋白质组学原理。微量元素可望成为AD诊断的新标志物和治疗靶点。

（4）AD病理新学说得到了临床样品检测数据、流行病学调查数据、现代实验研究数据和治疗药物临床试验数据四个方面证据的支持。

（5）中药复方（制剂）治疗AD具有多元素、多途径、多靶点的特征，这将会促进药物干预阻止和延缓AD发生和发展获得突破。

参考文献

[1] 瑞德普瓦里耶，塞尔因戈捷.阿尔茨海默病全指南［M］.高翔，等.译.上海：世界图书出版上海有限公司，2014：17-162.

[2] 曲艳吉，卓琳，王华丽，等.1980—2011年中国社区55岁及以上人群血管性痴呆流行病学的Meta分析［J］.中国卒中杂志，2013，8（7）：533-543.

[3] CHANKY，WANGW，WUJJ，et al.Epidemiology of Alzheimer's disease and other forms of dementia in China，1990—2010：systematic review and analysis［J］.Lancet，2013，381（9982）：2016-2023.

[4] 周玲，洪震，黄茂盛，等.上海市城乡人群痴呆患病率调查［J］.中华流行病学杂志，2001，22（5）：368-371.

[5] 张振馨，魏镜，洪震，等.北京城乡痴呆及其主要亚型的患病率［J］.中华神经科杂志，2001，34：199-203.

[6] 丁町，洪震.老年性痴呆和轻度认知功能障碍的流行病学研究进展［J］.中国临床神经科学，2013，21(1)：101-108.

[7] 张明园，KATGMANR，陈佩俊，等.痴呆和阿尔茨海默病的发病率［J］-中华精神科杂志，1998，31（4）：195-198.

[8] 张振馨，ZAHNERGF，ROMANGC，等.中国北京、西安、上海和成都地区痴呆亚型患病率的研究［J］.中国现代神经疾病杂志，2005，5（3）：156-157.

[9] 于大林，吕建为，易刚，等.神经内科门诊痴呆的流行病学调查［J］.中国临床医师杂志，2013（8）：3404-3407.

[10] 程辉，黄悦勤，刘肇瑞，等.老年期痴呆流行病学研究现状［J］.残疾人研究，2011（2）：22-26.

[11] WUYT，LEEHY，NORTONS，et al.Prevalence studies of dementia in mainland China，HongKong and Taiwan：Asystematic review and meta-analysis［J］.Pios One，2013，8（6）：66252.

[12] 周育苗，韩杰.Alzheimer病与微量元素的关系［J］.中国临床神经科学，2006，14(2)：214-217.

[13] 冀拓，张韬，王贺成，等.微量元素与脑衰老及老年性认知障碍症JJ.神经疾病与精神卫生，2013，13(4)：325-330.

[14] RINKOL.锌与人体健康［M］.王福佛，王占友，译.北京：科学出版社，2013：39-52，341-352，365-378.

[15] 李亚健，张丽，赵娜，等.血清金属元素含量与老年阿尔茨海默病的关系［J］.老年医学与保健，2011，17(5)：304-306.

[16] 刘勤勤，赵雪慧，黄河浪.阿尔茨海默病女性患者血液中九种化学元素分布特征与其患病关系的探讨［J］.中华疾病控制杂志，2008，12(6)：587-590.

[17] 陈祥友，孙嘉淮，陈建达，等.老年痴呆症患者与正常人各190例头发35种元素检验结果比较［J］.世界元素医学，2008，15(2)：1-9.

[18] 邵海华.阿尔茨海默病患者红细胞中9种微量元素含量变化［J］.航空航天医药，2009，20(10)：10-11.

[19] 罗新妮，钟笑梅，候乐，等.Alzheimer病和路易体痴呆患者血清及脑脊液金属元素含量的变化［J］.临床神经病学杂志，2012，25(6)：413-415.

[20] SPEZIALIM，DICOSAM，BE1TINELLM.Trace element in human brain：Special reference to Copper in Alzheimer's disease［J］.Trace Element and Electrolyte，2013，30(4)：178-184.

[21] SHENXL，YUJH，ZHENGDF，et al.Positive relationship between mortality from AD and soil metal concentration in mainland China［J］.JAlzheimers Dis，2014，42：893-900.

[22] 金银龙，梁超轲，吉荣娣，等.硒水平与中国农村老年人群认知能力研究［J］.医学研究杂志，2008，37(9)：19-23.

[23] SHENXL，YUJH，ZHANGDF，et al.Positive relationship between mortality from alzheimer's disease and soil metal concentration in mainl and China［J］.JAlzheimers Dis，2014，42：893-900.

[24] FLATENTP. Aluminum is a risk factor in Alzheimer's disease，with emphasis on drinking water［J］. Brain Res Bull，2001，55：187-196.

[25] SHCHERBATYKNI，CARPENTERDO. The role of metal in the etiology of Alzheimer's disease［J］. JAlzheimers Dis，2007，11：191-205.

[26] RONDEAUV，GADDAHJ，COMMENGESD，et al. Aluminum and silica in drinking water and the risk of Alzheimer's disease or cognitive decline：finding for 15 Year follow-up of the PAQUID cohort［J］. Am J Epidemiot，2009，169(4)：489-496.

[27] CUAJUNGCOMP，LEESGJ. Zinc metabolism in the brain：relevance to human neurodegenerative disorders

[J]. Neurobiol Dis, 1997(4): 137-169.
[28] BUSHAI. The metallobiology of Alzheimer's disease[J]. Trends Neurosci, 2003, 26: 207-214.
[29] 郑玮，王占友. 脑锌代谢与阿尔茨海默病[J]. 生命科学, 2012, 24(8): 833-846.
[30] 郑玮，王占友. 脑锌代谢与阿尔茨海默病[J]. 生命科学, 2012, 24(8): 833-846.
[31] 尤琳浩，郑鑫，常彦忠. 脑铁代谢及调控[J]. 生命科学, 2012, 24(8): 731-741.
[32] 万莉，赵宝路. 铁代谢紊乱和阿尔茨海默病[J]. 生命科学, 2012, 24(8): 803-810.
[33] 朱志元，姚琳. 铜离子稳态平衡分子机制研究进展[J]. 生命科学, 2012, 24(8): 847-857.
[34] 郭飞龙，姜瑞伟，陈惠君. 铜稳态对铁代谢平衡的影响[J]. 生命科学, 2012, 24(8): 858-866.
[35] SIDORKY-WEGRZYNOWICZM, ASCHNERM. Manganese toxicityin the CNS: the glutamice/glutamaet-γ-aminobutyric acid cycle[J]. JIntern Med, 2013, 273(5): 466-477.
[36] 傅洪军. 铝的神经毒性与老年性痴呆的研究进展[J]. 国外医学：卫生学分册, 2001, 28(6): 337-341.
[37] 胡琼. 铝对神经系统毒性作用研究进展[J]. 国外医学：卫生学分册, 2005, 32(2): 113-116.
[38] 程莉莉. 铝于阿尔茨海默病的研究进展[J]. 环境与卫生医学, 2014, 31(1): 69-71.
[39] FERREIRAPC, PIAIKA, TAKAYANAGUIAMM, et al. Aluminum as arisk factor for Alzheimer's disease[J]. RevLatino-amEntermagen, 2008, 16(1): 151-157
[40] 周继昌，雷新根. 硒、硒蛋白及其与糖尿病、血脂异常的最新进展[J]. 生命科学, 2012, 24(8): 881-891.
[41] 刘琼，田静，陈平，等. 硒缺乏与阿尔茨海默病[J]. 生命科学, 2012, 24(8): 892-900.
[42] 刘克钦，陈康明，张焱. 微量元素蛋白质组的比较基因组学研究[J]. 生命科学, 2012, 24(8): 948-965.
[43] 李菲，安书成. 硒蛋白P与神经退行性变化[J]. 生命科学, 2013, 25(3): 311-314.
[44] 陈平，姜亮，刘琼，等. 硒蛋白M及其与重大疾病的关系[J]. 化学进展, 2013, 25(4): 479-487.
[45] 倪嘉缵，陈平，刘琼，等. 阿尔茨海默病防治策略研究进展[J]. 深圳大学学报, 2013, 30(4): 331-348.
[46] 赵璇，宋天保. 不同脑细胞系和脑区硒蛋白表达的生化分析[J]. 国外医学：医学地理分册, 2008, 29(4): 148-152.
[47] GERHARDSSONL, LUNDHT, MINTHONL, et al. Metal concentrations in plasma and cerebrospin al fluid in patients with Alzheimer's disease[J]. Dement Geriatr Cogn Disord, 2008,

25：508-515.

［48］GERHARDSSONL，LUNDHT，LONDOSE，et al．Cerebrospinal fluid/plasma quotients of essential and non-essential metals in patients with Alzheimer's disease［J］．JNeural Transm，2011，188：957-962.

［49］GONZALEZ-DOMINGUEZR，GARCIA-BARRERAT，GOMEZ-ARIZAJL．Characterization of metal profiles in serum during the progression of Alzheimer's disease［J］．Metallomics，2014，6：202-300.

［50］杨兴华，肖缇，吴锋．基于支持向量机的老年痴呆症－头发微量元素相关性研究［J］．计算机与应用化学，2013，30（2）：125-128.

［51］王福俤．中国生物微量元素研究的现状与展望［J］．生命科学，2012，24（8）：713-730.

［52］BUDIMIRA．Metal ions，Alzheimer's disease and chelation therapy［J］．Acta Pharm，2011，61：1-14.

［53］宋煜青，周东丰．阿尔茨海默病与锂盐——AD治疗方法与展望［J］．中国心理学杂志，2002，16（3）：209-210.

［54］秦俊法．论卤盐养生（5）：锂盐［J］．广东微量元素科学，2013，20（8）：23-31.

［55］张艳霞，张允岭，路遥．中医药治疗阿尔茨海默病随机对照试验的系统评价［J］．中华中西医药杂志，2012，27（1）：105-109.

［56］梁娟芳，郭君伟，付宁，等．中西医结合治疗阿尔茨海默病疗效的Meta分析［J］．山西医科大学学报，2014，45（3）：209-213.

［57］刘美霞，刘剑刚，李浩．治疗阿尔茨海默病中药单体及组分研究进展［J］．中国中西医结合杂志，2014，34（3）：376-379.

［58］杨卉．中药提取物治疗阿尔茨海默病的研究进展［J］．湖北中医药大学学报，2014，16（1）：113-114.

［59］王涛涛，程娟．传统中药对阿尔茨海默病干预作用的研究进展［J］．安徽医科大学学报，2014，49（3）：416-418.

［60］吴亚男，傅晶，酒向飞．中药治疗阿尔茨海默病中国发明专利现状分析［J］．科技创新导报，2014（27）：255-256.

［61］于琦，崔蒙，李园白，等．中医药治疗阿尔茨海默病临床检验文献评价［J］．中华中医药杂志，2011，26（4）：788-791.

［62］李林，张兰．中药治疗阿尔茨海默病的作用特点［J］．生物化学与生物物理进展，2012，39（8）：816-828.

第十四章

量子共振检测在精神障碍性疾病诊断中的应用价值

摘要：至本世纪前20年，已有两类量子共振检测技术出现在科学研究和临床实践中。第一代产品习称量子共振检测仪，它可以测定几十种微量元素，判断200多种疾病；第二代产品通称细胞能量扫描仪，它可在10分钟内立体定位扫描全身40个部位12个脏器系统，绘制出反映不同健康状况的40幅彩色图谱。这两类产品的成功开发使破解疾病病理、寻找疾病病因和实现未病先治成为可能。国内的研究表明，量子共振检测技术检测精神症状的灵敏度和特异度较高，与精神科医生检查结果的一致性较好，可以作为辅助诊断精神障碍性疾病的新工具。欲知量子共振检测技术在脑病诊疗中的应用前景，阅读本章可窥见一斑。

20世纪20年代，美国科学家威廉·尼系逊提出了量子医学的概念，使量子物理学理论延伸到了医学领域。20世纪90年代，美国、日本、新西兰成功开发出量子共振检测仪（QRS），从而使破解疾病病理、寻找疾病根由、判断疾病状态、真正知未病和治未病成为可能。

量子共振检测技术是一项新的医学辅助诊断方法，近20年来进行的初步研究表明，应用QRS诊断肿瘤和躯体疾病的准确率可达90%以上；QRS在评价疗效、生存质量及预期寿命等方面也体现出重要的应用价值。

本章以精神障碍性疾病诊断为例考察了QRS在脑部疾病中的临床应用价值，希望能够起到抛砖引玉的作用。

一、诊断试验评估指标

诊断试验是确定疾病的一种试验方法，其原理是用待评价的试验法（本文指QRS法）和标准诊断法（金标准法）检测相同的受试对象并对结果进行比较。

诊断试验的评价指标包括灵敏度（Se）、特异度（Sp）、准确性（π）、阳性预测值（PV+）、阴性预测值（PV−）、Kappa值、Youden指数（J）、ROC曲线下面积（AUC值）、相关系数（r）等。这些指标可用两种诊断法的检测结果汇成的四格表（表14-1）算出。

表14–1　诊断试验评价指标和计算方式

量子共振检测法	标准诊断法		合计
	阳性	阴性	
阳性	真阳性（a）	假阳性（b）	a+b
阴性	假阴性（c）	真阴性（d）	c+d
合计	a+c	b+d	n

1. 基本评价指标

①灵敏度：反映诊断试验检出患者的能力。该值愈大愈好，又称真阳性率。Se=a/（a+c）。

②特异度：反映诊断试验检出非患者的能力。应值愈大愈好，又称真阴性率。Sp=d/（b+d）。

③阳性预测值：反映诊断试验结果阳性者可能患病的概率。该值愈大愈好。PV+=a/（a+b）。

④阴性预测值：反映诊断试验结果阴性者可能患病的概率。该值愈大愈好。PV−=d/（c+d）。

2. 综合评价指标

①准确性：反映诊断试验正确诊断患者和非患者的能力。该值愈人愈好。π=（a+d）/（a+b+c+d）。

②Kappa值：反映诊断试验与标准诊断结果的一致性和可信度。其值大于0.75，表示一致性较好。

③Youden指数。反映诊断试验结果的真实性。取值范围从-1—+1，其值越大，诊断价值越高。$j=$ Se+Sp-1。

④AUC值。反映诊断试验的综合能力。AUC值为ROC曲线下的面积，可以将它理解为在所有特异度下的平均灵敏度，其取值范围为0—1，在AUC＞0.5的情况下，AUC越接近1说明诊断准确性越高。

二、量子共振检测诊断精神分裂症

目前，临床对精神分裂症的确诊缺乏客观仪器检查指标的支持，对于精神检查不配合的患者，不同医生的检查结果差异很大，误诊、漏诊时有发生。疗效评价也缺乏客观指标。QRS的出现，在一定程度上为精神症状的诊断和疗效评价提供了客观依据和新的工具。

1. 相关症状检测

杜向农对100例精神分裂症患者和100例正常对照者进行诊断试验。以精神科医生检查为标准，QRS对27项指标的灵敏度平均值为87.5%，其中22项达80%以上；特异度的平均值为78.3%，其中16项大于80%；准确性的平均值为84.6%，其中23项＞80%。Youden指数的平均值为0.66，AUC值的平均值为0.90（表14-2）。这些结果表明，QRS检测精神分裂症症状群的真实性较高，一致性较理想，有较高的诊断价值。

表14-2　QRS检测精神症状的真实性

序号	症状	Youden指数	AUC值
1	偏执	0.8105	0.971
2	精神运动性兴奋	0.867	0.924
3	意志缺乏	0.854	0.908
4	情感倒错	0.759	0.933
5	重复言语	0.656	0.867
6	象征性思维	0.813	0.930
7	精神运动性阻滞	0.870	0.930
8	刻板言语	0.562	0.867
9	思维贫乏	0.776	0.901
10	刻板动作	0.750	0.891
11	强迫思维	0.741	0.872
12	思维破裂	0.780	0.904
13	病理性违拗	0.624	0.815
14	自创新词	0.569	0.865
15	逻辑倒错性思维	0.745	0.927
16	情感淡漠	0.681	0.913
17	言语散乱	0.859	0.933
18	思维中断	0.726	0.878
19	幻觉	0.679	0.925
20	妄想	0.676	0.904
21	注意涣散	0.369	0.827

续表

序号	症状	Youden指数	AUC值
22	病理性疏懒	0.169	0.936
23	强迫动作	0.341	0.678
24	思维插入	0.616	0.854
25	自知力缺失	0.544	0.932
26	联想散漫	0.542	0.913
27	意志减退	0.429	0.820
	平均	0.658 ± 0.173	0.900 ± 0.058

杜向农等对1014例精神分裂症住院患者14项常见症状进行研究，结果表明，QRS检测精神分裂症的灵敏度和特异度较高，与精神科医生检查结果一致性较好（表14-3）。在用QRS检测的14项症状中，有12项症状的灵敏度＞90%，13项症状的准确性＞85%，得出结论：QRS可以作为精神分裂症的辅助诊断工具。

表14-3　QRS检测精神症状的正确性

序号	症状	灵敏度	准确性
1	偏执	99.89	98.42
2	幻觉	99.13	91.42
3	联想散漫	99.57	94.08
4	思维插入	89.46	85.90
5	思维贫乏	94.83	85.50
6	妄想	98.86	96.06
7	思维中断	89.33	86.39
8	思维迟缓	92.73	89.45
9	逻辑倒错性思维	96.19	83.14
10	意志减弱	98.99	94.48
11	被洞悉感	94.44	85.40
12	情感淡漠	99.53	93.20
13	言语散乱	97.79	95.58
14	注意涣散	99.13	91.32
	平均	96.42 ± 3.72	90.67 ± 4.74

2. 自知力评估

目前精神障碍自知力主要凭医生的临床经验主观评定，虽有自知力评估量表（SAUMD），但费时又费力，且带有主观性。

袁晶对183例精神障碍患者通过QRS检测并与临床医生诊断和SAVMD评定进行比较，结果表明，QRS对自知力评估具有较高的正确性（表14-4）。如表所示，QRS对精神分裂症自知力评估的准确性达95%，AUC值达0.91。对心境障碍（躁狂发作和抑郁发作）和分离性障碍的灵敏度和特异度也均高于85%。此外，QRS对四类精神障碍患者的自知力评定结果与SAUMD评定结果之间有显著的相关性：r=0.765，P=0.001。这些结果说明，QRS可为精神障碍自知力评定提供可靠的客观依据。

表14-4　QRS检测精神障碍自知力的正确性

评定指标	精神分裂症（n=60）	躁狂发作（n=50）	抑郁发作（n=40）	分离性障碍（n=33）
灵敏度	96.2	94.1	88.9	89.5
特异度	85.7	93.8	86.4	92.9
准确性	95.0	94.0	87.5	90.9
Kappa值	0.772	0.864	0.749	0.816
Youden指数	0.758	0.879	0.753	0.824
AUC值	0.910	0.926	0.876	0.916

3. 攻击性评估

在所有精神疾病中，精神分裂症的攻击行为发生率最高。徐堂辉用QRS检测了123例住院患者的15项精神症状，以修订版外显攻击行为量表（MOAS）作为衡量精神分裂症患者攻击性的金标准，结果表明，QRS具有中等程度的正确性，其灵敏度、特异度分别为71.2%和73.7%，准确性为72.4%，AUC值为0.803。研究发现，对于某些攻击性指标，QRS与MOAS时检测结果之间存在显著的相关性（表14-5）。QRS检测结果还提示，当攻击性、病态性违拗、联想散漫、自知力缺失四项检测总分≤−29时，患者的攻击性即已达到强制性住院要求，此时患者须住院治疗。

表14-5　QRS与MOAS检测攻击性结果的相关性

症状	相关系数	显著性水平
攻击性	−0.50	0.00
病态性违拗	−0.48	0.00
自知力缺失	−0.40	0.00

续表

症状	相关系数	显著性水平
联想散漫	−0.37	0.00
敌对	−0.34	0.00
言语增多	−0.31	0.00
注意力涣散	−0.31	0.00
多疑	−0.30	0.00
幻觉	−0.28	0.00
环境定向力障碍	−0.27	0.00
情感迟钝	−0.22	0.01
妄想	−0.18	0.05
易激怒	−0.17	0.06
精神运动性兴奋	0.10	0.29
偏执	−0.09	0.35

4. 疗效评估

师建国等用QRS对100例精神分裂症住院患者治疗3周后进行14项精神症状检测。采用Kappa值、Youden指数作为诊断试验一致性评价指标，r值用来反映治疗前后两种检测方法之间相互关系的密切程度。结果显示，14项症状中分别有10项和11项的Kappa值和Youden指数大于0.6，说明QRS检测和精神科医生检查一致性较好。14项症状中，除自知力缺失外，其余13项的相关系数均高于0.4，有极显著的相关性（P=0.001），提示QRS评定的病情变化与医生评定的症状改善趋势相一致（表14-6）。该研究得出结论：QRS可以考虑成为评价精神分裂症治疗效果的新工具。

表14-6　QRS评价精神分裂症治疗效果的可靠性

症状	相关系数	Kappa值	Youden指数
精神运动性阻滞	0.896	0.779	0.780
精神运动性兴奋	0.854	0.855	0.867
逻辑倒错性思维	0.776	0.699	0.745
幻觉	0.740	0.649	0.677
思维贫乏	0.720	0.716	0.776
偏执	0.705	0.765	0.811
思维破裂	0.704	0.697	0.780

续表

症状	相关系数	Kappa值	Youden指数
思维插入	0.694	0.475	0.676
思维中断	0.636	0.618	0.726
情感淡漠	0.621	0.670	0.681
意志减退	0.534	0.411	0.429
妄想	0.510	0.648	0.676
联想散漫	0.413	0.512	0.542
自知力缺失	0.135	0.530	0.544
平均	0.638 ± 0.194	0.645 ± 0.125	0.694 ± 0.120

三、量子共振检测诊断抑郁症

医生对抑郁症的诊断主要依靠临床经验及患者家属提供的病史，缺乏相对客观的症状诊断及疗效量化的方法。2018年的研究表明，QRS可以作为抑郁症的辅助诊断工具。

孙丽莎等用QRS检测了93例患者20项精神症状，与医生检查结果相比较，QRS诊断抑郁症的灵敏度平均值达96.5%，准确性平均值为95.5%，阳性预测值和阴性预测值的平均值均高于90%（表14–7）。这表明QRS可为临床诊断抑郁症提供可靠依据。

表14–7　QRS诊断抑郁症的真实性

病症	阳性预测值	阴性预测值
孤僻	91	100
无端烦恼	99	100
自卑	99	100
攻击性	73	98
感觉迟钝	94	89
幻觉	76	94
思维迟缓	98	78
妄想	84	96
注意力减退	100	100
记忆减退	93	80
情绪低落	99	/

续表

病症	阳性预测值	阴性预测值
焦虑	99	67
易激惹性	88	95
意志减退	98	50
精神运动性抑制	98	100
自杀观念	98	93
饮食障碍	97	81
睡眠障碍	97	100
早醒	98	90
自知力缺失	95	100
平均	93.7 ± 7.8	90.1 ± 13.6

师建国等对QRS诊断抑郁症的可靠性进行了再研究。在检测的97例对象中，既包括精神症患者（n=65），也加入了正常人群（n=32），检测的病例既有抑郁症也有精神分裂症，检测的症状既有抑郁症的常见症状也有一些精神病性症状。对15项症状的检测结果表明，QRS的准确性平均值达90%，AUC值平均值达0.93（表14-8），再次证明QRS可以作为抑郁症的辅助工具。

表14-8　QRS诊断抑郁症的临床价值

症状	准确性	AUC值
睡眠障碍	97.9	0.980
饮食障碍	96.9	0.970
意志减退	96.9	0.973
自杀	93.8	0.942
精神运动性阻滞	93.8	0.956
自知力缺失	92.8	0.951
注意涣散	90.7	0.904
思维迟缓	90.7	0.942
忧郁	90.7	0.959
无端烦恼	89.7	0.917
自卑	89.7	0.900

续表

症状	准确性	AUC值
缄默	86.6	0.893
焦虑	82.5	0.857
情绪低落	79.4	0.988
易激惹性	77.3	0.810
平均	90.0 ± 6.2	0.93 ± 0.05

四、量子共振检测诊断癔症

癔症是以某种躯体症状、意识障碍或精神症状为主要表现的一种神经症，具有鲜明的感情色彩，因其症状缺乏足够的特异性，不管是精神专科医生的精神检查还是心理量表测定，都是主观评定。诊断试验结果表明，QRS检测可为癔症的早期诊断提供可靠的依据。

袁晶等对140例住院女性患者选择11项常见症状进行比较研究，结果表明QRS检测对癔症症状具有较好的灵敏度（平均值达95.9%）和阴性预测值（平均值达94.3%），与精神科医生诊断结果的符合率也很高（表14-9）。该研究提示，QRS检测不仅有利于癔症诊断的客观化和标准化，而且有利于思维隐蔽、聋哑等不能或不愿言语表达者的精神症状的早期发现。

表14-9　QRS诊断癔症的临床价值

症状	准确性	灵敏度	阴性预测值
模仿言语	95.00	97.22	98.99
精神运动性兴奋	95.00	95.69	81.48
思维幼稚	92.86	98.86	97.73
失神	92.14	89.29	97.19
朦胧状态	92.14	94.23	96.39
遗忘	90.71	97.18	96.67
易暗示性	89.29	94.69	75.00
感觉过敏	88.57	98.36	98.46
双重人格	87.86	95.45	99.03
自我定向障碍	87.14	96.00	97.37

续表

症状	准确性	灵敏度	阴性预测值
病理性激情	86.43	97.87	98.70
平均	90.65 ± 3.02	95.89 ± 2.65	94.27 ± 8.11

五、量子共振检测诊断注意力障碍和情感障碍

研究表明，QRS可为注意力障碍和情感障碍的早期发现和早期诊断提供新的证据。

罗园园等用QRS测定了271例注意力障碍和记忆障碍患者，与标准比较，发现QRS对注意力障碍具有非常好的灵敏度和准确性，对近事遗忘有较好的灵敏度和准确性（表13-10）。

师建国等对感情障碍的研究表明，QRS对情感高涨和情感低落有较好的灵敏度，对情感低落和情感迟钝有较好的准确性（表14-10）。

杜向农在精神分裂症相关症状的研究中，也曾观察到QRS对言语注意力障碍的诊断有较高的准确性（表14-10）。

表14-10　QRS诊断注意力障碍和情感障碍的准确性

病症	例数	灵敏度（%）	特异度（%）	准确性（%）
注意障碍	259	99.19	15.38	94.98
近事遗忘	165	79.45	21.05	72.73
远事遗忘	136	55.20	72.73	56.62
情感高涨	64	71.88	56.25	64.06
情感低落	85	74.63	55.56	70.59
情感迟钝	96	73.81	50.00	70.83
情感衰退	53	26.19	81.82	37.74
激越	103	65.93	41.67	63.11
言语散乱	200	92.68	93.22	83.00
刻板言语	200	61.11	95.12	89.00
重复言语	200	71.42	94.18	91.00
注意涣散	200	86.90	50.00	81.00

六、量子共振检测诊断感知觉障碍

QRS对幻觉症状有重要的诊断价值。杜向农等检测1014例精神分裂症患者，结果显示，QRS检出878例存在幻觉症状，精神科医生检出805例存在幻觉症状，QRS检测幻觉症状的灵敏度和准确性分别达99.3%和91.42%，阳性预测值和阴性预测值分别达90.88%和94.85%，与精神科医生检查结果有较好的一致性。郭芝芳等对六种幻觉症状所作的研究表明，QRS对听幻觉具有更高的诊断准确率和更高的阳性预测值，而对视、嗅、味、触和体感幻觉的灵敏度和阴性预测值则均达100%（表14-11），说明QRS检出幻觉及排除幻觉症状的能力较高。

表14-11　QRS诊断感知觉障碍的正确性

症状	例数	灵敏度	准确性	阳性预测值	阴性预测值
听幻觉	145	97.6	89.0	90.4	66.7
视幻觉	58	100.0	33.0	24.0	100.0
嗅幻觉	51	100.0	15.7	2.3	100.0
味幻觉	59	100.0	47.0	21.0	100.0
触幻觉	49	100.0	14.0	0	100.0
体感幻觉	51	100.0	18.0	5.0	100.0

七、量子共振检测诊断思维障碍和意志行为障碍

思维障碍和意志行为障碍是精神障碍性疾病的核心症状。研究表明，QRS诊断联想散漫、妄想、倒错性思维、偏执的灵敏度可达95%以上，诊断象征性思维、思维贫乏、强迫思维和自创新词的特异度均高于86%，诊断11项思维障碍症状的平均准确性达64.8%（表14-12）。

表14-12　QRS诊断思维障碍的正确性

症状	灵敏度	特异度	准确性
思维破裂	94.55	83.45	86.5
联想散漫	98.9	55.4	74.5
思维插入	94.7	72.8	77.0
思维贫乏	90.6	87.1	88.0

续表

症状	灵敏度	特异度	准确性
象征性思维	93.8	87.5	89.5
强迫思维	87.1	87.0	87.0
自创新词	70.6	86.3	85.0
妄想	96.5	71.1	82.0
逻辑倒错性思维	95.5	79.0	84.5
偏执	95.3	85.7	94.0
思维中断	94.7	78.2	82.5
平均	92.0 ± 7.7	79.4 ± 9.9	84.6 ± 5.5

研究还表明，QRS诊断意志缺乏和精神运动性兴奋的灵敏度和特异度均高于90%，与精神科医生诊断结果的符合率高达93%，诊断八项意志行为障碍症状的平均准确性亦达84.6%（表14-13）。这些结果提示，QRS对思维障碍和意志行为障碍均有较高的诊断价值。

表14-13　QRS诊断意志行为障碍的正确性

症状	灵敏度	特异度	准确性
意志减退	95.7	47.2	69.5
意志缺乏	90.7	94.7	93.0
病理性疏懒	91.9	25.0	80.0
病理性违拗	73.7	88.8	85.0
精神运动性阻滞	88.9	89.1	89.0
精神运动性兴奋	94.9	91.8	93.0
刻板动作	89.5	85.5	87.0
强迫动作	50.0	84.1	84.0
平均	84.4 ± 15.5	75.9 ± 25.5	84.6 ± 7.9

八、小结

21世纪以来，我国科技工作者按照诊断试验规则，对量子共振检测技术（QRS）诊断精神障碍性疾病进行了系统、全面、深入的考察，内容涉及精神分裂症、抑郁症、癔症，以及情感和注意力障碍、感知觉障碍、思维和意志行为障碍等六个方面。

结果表明：

（1）QRS检测精神症状的灵敏度和特异度较高，与精神科医生检查结果一致性较好，可以作为辅助诊断精神障碍性疾病的新工具。

（2）QRS可用于精神病状不明显或不典型者的客观筛查，有利于思维隐蔽、聋哑等不能或不愿言语表达者精神症状的早期发现和早期诊断。

（3）QRS 特别适合于老年人和儿童的精神健康普查，尤其适用于无法进行病情诊察或精神检查的基层医疗机构。

（4）QRS可为精神障碍患者治疗效果评价提供客观依据。

附注：量子共振检测技术在疾病预防中的量化诊断

在两代量子共振检测技术系统中，第一代产品——量子共振检测仪以数据显示为主，黑屏；第二代产品——细胞能量检测仪以彩色图形为主要显现，以图示意。

（一）健康判别

每次体检的测定结果，第一代产品检测30多种微量元素，根据元素异常个数确定健康等级；第二代产品扫描全身12个脏器系统40个部位，根据6种彩色图形个数进行健康等级分类，这6种颜色分别为：1号白色，2号黄色，3号桔红色，4号深红色，5号棕色，6号黑色。其中1号2号六边形为正常状态，3号4号三角形为亚健康状态，5号菱形为细胞健康报警状态，6号正方形为细胞受损、危险状态。

（二）预防分级

不同机构有不同的健康分级标准，有分为三级的，也有细化分为五级的。

（1）三级预防标准

传统上，一般采用三级预防分级。

1级预防：一般性预防

· 5种以上元素异常

· 1张以上预警红图

2级预防：潜在疾病预防

· 8种以上元素异常

· 10张以上预警红图和1张以上病变黑图

3级预防：疾病及并发症预防

· 12种以上元素异常

· 20张以上预警红图和3张以上病变黑图

（2）五级预防标准

它由传统的三级健康预防细化而形成，是试用中的标准。

1级：健康和亚健康人群

· 40张图形无1张红色预警图形

2级：有症状潜伏期

· 有1～10张红色预警图形

3级：疾病预防期

· 有10张以上红色预警图形或1 ~ 3张黑色病变图形

4级：大病或合併症预防期

· 有20张以上红色预警图形或有3张以上黑色病变图形

5级：特怪病或私密特需预防期

· 图形等同或不等同于4级，病情改变可以是4级也可以 是1级

（三）应用前景

量子共振检测技术在近二十年内得到了迅速发展，量子共振检测仪被列入“2004年国家火矩计划”，用于临床疾病预防的健康体检。2008年相继有医院获得国家科技部“十一五”支撑计划项目。以细胞能量检测仪为核心的元素医学生命健康管理测评系统，受到了政府部门和老年人的广泛认可。

（1）取代听诊器

量子共振检测系统包含了现今医学所有的资料库，是21世纪可以取代听诊器的工具。

（2）疾病预防的利器

细胞能量检测仪在10分钟内可完成12个系统（包括神经系统）40个部位扫描，可以提前6～8个月早期发现疾病的隐患。

（3）有效健康管理

根据元素检测结果强化补充、排查缺失或过量元素，或者根据细胞能量检测结果进行细胞调理，可以提供有效的个性化健康管理。

参考文献

［1］何平.景子共振检测概述［J］.生物化工，2017，3（6）：112-115.

［2］王广仪.量子共振检测应用研究［J］.世界元素医学，2007，14（4）：33-38.

［3］杜向农.量子共振检测仪检测精神分裂症相关的探索［D］.陕西中医学院硕士论文，2012.

［4］杜向农，孙丽莎，张燕，等.量子共振检测仪检测精神分裂症相关症状临床研究［J］.临床心身疾病杂志，2012，18（2）：100-102.

［5］袁晶.量子共振检测仪在检测精神分裂症、情感障碍及分离性障碍自知力评估中的应用探索

[D].陕西中医学院硕士论文，2013.
[6] 徐堂辉.量子共振检测仪应用于精神分裂症患者攻击性评估的研究[D].陕西中学院硕士论文，2014.
[7] 师建国，戴尊孝，刘飞虎，等.量子共振检测仪在评价精神分裂症治疗效果中的应用研究[J].四川精神卫生，2015，28(2)：151-153.
[8] 孙丽莎，杜向农，张燕，等.量子共振检测抑郁症相关精神症状的可靠性研究[J].神经疾病与精神卫生，2011，11(5)：446-448.
[9] 师建国，刘飞虎，张燕，等.量子共振检测抑郁症状可靠性的再研究[J].中华行为医学与脑科学杂志，2012，25(2)：127-128.
[10] 袁晶，刘飞虎，杜向农，等.量子共振检测在癔症诊断中的应用[J].精神医学杂志，2012，25(2)：127-128.
[11] 罗园园，刘飞虎，郭芝芳，等.量子共振检测注意障碍、记忆障碍诊断价值的初步研究[J].中国医学创新，2009，6(17)：41-43.
[12] 师建国，罗园园，刘飞虎，等.量子共振检测情感障碍诊断价值的初步研究[J].中国民康医学，2009，21(8)：797-798.
[13] 郭芝芳，师建国，刘飞虎，等.量子共振检测幻觉症状诊断价值的初步研究[J].中国行为医学科学，2008，17(6)：537-538.

附　录

1. 健脑益智中药中的元素含量（μg/g）

名称	产地	Sr	Pb	Zn	Cu	Ni	Fe	Mn	Ca	K
黄连	四川	16.7	3.9	156.0	22.4	3.0	652	369	6000	9500
白芍	安徽	45.7	3.6	17.6	10.2	1.6	89	25.5	21 300	10 500
锁阳	甘肃	16.3	2.8	11.7	9.6	2.6	369	20.3	3400	17 300
淫羊藿	浙江	98.2	8.1	31.6	19.4	2.2	690	287	13 700	15 200
吴朱萸	浙江	22.9	2.9	17.5	13	2.2	170	175	12 700	15 100
当归	甘肃	16.6	3.4	28.2	15	1.8	681	43.3	5200	27 500
黄芪	甘肃	14.3	2.8	19.7	9.7	2.4	640	37.7	4600	16 600
何首乌	江苏	37.1	32.8	14.6	13.7	1.5	251	41	14 800	17 800
茯神	安徽	1.6	3.4	8.8	7.7	1.8	523	51	900	2300
五味子	黑龙江	3.7	3.7	26.2	14.5	1.5	220	104	1500	38 800
茯苓	安徽	0.9	1.2	7.9	6.0	2.1	602	33.8	500	2500
甘草	甘肃	453.0	3.6	26.6	17	1.7	824	30.8	22 500	9300
莲实	江苏	1.0	5.0.	43.2	12.4	1.5	91	106.0	1500	600
麦冬	湖北	6	3.7	15	6.8	2.3	451	44.0	2600	33 700
仙茅	四川	26.0	5.7	42.5	10.7	2.9	325	95	30 000	6800
黄精	江苏	74.0	2.7	21.6	5.8	2.5	516	47	12 900	11 200
夜交藤	江苏	132	10.5	36.6	11.1	2.8	469	73.8	20 000	14 300
地肤子	江苏	48.9	3.7	33.2	13	2.6	864	74.8	16 200	14 900
补骨脂	安微	13.7	4.3	34.6	18.2	4.1	145	27.0	3800	44 500
知母	黑龙江	43.0	2.7	34.6	6.9	1	447	25.5	21 400	7700
地黄	山西	15.9	4.2	18.6	9.3	1.2	512	19.5	3700	24 700
女贞子	江苏	14.1	7.6	38.4	18.1	2.、6	364	33.3	6200	23 000
丹参	江苏	43	2.3	30.9	20.2	4.3	1545	93.3	8800	7100

续表

名称	产地	Sr	Pb	Zn	Cu	Ni	Fe	Mn	Ca	K
石菖蒲	江苏	50.2	12.4	18.4	10.9	1.6	4247	325	22 500	22 800
远志	山东	14.8	3.2	14.2	16.3	1.9	2287	69.3	13 400	5800
柏子仁	江苏	25.3	6.1	79.5	21.1	10.1	1072	244	3900	7100
香附	广西	39.1	2.7	28.4	11.5	3.8	1342	106.0	6700	10 700
益智仁	广东	31.8	6	32.6	16.6	2.1	131	113	4400	45 000
山药	安徽	29.6	2.5	15	8.6	2.7	186	21.3	2500	36 300
白术	浙江	34.4	4.3	41.2	17.4	4.8	839	155.0	6000	23 700
枸杞	宁夏	8.2	3.4	22.5	15.7	2.4	155	25.8	1400	22 500
党参	甘肃	30.2	4	19	9.8	1.9	811	58.9	5300	14 500
灵芝	浙江	23.2	3	19.1	17	4.6	117	110	28 400	4600

2. 补益中药中的元素含量（μg/g）

名称	产地	Sr	Pb	Zn	Cu	Ni	Fe	Mn	Cr	Ca	K
山药	上海市售	1.0	2.7	3.3	5.6	1.3	10	2.9	1.4	741	5513
巴戟肉	上海市售	33.8	2.8	14.3	6.1	0.7	382	332.0	0.6	6405	1931
细辛	上海市售	65.2	2.7	54.7	14.9	5.0	1938	82.7	18.6	13 190	9728
白芷	上海市售	30.8	1.3	20.8	11.5	0.8	344	52.6	8.5	18 493	4904
生地	上海市售	5.6	1.7	5.2	4.4	1.1	166	5.2	4.8	2245	4069
蕤仁	上海市售	0.9	0.5	18.7	8.9	1.0	353	10.1	1.2	2714	4107
人参	上海市售	16.9	5.3	14.2	23.5	1.7	88	24.9	26.1	10 312	12 708
天冬	上海市售	1.3	0.5	10.6	5.8	0.7	69	7.5	1.5	3117	1828
泽泻	上海市售	9.5	1.0	37.8	5.1	1.0	27	316.0	0.5	3204	3770
怀牛膝	上海市售	21.4	2.8	10.7	7.3	0.8	233	28.3	4.7	1913	9697
蔓荆子	上海市售	20.9	1.1	24.0	7.9	1.8	265	43.4	0.5	8166	4670
黄精	上海市售	29.1	2.0	24.5	4.1	1.4	857	16.3	2.7	10 382	2337
女贞子	上海市售	5.5	3.2	40.0	15.3	0.9	272	16.2	0.5	6073	6556
蛇床子	上海市售	102.0	2.9	19.8	7.2	2.2	1253	14.6	13.4	11 128	5862

续表

名称	产地	Sr	Pb	Zn	Cu	Ni	Fe	Mn	Cr	Ca	K
留行子	上海市售	10.9	1.5	43.0	7.8	1.3	228	42.0	0.9	8971	4897
肉苁蓉	上海市售	13.8	1.6	3.7	8.5	0.8	274	2.7	4.3	3309	9598
络石藤	上海市售	20.0	3.9	52.0	6.0	5.0	477	413.0	0.5	11 813	2199
玉竹	上海市售	24.4	0.8	25.4	6.3	1.2	194	17.3	0.9	5017	2138
白术	上海市售	23.5	1.0	34.8	15.3	3.2	237	14.1	0.5	7449	4682
龙胆草	上海市售	30.4	5.1	13.6	11.7	1.1	2118	29.9	4.2	11 571	5931
天麻	上海市售	7.1	0.8	13.4	3.1	2.9	78	14.4	0.5	5781	8506
远志	上海市售	53.8	8.2	15.3	17.9	2.5	1838	41.3	17.1	17 180	4628
枸杞	上海市售	1.0	0.7	23.4	28.2	4.9	198	30.2	5.7	5691	9690
卷柏	上海市售	1.0	0.8	62.5	24.4	0.8	1260	198.0	0.5	5609	13 184
北沙参	上海市售	10.4	0.8	13.3	14.0	4.2	198	12.9	0.5	3265	10 011
辛夷	上海市售	15.3	0.8	14.3	15.T	0.4	89	21.4	21.2	10 169	6142
潼蒺藜	上海市售	6.2	0.8	28.1	10.2	2.8	109	19.0	6.6	4187	4031
防风	上海市售	105.0	0.8	28.0	8.9	1.8	467	15.2	1.2	10 900	3027
丹参	上海市售	15.7	0.9	13.4	7.0	2.7	262	14.6	0.7	5315	7475
甘草	上海市售	725.0	9.4	10.4	7.9	1.4	106	4.5	5.2	14 664	789
麦冬	上海市售	4.5	0.5	5.3	3.0	0.8	149	3.5	4.4	2265	3391
黄连	上海市售	6.1	2.2	147.0	25.2	2.8	221	4.3	1.0	4531	3697
白菊	上海市售	11.1	0.5	42.1	20.0	3.1	891	28.7	0.5	16 472	12 326
茵陈	上海市售	1.0	0.5	31.5	5.1	0.8	54	20.9	5.1	800	4406
茺蔚子	上海市售	22.0	1.8	21.1	11.5	0.8	377	23.5	1.3	7959	4057
车前子	上海市售	16.4	1.0	27.9	11.1	1.8	145	13.5	6.2	6181	124.9
柏子仁	上海市售	9.6	1.1	54.3	15.1	4.5	472	35.3	5.，6	5644	2674
北五味子	上海市售	1.0	0.5	7.2	10.9	1.1	1193	86.4	9.7	5921	14 751
胡麻	上海市售	39.4	0.8	15.7	5.9	0.9	183	3.0	4.1	5600	1333
芡实	上海市售	0.8	1.4	29.4	18.5	3.3	7	28.4	0.5	773	586
杜仲	上海市售	17.0	0.5	5.8	5.9	0.6	360	68.3	13.8	1529	5138

续表

名称	产地	Sr	Pb	Zn	Cu	Ni	Fe	Mn	Cr	Ca	K
广木香	上海市售	17.2	0.9	6.2	13.7	0.6	100	9.4	1.5	5429	2559
菟丝子	上海市售	2.7	6.1	16.1	10.7	4.5	1302	79.3	8.5	4802	3628
独活	上海市售	23.5	0.5	14.7	18.0	3.2	492	112.0	1.2	7347	9670
地肤子	上海市售	7.1	0.5	41.0	17.0	8.4	398	26.5	9.3	8668	7433
牛膝	上海市售	11.1	20.3	10.8	31.2	0.8	992	21.2	13.1	12 956	2774
黄芪	上海市售	10.1	0.5	26.0	9.9	2.6	335	12.2	6.0	3525	4396
蒲黄	上海市售	36.6	3.2	30.2	10.9	8.8	3293	58.8	1.0	9341	8073

3. 抗癌中药中的元素含量（μg/g）

名称	产地	Sr	Pb	Zn	Cu	Ni	Fe	Mn	Cr	Ti	Ca	K	Rb
猪苓		149.7	4.1	29.9	14.8	6.0	182.4	39.1	36.1	28.1	13 900	116	
郁金	四川	11.5	4.8	24.8	10.4	3.2	228.4	10.7	20.5	4.7	553	20 466	
麦冬	浙江	17.6	15.7	29.6	21.6	3.7	176.1	1.6	24.8	9.8	2060	4400	
红花子		4.1	14.7	102.4	31	3.6	91.3	16.2	22.3	9.6	1223	2427	28.1
何首乌	贵州	32.2	30.7	59.7	34.2	6.7	262.1	19.7	19.3	25.1	813	7430	
刺五加		155	15.8	28.7	10.8	4.5	136.4	29.4	29.7	19.3	8990	526	27.1
泽泻	上海	25.2	15.2	92.2	33.1	6.3	153.9	274.4	19.5	17.6	1384	6237	
狼毒		62.7	18.9	43.9	21.2	6.2	1013.9	35.2	13.5	45.4	5277	701	29.5
桃仁		2.5	6	45.4	29.6	3.9	42.9	11.9	11.1	7.5	418	1500	
枳实		73.2	11.8	46.6	19.2	3.7	224.8	17.1	21.1	28.7	4006	4625	27.1
僵蚕		17.4	17.3	98.3	19.2	3.1	82.1	22	23.1	17.7	2677	8944	27.3
鹅不食草		82	26.2	85.1	39.7	11.2	2092.5	100.5	45	124.6	5758	13 450	42.9
墓头回	山西	71.4	35.7	36.8	12.1	5.9	236.3	22.3	28.1	16.1	8347	4389	16.4
菝葜		27.6	24.6	43.5	10.2	5.1	190.3	47.9	21.2	40.5	428	2244	8.6
麦芽		11.1	20.7	74.8	28.7	6.1	138.7	25.4	15.6	11.3	798	1668	
羊蹄根	上海	42.4	15.2	63.7	38.4	6.9	307.2	19.7	21.7	19	2085	2976	17.8
草河车		201.6	11.6	23.7	26.7	4.6	278.7	13.8	21.5	33.6	17 063	28	6.7
孩儿参	上海	19.5	20.4	48.2	18.8	1.6	122.5	78.4	37.1	27.3	883	5624	

续表

名称	产地	Sr	Pb	Zn	Cu	Ni	Fe	Mn	Cr	Ti	Ca	K	Rb
酸枣仁		12.1	37.6	131	30.9	5.3	182.3	37.7	24.1	14.5	1581	4671	
铁扁担根		228.4	7.6	38.7	11.8	6.4	456.4	20	23.8	18.1	15 910	562	7.2
龙胆草		117.6	30	48.5	26.7	3.9	4310	69.2	15.7	54.9	2692	3108	53.4
鱼腥草		49.5	76.8	55.5	56	8.5	1080	96.5	44.7	94.6	3610	20 234	40.8
鸭胆子		64.2	20.3	71	22.8	4.8	62.5	78	12.8	16.1	4750	2961	73.1
知母		10	25.7	80.5	19.3	2.9	134.8	9.7	20.4	18.2	5710	2187	
白花蛇舌草	湖南	64.1	12:6	53.3	13.2	4.2	2817	363			15 700	12 400	
苍耳草	江苏	85.7	12.2	43.9	15.7	4.6	1091	144			24 700	35 800	
半枝连		51.9	9.8	38.6	16.9	3	1748	152			16 600	20 700	
黄药子		3	2.7	20	7.6	2	233	42.7			5200	37 300	
龙葵		80.6	5.1	31.2	14.4	2.9	837	60			22 500	18 000	
草河车		162	6.6	13.3	10.7	9.2	205	63.4			13 900	8200	
白英		68.1	7.5	36.6	16.6	2.7	526	55.6			18 100	18 300	
莪术	广西	7.3	2.7	72.3	7.1	2.5	283	2733			2800	11 900	
海藻	山东	1188	206	46	19.1	7.8	1268	285			14 200	20 500	
蛇莓	江苏	54.2	8.7	45.9	19.3	3.9	3770	193			21 200	23 600	
昆布	山东	932	23.1	33.5	16	4.7	299	47.3			16 900	16 700	
七叶一枝花	四川	40.6	5.3	33.1	15.6	2.2	682	92			13 700	25 700	
夏枯草	江苏	107	7.3	49.4	18.7	5.2	619	122			24 700	14 400	
紫草		310	13	19.4	16.5	2.7	2035	67.2			55 100	2800	
山豆根		14.1	4.6	27.8	8.1	2.6	737	40			19 200	3100	
马前子		3.1	3.1	10.9	31.4	10.5	496	361			2600	10 000	

4. 健脑益智食物中的元素含量（μg/g）

	Mo	Se	Sr	Zn	Cu	Ni	Fe	Mn	Cr	V	Ca	K	Co
粳米	0.4	0.021	0.1	14.2	2.6	0.4	10.3	8.6	0.4	0.1	107	228	＜0.1
籼米	0.6	0.037	0.1	14.2	3	0.3	9.4	7.7	0.2	0.1	88	445	＜0.1

续表

	Mo	Se	Sr	Zn	Cu	Ni	Fe	Mn	Cr	V	Ca	K	Co
糯米	0.4	0.029	0.2	15.5	2.2	0.4	12.8	10.8	0.3	0.1	133	454	＜0.1
标准粉	0.6	0.124	1.4	20.7	0.6	1	41.8	20.8	3.4	0.5	326	2090	0.2
富强粉	0.4	0.213	0.8	16.4	＜0.1	1.7	29.5	7.9	3.4	0.4	291	1500	0.2
精白粉	0.4	0.096	0.7	10.6	＜0.1	0.8	23	8.1	3.3	0.4	241	1340	0.2
玉米	0.5	0.088	0.2	16.2	1.6	1	17.4	5.6	0.7	0.3	209	3640	＜0.1
黄豆	8.4	0.043	11.3	61.1	12.1	7.8	95.5	26.6	3.7	1.3	6100	20 050	0.5
赤豆	4.9	0.009	4.4	52.5	32.1	31	72.1	15.7	10.1	3.5	2890	11 800	2.3
绿豆	6.1	0.07	5.7	37.6	11.2	35.5	71.5	14.3	11.9	4.4	2670	11 280	3
蚕豆	9.7	0.049	4.4	64.3	11.8	11.2	83.2	18.4	3.4	1.6	4540	14 310	0.8
芝麻	2.9	0.009	26.2	61.3	16.3	15.1	238	27	7.1	3.1	29 760	8700	1.1
花生米	1.8	0.019	4.7	42.2	10.7	16.5	43.4	24.3	5.2	1.6	2250	6220	1
莴苣	2.7	0.017	19.1	91.6	30.6	29.1	870.6	115	13.3	4.3	18 800	24	0.9
西红柿	0.9	0.136	1.8	34.4	11.7	3.3	86.6	8.3	＜0.1	0.6	4230	46 520	0.1
青椒	0.8	0.031	6.9	47.4	14.1	4.1	184.4	30.2	1.9	0.9	8080	8740	0.2
菠菜	2.9	0.098	20.9	117.1	13.9	10.9	762.8	54.5	9.2	3.7	23 090	4710	0.7
芹菜	2.1	0.056	40.5	53.1	9.9	10.3	380.6	42.5	7	2.3	35 480	3320	0.4
荠菜	3.4	0.109	45.4	73.5	11.6	15.2	511.1	51.2	11.1	2.9	47 550	27.4	0.4
苋菜	6	0.1	112	82.3	14.3	26.7	2700	75.2	20.4	11.3	＜1	28	2
蘑菇	1.1	1.368	1.7	139.8	70.7	3.5	247.6	16.2	0.9	1	1820	67 310	0.2
香菇	1	0.287	1.2	79.2	33	11.5	47.8	25.5	2.9	1.4	1660	18 510	0.8
银耳	1	0.439	3	27.4	3.8	16.3	73.3	14.5	5.3	1.7	1330	20 140	1.1
黑木耳	2.6	0.019	12.6	24.4	7	28	1226	71.5	13.9	6.3	7820	11 860	2.6
海带	5.4	0.075	649.1	65.3	17.2	59.6	951	130.1	37.6	9.5	51 630	64 530	3.6
金针菜	2.7	0.414	6.8	49.5	7.4	38.7	98.8	25.9	12.2	4.8	8140	14 430	3.2
紫菜	3.5	0.043	30.8	–28.3	13.7	14.4	1888	72.4	7.4	6.3	4450	24 740	1.5
黑枣	2	0.022	7.8	16.8	14.5	40.7	59.3	5.9	11.9	4.5	2110	8480	3.3
红枣	1.4	0.016	9.5	13.6	7.8	32	47.7	6.3	9.2	3.4	1810	7410	2.4

续表

	Mo	Se	Sr	Zn	Cu	Ni	Fe	Mn	Cr	V	Ca	K	Co
核桃	0.8	0.005	2	26	14	2	33.6	35.3	2.4	0.5	3060	4170	0.3
松子	0.9	0.02	<1	60.4	10.3	<0.1	54.3	64.7	1.4	0.2	340	5770	<0.1
猪肉	1.2	0.261	0.4	122.8	3.5	8.3	55.4	1.3	7.9	2.1	319	10 100	1.5
牛肉	1.1	0.212	0.5	193	2.1	12.8	113.9	1.4	6.4	1.8	329	10 760	1.2
羊肉	0.8	0.105	0.6	149	1.4	6.9	126.6	2	5.6	1.3	358	9120	0.7
鸡蛋	0.3	0.13	0.8	21.4	0.8	3	41.1	0.5	1	0.3	837	1	0.2
鸭蛋	0.4	0.137	0.7	20.4	1.1	3.3	46.4	0.7	0.9	0.3	927	1	0.2
鲜牛乳	0.2	0.005	0.4	5.6	0.2	1.3	1.3	0.1	1.6	0.3	2090	167	0.1
鸡肉	1.4	0.351	0.6	67.5	3.2	17	39.9	1.3	10.3	2.3	749	6560	1.5
鸭肉	1.2	0.469	0.8	98.1	6.8	16.5	54.9	1.3	8.4	2.2	1480	6210	1.4
鹅肉	1.5	0.307	0.3	121.4	6.1	21.1	50	1.2	9.1	2.8	239	7180	1.9
墨鱼	3.1	3.228	10.1	106.6	13.4	38.2	80.5	3.4	12.6	5.4	1580	7680	4
海参	8.6	2.915	344.6	79.4	8.4	50.9	18560	72.7	27.3	18.9	69 650	526	4.9
鱿鱼	2.3	1.793	16.2	136.9	11.3	34.8	88.6	12.6	12.6	4.6	4260	6720	2.9
海鳗	2.9	2.57	15.9	22	6.7	56.2	18	5.2	16.5	6.4	5900	7190	4.3
黄鱼	1.2	1.93	9.1	26.4	4.2	19.3	29.6	1.8	6.2	2.5	4350	9400	1.4
带鱼	1.1	1.887	8.4	38.1	1.6	17	93.8	2.4	5.4	2.2	3130	7290	1.4
鲳鱼	2.0	1.956	6.1	39.4	2.3	35.4	41.8	2.5	11.6	4.3	2540	10 350	3.2
草鱼	1.1	0.375	5.9	31.6	9.5	20.6	30.8	2.1	6.4	2.6	3010	12 810	1.6
鲫鱼	1.2	1.25	4.2	103.7	8.4	12.8	69.8	2.8	12.2	4.5	2910	12 810	3.3
鲤鱼	2.0	0.255	2.5	45.5	4.3	37.4	48.9	2.4	4.5	1.9	3260	12 720	1.3
黄鳝	1.9	1.729	4.4	140.2	3.1	26.4	136.8	4.7	9.3	3.5	2130	7790	2.6
扁鱼	1.1	0.695	7.1	44.2	6.5	12.3	49.4	2.4	4.6	1.8	4670	12 550	1.1
白鱼	1.2	0.925	8.3	27.5	1.3	18.5	37.5	3.9	5.7	2.6	4580	17 130	1.6
胖头鱼	2.3	0.68	5.1	29.1	2.6	42.8	93.2	3.7	14	5.3	3890	14 020	4
条虾	2.7	3.204	102	98.7	17.9	39.5	179.7	8.2	13.4	5.5	12 130	5410	3.3

5. 必需微量元素

自然界中存在92种化学元素。那些存在于人体和生物体中，且与周围环境不断发生交换关系的化学元素及其化合物，称为生命元素。目前已在人体或生物体中发现80多种元素，因此，天然元素可以统称为生命元素。这些元素中，含量为其机体重量0.01%以上者，称为常量元素或宏量元素，共有11种。其余元素则称为微量元素，共有81种。

（1）必需微量元素的判别标准

生命元素按照其已知的生理功能可分为必需元素和未知功能元素两大类。

所谓必需元素是指：（1）该元素是机体生理活性物质的必需成分；（2）该元素长期摄入不足时会导致生理功能损伤，补充该元素可预防或治疗这种损伤；（3）有一种以上动物品种的实验证明或一个以上相对独立的研究报告。所谓未知功能元素是指还没有进行实验研究，或在目前技术水平和认知水平上尚未发现其必需性证据的元素。

常量元素都是必需元素，还有20多种微量元素已被证明是必需元素。

（2）必需微量元素的发现历史

必需微量元素的证认经历了三个阶段，或者说它们是通过三类方式被发现的。一是在20世纪30年代以前根据自然条件下引起的缺乏病；二是在1928–1970年间通过天然或合成饲料造成的动物缺乏模型；三是在1970年后通过塑料隔离技术在纯净条件下造成的动物缺乏模型。第一阶段确认了铁、碘、钴等元素的必需性；第二阶段确认了铜、锰、锌、钼、硒、铬等元素的必需性；第三阶段确认了其他几种微量元素的必需性。

微量元素必需性需要得到权威机构或权威出版物的认可才会得到公认。1973年，WHO专家委员会认为必需微量元素共有铁、锌、硒、碘、铜、锰、铬、氟、钼、钴、镍、锡、钒、硅14种。此外，亦有资料认为锶、砷、硼亦为人和动物所必需。1996年，FAO/IAEA/WHO的营养专家委员会根据重新界定的定义把在人体中已经研究的微量元素重新分为三类。第一类为人体必需的微量元素，包括碘、锌、硒、铜、钼、铬、钴、铁等8种。第二类为人体可能必需的微量元素，包括锰、硅、镍、硼、矾等5种。第三类为有潜在毒性，但在低剂量时可能具有人体必需功能的微量元素，包括氟、铅，镉、汞、砷、铝、锂、锡等8种。此外，还有人提出，必需微量元素还应包括溴、铷、锗等元素。

因此，目前认为，人体必需微量元素至少有25种（表1）。

表1 必需微量元素发现年表*

序号	元素	发现年份	动物模型	序号	元素	发现年份	动物模型
1	铁（Fe）	17世纪		13	镍（Ni）	1976	6
2	碘（I）	1850		14	硅（Si）	1972	2
3	铜（Cu）	1928	1	15	锶（Sr）	1972	3
4	锰（Mn）	1931	4	16	镉（Cd）	1977	3
5	锌（Zn）	1934	2	17	铅（Pb）	1977	2
6	钴（Co）	1935	2	18	砷（As）	1977	5
7	钼（Mo）	1953	4	19	硼（B）	1981	4
8	硒（Se）	1957	2	20	锂（Li）	1983	3
9	铬（Cr）	1959	2	21	铝（Al）	1990	2
10	锡（Sn）	1970	1	22	溴（Br）	1990	3
11	钒（V）	1971	3	23	铷（Rb）	1990	2
12	氟（F）	1971	2	24	锗（Ge）	1994	1

* 表中汞（Hg）暂缺，其发现年份和动物模型有待查明。

（3）必需微量元素的必需性证据

① 铁的必需性证据

• 铁被认为是地中海地区古代文明的神圣起因。

• 公元前1500年，埃及和美索不达米亚就把这一“上帝的金属”用于治疗病人。

• 公元前400年，希波克拉底曾用铁治疗多种适应证。

• 中国古代把含铁矿物药禹余粮、太一余粮看作是“养命”的上药，“令人身安命延寿”。

• 公元17世纪时，发现铁是治疗萎黄病（即贫血症）的特效药。

• 1832年，发现萎黄病患者铁含量低于正常人。

• 1928年，证明贫血是铁缺乏造成的。

②碘的必需性证据

• 公元4世纪时，中国《肘后方》记载用海藻治疗瘿病。6世纪时，《本草经集注》记载用昆布治瘿。9世纪时，《外台秘要》记载了36种治瘿药物。

• 1811年，从海带中发现了碘。

• 1850年，法国人查廷发现甲状腺肿是由缺碘引起，从而确立碘是人和动物的必需成分。

• 1896年，Baumann发现甲状腺中碘含量特高。

• 1911年，Kendall证明甲状腺素含65%的碘。

• 1926年，Haring on确立了甲状腺素的结构式，次年合成了甲状腺素。

• 1952年，Gross发现人血清含三碘甲状腺原氨酸（T3），其活性比甲状腺素（T4）高3—5倍。

③铜的必需性证据

• 1921—1926年间，许多人根据经验证据认为饲料中的铜对大鼠有益。

• 1928年，Hart发现缺铜抑制大鼠造血功能，贫血大鼠用补充铁、铜的办法可得到纠正。

• 1931年，Josephs指出哺乳期婴儿缺铜影响造血动能。

• 1961年，O'Dell发现动脉弹性蛋白的形成需要铜，认为铜对心脏功能极端重要。

• 1975年，Klevay提出慢性铜缺乏或高锌诱发的相对铜缺乏，是人类局部缺血性心脏病的主要病因因子。

• 1975年后发现缺铜实验动物易发生高胆固醇血症、高尿血症、葡萄糖耐量受损、心肌功能异常、结缔组织异常，以及动脉中有脂质沉积。

④锰的必需性证据

• 1931年，Hammerer和Todd相继证明锰对大鼠和小鼠的生长及生殖功能是必需的。

• 1936年，Wilkins证明锰能预防小鸡的骨骼异常（禽骨异常症）。

• 1966年，Erway提出耳石发育不良是新生儿运动失调的主要原因，锰可预防内耳的遗传性异常。

• 1967年，Leach指出有两种锰依赖性酶—聚合酶和半乳糖酶的功能异常引起骨骼（包括颅骨）异常。

• 1971年，Underwood报道缺锰引发猪和家禽的特异性缺乏综合症，缺锰幼仔生长迟缓、骨骼畸形、运动失调和惊厥。

⑤锌的必需性证据

• 1934年，Todd发现大鼠的缺锌症。

• 1955年，Jucker证明猪的皮肤角化不全与缺锌（饲料中）有关。

• 1956年，Val lee发现缺锌与萎缩性门静脉性肝硬化相联系。

• 1961年，Prasad先后在伊朗和埃及发现营养性锌缺乏侏儒症和性功能低下症。

• 1967年，Povics观察到锌能加速创伤愈合。

⑥钴的必需性证据

• 1935年，Underwood、Marston、Lines先后发现澳大利亚牧场中的钴缺乏与牛、羊的“消瘦病”或”海岸病”有关。

• 1951年，Smith证明上述这些动物疾病是维生素B_{12}缺乏而非无机钴元素缺乏引起的。

• 1961年，Lenhert证实维生素B_{12}是一种含钴-碳键的化合物。

• 1984年，陳祥友发现心血管病人，白内障病人头发钴含量降低。

⑦钼的必需性证据

• 1953年，Renzo发现饲料的钼含量对大鼠组织中的黄嘌呤氧化酶活性有明显影响。同年，Richert证实提纯的黄嘌呤氧化酶中含有钼，并证实钼在哺乳类动物体内代谢中的作用。

• 1954年，Mahler在兔肝中发现了钼酶一醛氧化酶。

• 1956年，Higgins观察到缺钼小鸡黄嘌呤氧化成尿酸的能力降低，死亡率增加。

• 1971年，Cohen发现钼是亚硫酸盐氧化酶的组分。

• 1981年，Abumrad报道1例20岁青年在长期全肠外营养条件下出现了一系列钼缺乏症状及生化指标异常，补充钼酸盐后症状完全消失。

• 1990年，Anke经10年研究证实山羊生长期、怀孕期和授乳期缺钼，生长受抑，流产率和死亡率增加。

⑧硒的必需性证据

• 1957年，Schwarz和Foltz证明硒是保护肝脏的“因素3”的主要组分。同年，Patterson和Schwarz分别证明小鸡的渗出性素质是一种硒缺乏病，用含硒0.1 μg/g的饲料可以预防。

• 1958年Muth和1959年Mclean分别证明新西兰羔羊和美国俄勒冈州小牛的“白肌病”是由缺硒引起的。

• 1972年，Rot ruck发现硒是谷胱甘肽过氧化物酶的功能性组分。

• 1979年，Schrauger证明硒是营养性抗癌剂。

• 1980年以前，中国科学家发现硒是克山病和大骨节病的主要病因因子，并进行了大规模的补硒预防性实践取得显著效果。

⑨铬的必需性证据

• 1959年，Schwarz证明三价铬是葡萄糖耐量因子的活性成分。

• 1979年，Jeejeebhoy发现长期肠道外营养（铬含量极低）病人葡萄糖耐量受损或出现高血糖症，这些异常可用铬含量相对较高的输液纠正。

• 1987年，Anderson发现缺铬的人与红细胞结合的胰岛素数和胰岛素受体数降低。次年，又报道大鼠和小鼠缺铬出现各种铬缺乏症状。

• 1993年，Anderson和Mertz分别在人体补铬试验中证实，无论是营养不良儿童还是胰岛素依赖型糖尿病患者，补充铬都能使损伤的葡萄糖耐量得到改善或维持。

• 1998年，Viecent从大鼠中提取到一种参与糖和脂肪代谢的天然含铬低聚合肽。这种低分子质量键合铬物质（L M W Cr）含有 4 个铬原子，相对分子量为1500，从而正式证认了的铬的特异生化功能。

⑩锡的必需性证据

• 1965年，Pfeilsticker发现肿瘤组织中的锡含量显著低于正常组织。

• 1970年，Schwarz观察到缺核黄素大鼠补充锡后能轻微改善生长不良症状。

• 1972年，Brown发现乙酸三苯基锡有抗肿瘤活性。其后又有人陆续发现卟啉类锡化合物可以预防和治疗新生儿黄疸及高胆红素症，有些甾类或肽类锡化合物参与胸腺免疫和体内平衡，有直接或间接抑制癌细胞的作用。

• 1984年，Cardarelli发现初期肺癌组织中的锡含量仅为正常值的三分之一，乳腺癌、结肠癌也有类似情况。

• 1990，Yokoi发现缺锡大鼠生长受抑，对声音的响应降低，食物效价减低，几种器官的矿物质成分发生改变，并出现脱毛现象。

⑪钒的必需性证据

• 1971年，Schwarz和Hopkins各自独立地观察到缺钒小鸡翅膀和尾毛生长减慢，组织钒水平降低，血胆固醇增高，而血磷脂水平降低。

• 1989年，Anke报道缺钒山羊流产率增加，奶产量降低，幼仔死亡率增加。缺钒小羊前腿骨骼畸形，前足趾骨关节加厚。

• 1990年，Uthus报道缺钒大鼠甲状腺重与体重的比值增加，生长减慢。还发现大鼠缺钒影响甲状腺过氧化物酶对饲料碘的响应。

• 1998年，Nelson报道含氧钒基铬合物可用于治疗人和动物的糖尿病。

⑫氟的必需性证据

• 1968年，Schroeder报道雌鼠缺氟时生长发育明显减慢，寿命缩短。

• 1972年，Messer报道缺氟小鼠生长发育迟缓，生殖能力降低，甚至出现贫血症状。同年，Schwarz观察到补充氟可以改善低氟大鼠的生长。

• 1977年，Townsed发现饲料中脂肪和胆固醇可诱发豚鼠高脂血症，而同时给予含氟的饮水时，则豚鼠的血清胆固醇和甘油三酯水平均在正常范围内。

• 1987年，魏赞道发现饲以高脂饲料的大鼠补充适当的氟可防止动脉硬化，降低血清过氧化脂质水平和心肌脂褐质含量。

• 1991年，Anke报道缺氟山羊预期寿命缩短，并引起肾和内分泌器官的病理性改变。

⑬镍的必需性证据

•1974年，Nielsen和Anke分别报道缺镍大鼠生长受抑，红细胞计数、血细胞比容和血红蛋白数降低，产期死亡率增加，幼鼠外皮发育不良。

•1976年，Kirchgessner观察到缺镍大鼠铜、锌代谢受损，肝葡萄糖—6-磷酸脱氢酶和苹果酸脱氢酶活性降低，幼仔生长明显受抑。

•1980年，Anke报道缺镍小猪生长受抑，发情期推迟，产期死亡率增加，表皮发育不良，骨钙含量降低，肝、大脑锌含量降低。同年，Spears报道绵羊缺镍使所产羔羊生长受抑，血清总蛋白和总胆固醇降低，肝铜降低，大脑铁含量增加；用低蛋白饲料饲养的牛缺镍时反当脲酶、血清脲和氮含量降低，幼仔生长受抑。

•1984年，Nielsen总结了小鸡缺镍的许多病症，包括：血细胞比容降低，肝脏氧化能力降低，胫皮黄色类脂色素减少，肝脏超细结构发生病理变化。

•1991年，Anke报道经17次反复研究证实，缺镍山羊第一次受胎成功率降低，流产率增加，第一年内母兽死亡率提高。

⑭硅的必需性证据

•1972年，Car lisle观察到缺硅小鸡发育不良，骨骼变细，皮质变薄，头颅小。补充硅可使生长不良的缺硅小鸡恢复正常。同年，Schwarz也观察到缺硅大鼠发育受阻，颅骨多小，牙釉质受损，牙齿色素沉着增多，结缔组织和骨代谢异常，补硅后症状明显改善。

•1984年，Carlisle发现硅对低等生物（如硅藻放射虫和某些海绵动物）具有结构作用。

•1993年，Sea born发现硅缺乏确实影响大鼠软骨生长、已糖胺和胶原代谢。

•流行病学调查表明，硅在预防某些与衰老有关的慢性病中具有营养重要性，饮水硅含量与冠心病患病率和死亡率呈负相关关系。

⑮锶的必需性证据

•1883年，Ringer从蛙的心脏实验中认识到锶有某种生理功能。

•1949年，Rygh证明锶对大鼠和豚鼠有营养作用。

•1966年，Ballentine发现锶和钙有各自独立的代谢途径。

•1972年，Schroeder发现锶能透过动物胎盘和乳房供给胎儿和新生儿。

•1985年，李晓明观察到合适浓度的锶对梨形四膜虫的生长和分裂有促进作用。

•1987年，Skoryna报道用低剂量锶化合物可成功治疗转移性骨癌。

•1994年，秦俊法报道在人类中观察到至少有34种疾病与锶缺乏或不足有关。

•1995年，刘汴生证明锶可明显延长实验动物（四膜虫）的寿命。

⑯镉的必需性证据

• 1957年，Margoshes和Val lee在马的肾皮质中发现一种含有大量镉和锌的含硫低分子质量蛋由质一金属硫蛋白。

• 1977—1979年，Anke和Schwarz分别观察到缺镉大鼠和山羊生长受抑，第一次受胎成功率降低，流产率增加。

• 1985年，Barham观察到在软琼脂培养基中，镉可转变生长因子活性或刺激细胞生长。

⑰铅的必需性证据

• 1977年，Schwarz发现铅能轻微地改善发育不良大鼠的生长状况。

• 1981年，Kiechgessner报道喂饲含铅量低于50 μg/kg的饲料能致大鼠亲代或子代铅缺乏，生长受抑制，以及出现低色素性小细胞性贫血。

• 1988年，Uthus发现喂饲铅含量为2.0 mg/kg的饲料可减轻喂低铅饲料（30 μg/kg）幼鼠的铁缺乏症状。

• 1985年和1991年，Reichlmaryr与Lais分别发现缺铅的大鼠和小猪生长受抑，贫血，血清胆固醇、磷脂和胆酸升高，铁代谢受到干扰，血和肝酶改变。

⑱砷的必需性证据

• 1938年，Hove观察到贫血大鼠细胞砷和血浆砷水平降低，补充砷时其水平迅速增加。

• 1946年，Skinner再次证明砷有造血功能。

• 1966年，Schroeder证明，通过饮水补充砷可显著改善大鼠和小鼠的外貌。

• 1975年，Hill和Nielsen分别观察到缺砷大鼠的后代生长缓慢，毛发杂乱和发黄，红细胞脆性增加。

• 1976年，Anke观察到缺砷山羊和小猪受孕率降低，产仔数减少，幼仔成活率降低，第三代缺砷动物大多数因心肌病而死亡。

• 1978年，Nielsen观察到缺砷使小鸡生长受抑，腿部异常，血细胞比容升高。

• 1986年，Anke报道缺砷仓鼠生长受抑，肌体组织中矿物质浓度和酶活性降低。

• 1994年，Uthus观察到缺砷大鼠各种器官中的矿物质浓变均发生变化，包括雌性大鼠肾、钙浓度增加。

• 1993年，Mayer的研究显示，中枢神经系统损伤、心血管疾病和癌症患者血清砷水平显著降低。

• 我国用砒霜（三氧化二砷）治疗白血病和肝癌取得突破性进展。

⑲硼的必需性证据

• 1923年，Warington得到硼对植物必需的确切证据。

• 1926年，Sommer证明硼为许多植物完成生命循环所必需。

• 1981云，Hunt证明小鸡缺不明时生长受抑。

• 1995年，Bai报道补充硼可延缓佐剂诱发大鼠关节炎的发作和严重程度，并增加缺硼大鼠的血清抗体总浓变。

• 1998年，Lanoue证明缺硼会损伤小鼠的早期发育。

• 1990—1991年，Nielsen对45岁以上男子、绝经后妇女、雌激素治疗的绝经后妇女所做的研究发现，硼影响人类生命过程中许多物质的代谢或利用，从而对血、脑、骨骼系统、肾的成分或功能产生广泛的影响。

⑳锂的必需性证据

• 1975—1983年，Patt发现喂低锂饲料的第二代和第三代雌性大鼠生育功能降低。

• 1976—1988年，Anke经过13次系统实验证明，山羊终身缺锂显著降低胎儿和出生后的生长，对生殖功能，奶产量和酶活性也产生显著负面影响。

• 1991年，Ono发现饲料缺锂时大鼠的条件性回避行为受抑，补充锂时恢复正常。

• 1990—1994年，人类流行病学研究显示，饮水锂浓度与精神病住院率，杀人、自杀、抢劫、暴力犯罪和毒品犯罪率呈显著负相关。

• 锂具有益药理作用。

㉑铝的必需性证据

• 1990年，Anke报道当饲料缺铝时山羊流产率增加，生长受抑，后脚不协调且虚弱，预期寿命缩短。

• 1993年，Car lisle报道小鸡缺铝时生长受抑。

• 铝具有其他生物化学作用，如：激活腺苷酸环化酶（Sternweis，1982），刺激培养细胞的DNA合成（Smith，1984），增强钙调素活性（Johnson，1991），刺激成骨细胞的骨形成（Quarles，1994）。

㉒溴的必需性证据

• 1956年，Huff和Bosshardt分别发现溴化物可减轻喂碘化酪蛋白诱发的小鸡和小鼠生长发育迟缓。

• 1963年，Leach发现溴化物可部分替代小鸡对氯化物的需要。

• 1981年，Oe报道某些血液透析病人的失眠症与溴缺乏有关，补充溴可改善睡眠能力。

• 1988—1993年，Anke报道缺溴山羊生长受抑，受孕率、血细胞比容和血红蛋白含量降低，流产率和奶中脂肪含量增加，预期寿命缩短。

㉓铷的必需性证据

• 1977年，Siegers用5种不同近交系大鼠证明，动物所有器官中的铷浓度均受遗传控制。

• 1994年，Zapata发现大鼠个体发育中脑铷含量与脑发育呈正相关，而随衰老而降低。

• 1995年，Anke报道缺铷山羊食物摄取量减少，生长减慢，自然流产率和幼仔死亡率增加，奶产量降低。

• 铷具类钾功能及独特的神经生理学功能。

㉔锗的必需性证据

• 1978年，Venugopal报道饲料中含10 mg/kg二氧化锗形式的锗刺激大鼠生长。

• 1987年，Yamaguchi报道断奶大鼠口服锗酸钠使骨中DNA含量显著增加。

• 1994年，Seaborn证明饲料低锗使大鼠骨和肝中矿物成分改变，补充锗可逆转。适量的锗还可逆转大鼠缺硅的某些症状。锗可替代硅的某些功能但又与硅有不同功能。

• 1997年，白明彰断言某些有机锗具有增强机体免疫功能和抗癌等作用，可作为保健、癌症治疗以及放疗、化疗的辅助药物。

㉕汞的必需性证据

• 汞类药有重要医用价值。无论是中医还是西屋，都十分重视汞及其化合物的应用。

• 公元前168年，我们的祖先就已用汞治病。除《五十二病方》外，《神农本草经》收载有2种汞类药：水银与丹砂。《本草纲目》收载水银、丹砂，灵砂、轻粉、银朱、粉霜等6种汞类药。1985年版《中华人民共和国药典》收载朱砂、轻粉、水银等3种汞类药。

• 在西医中，汞的合金和化合物用于补牙材料和消毒药物。由于其具有消毒、利尿和镇痛作用，也用作治疗恶疮、疥癣药物的原料。

• 1994年，柴之芳发现婴儿发汞含量与其母亲发汞含量呈显著正相关，而孕妇发汞含量则与其妊娠时间呈显著负相关。

• 1996年，FAO/IAEA/WHO将汞列“本身有潜在毒性，当在低剂量时可能具有必需功能的微量元素”类。

（4）必需微量元素的每日需要量

关于必需微量元素的每日需要量（以成人为例），可以分为两部分来说，一部分是中国营养学会2000年制订的参考摄入量（AI），它大致是平均需要量的1.2倍。另一部分是根据动物缺乏模型推算的估计需要量。锶、钒、汞的需要量则以中国标准人的平均摄入量替代。从表2可以看出，铅、汞、砷、镉等第三类元素的需要量是极低的。在一般情况下，不会产生这些元素的缺乏问题，而需要关注的则是它们暴露过量引发的麻烦。

表2　必需微量元素的每日需要量

序号	元素	参考摄入量（mg/d）	估计需要量（μg/d）	序号	元素	参考摄入量（mg/d）	估计需要量（μg/d）
1	铁（Fe）	15.00		13	镍（Ni）		25—35
2	碘（I）	0.15		14	硅（Si）		2000—5000
3	铜（Cu）	1.50		15	锶（Sr）		830
4	锰（Mn）	3.50		16	镉（Cd）		<5
5	锌（Zn）	11.50		17	铅（Pb）		<30
6	钴（Co）*	0.0024		18	砷（As）		12—25
7	钼（Mo）	0.06		19	硼（B）		>250
8	硒（Se）	0.05		20	锂（Li）		<25
9	铬（Cr）	0.05		21	铝（Al）		<1000
10	锡（Sn）		<20	22	溴（Br）		>1000
11	钒（V）		10	23	铷（Rb）		$n \times 100$
12	氟（F）	1.50	<1000	24	锗（Ge）		<1000
				25	汞（Hg）		5.2

* 钴（Co）为维生素B_{12}形式

6. 元素周期表

元素周期表
Periodic Table of the Elements

图例：原子序数 1 — 元素符号 H — 元素中文名称 氢 — 元素英文名称 hydrogen — 惯用原子量 1.008 — 标准原子量 [1.0078, 1.0082]

1	2	3	4	5	6	7	8	9	10	11	12	13	14	15	16	17	18
1 H 氢 hydrogen 1.008 [1.0078, 1.0082]																	2 He 氦 helium 4.0026
3 Li 锂 lithium 6.94 [6.938, 6.997]	4 Be 铍 beryllium 9.0122											5 B 硼 boron 10.81 [10.806, 10.821]	6 C 碳 carbon 12.011 [12.009, 12.012]	7 N 氮 nitrogen 14.007 [14.006, 14.008]	8 O 氧 oxygen 15.999 [15.999, 16.000]	9 F 氟 fluorine 18.998	10 Ne 氖 neon 20.180
11 Na 钠 sodium 22.990	12 Mg 镁 magnesium 24.305 [24.304, 24.307]											13 Al 铝 aluminium 26.982	14 Si 硅 silicon 28.085 [28.084, 28.086]	15 P 磷 phosphorus 30.974	16 S 硫 sulfur 32.06 [32.059, 32.076]	17 Cl 氯 chlorine 35.45 [35.446, 35.457]	18 Ar 氩 argon 39.95 [39.792, 39.963]
19 K 钾 potassium 39.098	20 Ca 钙 calcium 40.078(4)	21 Sc 钪 scandium 44.956	22 Ti 钛 titanium 47.867	23 V 钒 vanadium 50.942	24 Cr 铬 chromium 51.996	25 Mn 锰 manganese 54.938	26 Fe 铁 iron 55.845(2)	27 Co 钴 cobalt 58.933	28 Ni 镍 nickel 58.693	29 Cu 铜 copper 63.546(3)	30 Zn 锌 zinc 65.38(2)	31 Ga 镓 gallium 69.723	32 Ge 锗 germanium 72.630(8)	33 As 砷 arsenic 74.922	34 Se 硒 selenium 78.971(8)	35 Br 溴 bromine 79.904 [79.901, 79.907]	36 Kr 氪 krypton 83.798(2)
37 Rb 铷 rubidium 85.468	38 Sr 锶 strontium 87.62	39 Y 钇 yttrium 88.906	40 Zr 锆 zirconium 91.224(2)	41 Nb 铌 niobium 92.906	42 Mo 钼 molybdenum 95.95	43 Tc 锝 technetium	44 Ru 钌 ruthenium 101.07(2)	45 Rh 铑 rhodium 102.91	46 Pd 钯 palladium 106.42	47 Ag 银 silver 107.87	48 Cd 镉 cadmium 112.41	49 In 铟 indium 114.82	50 Sn 锡 tin 118.71	51 Sb 锑 antimony 121.76	52 Te 碲 tellurium 127.60(3)	53 I 碘 iodine 126.90	54 Xe 氙 xenon 131.29
55 Cs 铯 caesium 132.91	56 Ba 钡 barium 137.33	57-71 镧系 lanthanoids	72 Hf 铪 hafnium 178.49(2)	73 Ta 钽 tantalum 180.95	74 W 钨 tungsten 183.84	75 Re 铼 rhenium 186.21	76 Os 锇 osmium 190.23(3)	77 Ir 铱 iridium 192.22	78 Pt 铂 platinum 195.08	79 Au 金 gold 196.97	80 Hg 汞 mercury 200.59	81 Tl 铊 thallium 204.38 [204.38, 204.39]	82 Pb 铅 lead 207.2	83 Bi 铋 bismuth 208.98	84 Po 钋 polonium	85 At 砹 astatine	86 Rn 氡 radon
87 Fr 钫 francium	88 Ra 镭 radium	89-103 锕系 actinoids	104 Rf 𬬻 rutherfordium	105 Db 𬭊 dubnium	106 Sg 𬭳 seaborgium	107 Bh 𬭛 bohrium	108 Hs 𬭶 hassium	109 Mt 鿏 meitnerium	110 Ds 𫟼 darmstadtium	111 Rg 𬬭 roentgenium	112 Cn 鿔 copernicium	113 Nh 鿭 nihonium	114 Fl 𫓧 flerovium	115 Mc 镆 moscovium	116 Lv 𫟷 livermorium	117 Ts 石田 tennessine	118 Og 气奥 oganesson

57 La 镧 lanthanum 138.91	58 Ce 铈 cerium 140.12	59 Pr 镨 praseodymium 140.91	60 Nd 钕 neodymium 144.24	61 Pm 钷 promethium	62 Sm 钐 samarium 150.36(2)	63 Eu 铕 europium 151.96	64 Gd 钆 gadolinium 157.25(3)	65 Tb 铽 terbium 158.93	66 Dy 镝 dysprosium 162.50	67 Ho 钬 holmium 164.93	68 Er 铒 erbium 167.26	69 Tm 铥 thulium 168.93	70 Yb 镱 ytterbium 173.05	71 Lu 镥 lutetium 174.97
89 Ac 锕 actinium	90 Th 钍 thorium 232.04	91 Pa 镤 protactinium 231.04	92 U 铀 uranium 238.03	93 Np 镎 neptunium	94 Pu 钚 plutonium	95 Am 镅 americium	96 Cm 锔 curium	97 Bk 锫 berkelium	98 Cf 锎 californium	99 Es 锿 einsteinium	100 Fm 镄 fermium	101 Md 钔 mendelevium	102 No 锘 nobelium	103 Lr 铹 lawrencium

7. 中国居民膳食矿物质摄入量表

年龄阶段	钙（mg/d）	磷（mg/d）	钾（mg/d）	钠（mg/d）	镁（mg/d）	氯（mg/d）	铁（mg/d）		碘（μg/d）	锌（mg/d）		硒/（μg/d）	铜（mg/d）	氟（mg/d）	铬（μg/d）		锰（mg/d）		钼（μg/d）
	膳食矿物质推荐摄入量（RNI）或适宜摄入量（AI）																		
	RNI	RNI	AI	AI	RNI	AI	RNI		RNI	RNI		RNI	RNI	AI	AI		AI		RNI
							男	女		男	女				男	女	男	女	
0岁～	200（AI）	105（AI）	400	80	20（AI）	120	0.3（AI）		85（AI）	1.5（AI）		15（AI）	0.3（AI）	0.01	0.2		0.01		3（AI）
0.5岁～	350（AI）	180（AI）	600	180	65（AI）	450	10		115（AI）	3.2（AI）		20（AI）	0.3（AI）	0.23	5		0.7		6（AI）
1岁～	500	300	900	500～700[a]	140	800～1100[b]	10		90	4.0		25	0.3	0.6	15		2.0	1.5	10
4岁～	600	350	1100	800	160	1200	10		90	5.5		30	0.4	0.7	15		2.0	2.0	12
7岁～	800	440	1300	900	200	1400	12		90	7.0		40	0.5	0.9	20		2.5	2.5	15
9岁～	1000	550	1600	1100	250	1700	16		90	7.0		45	0.6	1.1	25		3.5	3.0	20
12岁～	1000	700	1800	1400	320	2200	16	18	110	8.5	7.5	60	0.7	1.4	33	30	4.5	4.0	25
15岁～	1000	720	2 .000	1600	330	2500	16	18	120	11.5	8.0	60	0.8	1.5	35	30	5.0	4.0	25
18岁～	800	720	2000	1500	330	2300	12	18	120	12.0	8.5	60	0.8	1.5	35	30	4.5	4.0	25
30岁～	800	710	2 .000	1500	320	2300	12	18	120	12.0	8.5	60	0.8	1.5	35	30	4.5	4.0	25
50岁～	800	710	2000	1500	320	2300	12	10[c] 18[d]	120	12.0	8.5	60	0.8	1.5	30	25	4.5	4.0	25
65岁～	800	680	2000	1400	310	2200	12	10	120	12.0	8.5	60	0.8	1.5	30	25	4.5	4.0	25
75岁～	800	680	2000	1400	300	2200	12	10	120	12.0	8.5	60	0.7	1.5	30	25	4.5	4.0	25
孕早期	+0	+0	+0	+0	+40	+0	+0		+110	+2.0		+5	+0.1	+0	+0		+0		+0
孕中期	+0	+0	+0	+0	+40	+0	+7		+110	+2.0		+5	+0.1	+0	+3		+0		+0
孕晚期	+0	+0	+0	+0	+40	+0	—	+11	+110	+2.0		+5	+0.1	+0	+5		+0		+0
乳母	+0	+0	+400	+0	+0	+0	+6		+120	+4.5		+18	+0.7	+0	+5		+0.2		+5

注：a 1岁～为500mg/d，2岁～为600mg/d，3岁～为700mg/d；b 1岁～为800mg/d，2岁～为900mg/d，3岁～为1100mg/d；c 无月经；d 有月经。“—”表示未涉及；“+”表示在相应年龄阶段的成年女性需要量基础上增加的需要量。（文献来源：中国居民膳食营养素参考摄入量2023版）

8. 有益精神状况调节的维生素和矿物质常见来源

精神状况	类别	膳食来源
记忆	维生素B_6	蛋、鱼、牛奶、花生、猪肉、鸡肉和火鸡、燕麦和小麦胚芽
	叶酸	芦笋、豆类、甜菜、花椰菜、柑橘、绿叶蔬菜、生菜、全谷物
	维生素C	鲜枣、金桔、波菜、芹菜、蕃茄、西蓝花、辣椒、番石榴、羽衣甘蓝、奇异果、柠檬、荔枝、橙子、木瓜、芫荽、柿子、草莓、甜黄椒、百里香
	维生素E	麦牙、大豆、芝麻、莴苣、豌豆、杏仁、油梨、甜菜叶、南瓜、花生、菠菜、葵花子、甜菜类、鳟鱼
	维生素K	油梨、牛肝、西蓝花、抱子甘蓝、鸡、煮熟的散叶羽衣甘蓝、煮熟的绿豆、煮熟的绿豌豆、煮熟的羽衣甘蓝、煮熟的芥菜、硬奶酪、猕猴桃、纳豆、猪排、李子、生菠菜、生甜菜类、软奶酪
专注	维生素B_1	核桃仁、芝麻、金针菜、香菇、南瓜、鳝鱼、鱼子、芦笋、大麦、牛肉、黑豆、花椰菜、蛋、羽衣甘蓝、扁豆
	维生素C	鲜枣、金桔、波菜、芹菜、蕃茄、西蓝花、饱子甘蓝、辣椒、番石榴、羽衣甘蓝、奇异果、柠檬、荔枝、橙子、木瓜、芫荽、柿子、草莓、甜黄椒、百里香
焦虑	维生素A	鳝鱼、鸡蛋、紫菜、南瓜、胡萝卜、肝、牛肉、鱼肝油、羊肉、金枪鱼、鲭鱼、三文鱼、鳟鱼、奶酪、羊奶、山羊肉、羊乳奶酪、鱼子酱
	维生素B_1	南瓜、芦笋、大麦、牛肉、黑豆、花椰菜、蛋、羽衣甘蓝、扁豆
	维生素B_6	蛋、鱼、牛奶、花生、猪肉、鸡肉和火鸡、燕麦和小麦胚芽
	维生素C	鲜枣、金桔、波菜、芹菜、蕃茄、西蓝花、饱子甘蓝、辣椒、番石榴、羽衣甘蓝、奇异果、柠檬、荔枝、橙子、木瓜、芫荽、柿子、草莓、甜黄椒、百里香
	维生素D	鱼肝油、蛋黄、鲱鱼、蘑菇、生蚝、三文角、沙丁鱼、虾、罐装低脂金枪鱼
	维生素E	杏仁、油梨、甜菜叶、南瓜、花生、菠菜、葵花子、甜菜类、鳟鱼
	镁元素	油梨、三文鱼和结鱼等鱼类、豆类、坚果、全谷物、燕麦、苋菜、香蕉、蜂蜜、海参
	钾元素	香蕉、黄瓜、蘑菇、橙子、碗豆、红薯、葵花籽、香蕉、柑桔、鱼类、肉类
	硒元素	坚果、富硒大米、富硒水、海参、牡蛎、蘑菇、板栗、黑枣

续表

精神状况	类别	膳食来源
睡眠	维生素B_1	南瓜、芦笋、大麦、牛肉、黑豆、花椰菜、蛋、羽衣甘蓝、扁豆
	维生素B_6	蛋、鱼、牛奶、花生、猪肉、鸡肉和火鸡、燕麦和小麦胚芽
	叶酸	芦笋、豆类、甜菜、花椰菜、柑橘、绿叶蔬菜、生菜、全谷物
	维生素B_{12}	牛肉、蛤蜊、强化谷物、牛奶、酸奶、奶酪、营养酵母、内脏、三文鱼、沙丁鱼、鳟鱼、金枪鱼
	维生素C	鲜枣、金桔、波菜、芹菜、蕃茄、饱子甘蓝、辣椒、番石榴、羽衣甘蓝、奇异果、柠檬、荔枝、橙子、木瓜、芫荽、柿子、草莓、甜黄椒、百里香
	维生素D	罐装低脂金枪鱼、鱼肝油、蛋黄、鲱鱼、蘑菇、生蚝、三文角、沙丁鱼、虾
	维生素E	杏仁、油梨、甜菜叶、南瓜、花生、菠菜、葵花子、甜菜类、鳟鱼
多动症	铁元素	文冠果油、西蓝花、黑巧克力、瘦红肉、豆类、南瓜子、贝类、猪红、瘦肉、蛋黄、黑木耳、黑枣
	镁元素	油梨、三文鱼和结鱼等鱼类、豆类、坚果、全谷物、燕麦、苋菜、香蕉、蜂蜜、海参
	锌元素	豆类、坚果、家腐、海鲜、全谷物、海参、牡蛎、蘑菇、板栗、黑枣
	钾元素	香蕉、黄瓜、蘑菇、橙子、碗豆、红薯、葵花籽、香蕉、柑桔、鱼类、肉类
疲劳	镁元素	油梨、三文鱼和结鱼等鱼类、豆类、坚果、全谷物、燕麦、苋菜、香蕉、蜂蜜、海参
	锌元素	豆类、坚果、家腐、海鲜、全谷物、葵花籽、香蕉、柑桔、鱼类、肉类等
双相情感障碍	镁元素	油梨、三文鱼和结鱼等鱼类、豆类、坚果、全谷物、燕麦、苋菜、香蕉、蜂蜜、海参
	锌元素	豆类、坚果、家腐、海鲜、全谷物、葵花籽、香蕉、柑桔、鱼类、肉类等
	叶酸	芦笋、豆类、甜菜、花椰菜、柑橘、绿叶蔬菜、生菜、全谷物
精神分裂症	维生素B_{12}	牛肉、蛤蜊、强化谷物、牛奶、酸奶、奶酪、营养酵母、内脏、三文鱼、沙丁鱼、鳟鱼、金枪鱼
	叶酸	芦笋、豆类、甜菜、花椰菜、柑橘、绿叶蔬菜、生菜、全谷物

续表

精神状况	类别	膳食来源
	维生素C	鲜枣、金桔、波菜、芹菜、蕃茄、西蓝花、饱子甘蓝、辣椒、番石榴、羽衣甘蓝、奇异果、柠檬、荔枝、橙子、木瓜、芫荽、柿子、草莓、甜黄椒、百里香
精神分裂症（中度）	维生素E	杏仁、油梨、甜菜叶、南瓜、花生、菠菜、葵花子、甜菜类、鳟鱼
强迫症	维生素B_{12}	牛肉、蛤蜊、强化谷物、牛奶、酸奶、奶酪、营养酵母、内脏、三文鱼、沙丁鱼、鳟鱼、金枪鱼
疗愈	维生素E	杏仁、油梨、甜菜叶、南瓜、花生、菠菜、葵花子、甜菜类、鳟鱼
躁郁	锌元素	豆类、坚果、家腐、海鲜、全谷物、葵花籽、香蕉、柑桔、鱼类、肉类等

参考文献

[1] 戴存兵.中草药中微量元素的研究［D］.中国科学院上海原子核研究所硕士学位论文，1991.

[2] 黄宗枝，陆介禧，周洪弟，等.上海地区食物中微量元素水平研究［G］.中国科学院上海原子核研究所资料，1990.

[3] 秦俊法.补益药中的微量元素研究［G］.中国科学院上海原子核研究所资料，1985.

[4] 秦俊法.抗癌药中的微量元素研究［G］.中国科学院上海原子核研究所资料，1987.

[5] 秦俊法.关联系数法在鉴别道地药材中的初步应用［G］.中国科学院上海原子核研究所资料，1993.

[6] 秦俊法.植物性中药中的微量元素研究［G］.中国科学院上海原子核研究所资料，1990.

[7] 秦俊法.中草药中微量元素的能量色散X射线分析［J］.中草药，1982，(9)：14.

[8]［美］乌玛·奈社.饮食大脑［M］.陈蓉，译.北京：中信出版社，2023.

后　记

微量元素与健康之间的联系是生命科学的重要组成部分，本书详细、全面地讨论了微量元素在中枢神经系统中的作用和地位，内容包括微量元素与脑功能、微量元素与脑部疾病两部分。书后附有健脑益智、补益抗衰类中药和食物的微量元素数据资料。

微量元素不仅参与遗传信息的转录和翻译、生物分子的修饰、蛋白质的合成、酶的催化和能量传递等许多生命过程，而且参与大脑与躯体、生物与环境信息流和能量流的交流与传递，故而微量元素与脑病关系的研究对大众健康教育和脑科学研究具有重要的理论和现实意义。

本书由秦俊法在不同时间写作的文章组成，其中第一编的文章发表于1994年，原名《微量元素与脑功能》（原子能出版社出版）；第二编微量元素与脑病的五章内容写于2015—2016年，发表在《广东微量元素科学》杂志上。第三章、第十四章写于2017—2018年，其中关于量子共振检测的文章没有公开发表过。本书内容丰富，结构设计新颖，概括了微量元素与脑部疾病研究的重要成果，反映了国内外的先进水平。

本书在编写过程中得到了广东省韶关市科学技术局、韶关市民政局的支持，各位专家、学者给予了宝贵的意见、建议和帮助，在此表示衷心的感谢（以下排名不分先后）：

中国科学院上海应用物理研究所研究员李玉兰

安徽硒无忧现代农业科技有限公司农艺师王玉山

华中农业大学微量元素研究中心教授石磊

空军军医大学基础医学院梁銶琚脑研究中心教授李云庆

香港中文大学（深圳）校长学勤讲座教授李晨钟

陕西省微生物研究所研究员万一

浙江师范大学教授蔡铁权

上海交通大学医学院附属新华医院教授颜崇淮

中国创造学会大脑开发研究会理事长吴祖仁

新疆昌吉回族自治州人民医院主任医师叶扬

甘肃省白银市妇幼保健院刘在利博士

包头中科智慧应急研究院院长文红军

汕头大学教授李恩民

北京曜阳公益基金会上海办事处副主任刘洋

广东药科大学肖雪博士

广东药科大学广州复星禅诚医院临床营养科主任、营养学博士丘瑞坤

广东省科学院微生物研究所主任郭伟鹏
广东省农业科学院农业质量标准与监测技术研究所研究员王旭
广东诚鉴和技术服务有限公司董事长黄耀环
中山大学生命科学学院教授谢致平
南方医科大学公共卫生学院教授查龙应
南方报业传媒集团原党委委员、董事、副总经理温志明
南方日报出版社融合出版中心主任、副编审方明
深圳市营养学会前副理事长管胜文
深圳市中企怡华环保科技有限公司高级工程师周智来
深圳市罗湖区人民医院老年病分院主任医师朱飞奇
广东省粤有数专委会执行主席蓝云教授
中新药业科技有限公司程正东博士
韶关学院食品学院刘永吉博士
韶关学院生农学院朱云娜博士
韶关生物经济高等研究院王飞博士
韶关市第一人民医院内分泌科主任医生许伍华
韶关宏明草药堂中医治未病高级诊疗师冯伟明
博拓生物医药科技有限公司总经理邱霖
广州杜仲哥互联网科技有限公司董事长戴韵峰
澳门物理暨教育研究会会长梁亦星
Arrowhead pharmaceuticals，Director of Translational Geneti郭士成博士
教育科学出版社市场营销部主任、副编审莫永超
中国微量元素科学研究会常务理事李伟洪

此外，还有曹传海博士、冯品宁教授、杨宗正副主任医师、赖永标主治医师、张晓元教授、陶俊波博士生、李自豪医生、李元培调研员、马维书画家、孙诗凡摄影师等。

此次能顺利出版离不开编辑团队的辛勤付出和大家的支持与帮助，不能一一感谢的亲朋好友敬请谅解。

为了便于读者快速阅读和了解主题，各章编写了摘要，有的章节附有参考文献，供有兴趣者深入探讨。因写作时间和写作目的的不同，各章表述风格略有差异。此次出版虽在编辑上作了一些调整，仍恐未能完全统一，内容上如有不妥之处，敬请读者批评指正。

E-mail：yly-9743@163.com
微信：shaoguanCSE

杨丽艳
2024年5月